これで
安心

PT・OT・STのための
コミュニケーション
実践ガイド
第3版

山口美和
バリアフリー倶楽部・代表

医学書院

◆著者プロフィール
山口(田島)美和〔やまぐち(たじま)みわ〕
バリアフリー倶楽部代表
理学療法士・コミュニケーショントレーナー

【略歴】
1990年，高知医療学院理学療法学科卒業，国家資格取得。静岡県厚生連中伊豆温泉病院勤務ののち渡英し，THE HATCH CAMPHILL COMMUNITY(ルドルフ・シュタイナーの施設)にてボランティア活動と自給自足生活を体験。帰国後は東京都内で地域リハビリテーションに従事する。2001年からの学校法人片柳学園 日本工学院専門学校勤務を経て，2008年，「バリアフリー倶楽部」を設立。医療者のコミュニケーション教育に関する活動を行う傍ら，訪問リハビリテーションを続けている。2010年，立教大学大学院博士前期課程修了(異文化コミュニケーション修士)。

【著書】
「異文化コミュニケーション事典」(春風社)
「のんばーばるコミュニケーションの花束」(パレード出版)
「がんリハビリテーション心理学」(医歯薬出版)

【連絡先】
本書に関するご意見・ご感想，ならびにコミュニケーション教育に関するお問い合わせは，以下までお気軽にお寄せください。
E-mail：barrierfreeclub@yahoo.co.jp　ホームページ：｜バリアフリー倶楽部｜ 検索

PT・OT・STのための これで安心 コミュニケーション実践ガイド

発　行　　2012年10月1日　第1版第1刷
　　　　　2015年10月1日　第1版第5刷
　　　　　2016年11月1日　第2版第1刷
　　　　　2022年10月1日　第2版第7刷
　　　　　2024年3月1日　第3版第1刷©

著　者　　山口美和
発行者　　株式会社　医学書院
　　　　　代表取締役　金原　俊
　　　　　〒113-8719　東京都文京区本郷1-28-23
　　　　　電話　03-3817-5600(社内案内)
組　版　　ビーコム
印刷・製本　リーブルテック

推薦のことば

コミュニケーション能力を高め，より良い臨床家となるために

　医療職は人と関わり，その人を支援することが仕事です。したがいまして，対象となる人をしっかりと把握し，適切な対応を遂行するために，「コミュニケーション」を欠くことはできません。

　さて，「医療の専門家にとって大切なことは何か」という問いに，皆さんはどのように答えるでしょうか。私は「専門職としての知識・技術の修得」と「対象者のために考える臨床思考能力の向上」の2つをあげたいと思います。前者は基礎知識と最新・最良のエビデンスを修得することですが，専門家として当然の責務であると考えます。一方，後者の「臨床思考」とは，目の前の患者さんのために，最適な科学的根拠とその人の希望・価値観，そして自己の能力などを総合的に解釈したうえで，最善の介入方法を考えることです。これはEBM（根拠に基づく医療）の概念に通じるものであると思いますが，この「臨床思考」のためには，患者さんや他の医療スタッフとの対話＝コミュニケーションが極めて大切であると考えています。とりわけ，リハビリテーション専門職の仕事は，治療目標や治療プログラムの立案などの意思決定場面，評価や治療に取り組む場合など，すべての段階において患者さんの協力は必須であり，コミュニケーション能力は欠くことのできない重要な要件となります。

　ところが，多くの臨床家はコミュニケーションの重要性を十分に認識しつつも，その能力を高めるための学びを実践してきたという人は少ないのではないでしょうか。本書は第3版へとブラッシュアップがなされて，「コミュニケーションが苦手」という学生から，患者さんとの関係づくりに悩んでいる方まで，幅広い活用が期待されます。著者の山口美和氏には，学生への授業や卒後研修の講師をお願いしていますが，その講義は軽妙な語り口から，演習に進展し，参加者の相互交流により自然体でコミュニケーションスキルを学べるように構成されています。本書はそのエッセンスを盛り込みながら，自己の理解から実践的なコミュニケーション技法の応用編までが網羅されており，具体例を交えながら解説されているため，自身の経験と照合して学べるようになっています。また，随所に「Work」や「○○してみよう」という課題が設定され，能動的学習とグループ演習を効率的に進められるような工夫も施され，「コミュニケーション」の基礎理論から実践までを学ぶことができる至高の一冊であると思います。

　本書を通じ，医療職を志す学生および臨床家の皆さんが，それぞれの立場でコミュニケーション能力を高められることを願い，ここに推薦いたします。

2023年12月

富士リハビリテーション大学校
学校長　内田成男

はじめに　第3版

"人との関係の数だけ自己成長ができるような生きかたをしたいです"

　初版から11年，第2版から7年が過ぎてこのたび第3版を上梓することとなり，これまで本書が支持をいただいてきたことに大きな意味を感じてきました。この間には指定規則の改正があり，PT・OTでは2020年度から，STでは2024年度より，人間関係やコミュニケーションについて学ぶことが定められました。これらの教育内容がリハビリテーションの専門職にようやく標準化されるに至ったことは，筆者として大変喜ばしいことでした。この流れを受けて，今回の改訂ではSTも読者の対象とさせていただきました。

　本書の特徴は一貫して自己成長（心の成長）をテーマにしていることです。これは「自律性を持ってコミュニケーション力を発揮できる自己（心）が備わっていなければ，持っている専門知識も技術も十分に活かされない」という考えに基づいています。私はPT・OTの養成教育に携わって20年以上になりますが，その当初から今も変わらないことは，学生の多くは自己肯定感が低く，人との関わりに臆病であるということです。人と関わることは時に痛みを伴います。価値観の異なる相手との関係には，対立や負の感情を抱くこともあります。しかし医療者として責任を持って患者や他職種の人々と向き合うためには，時に考え方の異なる相手に言いにくいことを伝える必要があります。そこで必要なのは自分も相手も大切にする「肯定的相互尊重」の姿勢であり，自己保身ではなく，「三方よし*」で行動できる在りかたです。

　2020年から世界中を騒がせた新型コロナウイルス感染症によって，私たちは人と直接出会うことやふれ合うことの大切さを改めて学びました。対話を重ね，知り合っていく中で私たちは互いの違いを認め合い，理解し合うことができます。人間は関わり合うことによってさまざまなことを学び，心はふれ合うことによって成長するのです。社会が多様な価値観にあふれ，コミュニケーションスタイルも多様化しているなかで，大切なのは人と直接関わり合うことを避けずに対話を通じて理解し合うことです。

　冒頭の文章は，大学1年生の学生が私の授業の感想の中で書いてくれた言葉です。人間関係を学ぶこと，コミュニケーションについて学ぶことは，自分自身について知る取り組みであり，他者とのより良い関係性を大切にする生きかたを学ぶことです。「肯定的相互尊重」の姿勢を持った医療者を育成するために，本書がPT・OT・STのみならず，医療職全体の人間関係やコミュニケーションに関する教育の発展に少しでも寄与できることを願ってやみません。

2023年12月

山口美和

---

*自分も相手も社会の人々の幸福もすべてを大切にする考えかた

はじめに 第1版

"自分は本当に PT/OT になれるのだろうか？"
"実は自分はこの職業に向いていないのではないか？"

誰でもこんな問いを自分自身に投げかけることが一度くらいはあるものです。それは養成教育を受けている学生時代であっても，国家試験に合格して仕事をし始めてからであってもです。そしてこの問いの答えを出すのは誰でもない，自分自身であることを，私達は知っています。職業への自分の適性に関する問題は多くの人にとって永遠のテーマであり，これとどう付き合うかで自分の職業人生は大きく違ったものになります。選んだ仕事を何の苦労もなく天職としてまっとうできる人は稀であり，どのような仕事に就くにせよ，それぞれの分野の知識・技術を努力して学び，身につけることに加え，その職業に期待される人間になるよう自分を育てていく必要があります。

本書の内容は PT/OT のコミュニケーション力についてであり，自己成長を最大のテーマとしています。医療職としてのコミュニケーション力は，多様化する患者さんのニーズに応えるために不可欠なものであり，基本的臨床技能といえるものです。そして同時に，このコミュニケーション力を自律性を持って発揮できる自己が備わっていなければ，持っている力は十分に活かされません。こうした課題に必要なのは，自己を肯定し自ら進んで取り組む力を涵養する教育であり，実際に役立つコミュニケーション力を具体的に身につけていくことである，と私は考えています。そのために本書では，第Ⅰ部の学内編に「医療者になるための準備：自分作り」として，自分を理解し成長課題に取り組む内容を，そして第Ⅱ部の臨床編に「どんな相手でも OK のプロを目指そう」として，社会人のマナーをはじめ，臨床現場で役立つコミュニケーションスキルについてまとめました。これらは，私自身が理学療法士・作業療法士養成校の教員生活の中で日々感じていた，教育上の課題と学生さん達からの要望，そして学内で実施した「コミュニケーションスキル演習」などの授業内容が基礎になっています。

学生さんの個人学習教材として，また学内のコミュニケーション教育の場で，あるいは臨床の現場において本書を活用していただき，お役に立てていただければ幸いです。

読者の皆さんのお一人お一人が，自己を肯定しながら職業人生を主体的に生きること，そしてコミュニケーション力を発揮しながら専門職としての知識や技術を活かし，心身ともに健康で自律した医療者として活躍されることを心から願っています。

2012 年 9 月

山口美和

本書の概要と使いかた
～本書を効果的に活用するために～

❶ 本書の概要

1．対象
1）理学療法士・作業療法士・言語聴覚士を目指す学生の方に
2）理学療法士・作業療法士・言語聴覚士の方（とくに新人・若手）に
3）その他の医療・福祉系の学生および対人援助職の方に
4）医療・福祉系の学生教育に携わる方に

2．目的
1）肯定的相互尊重(*)の姿勢をもつ医療・福祉に携わる人材を育成すること
   （*）対人コミュニケーションにおいて，肯定的にお互いを尊重し合う姿勢のこと
2）自己肯定感の高い，心身ともに健康な医療者（対人援助者）を育成すること
3）主体性をもって行動できる，自律した医療者（対人援助者）を育成すること
4）基本的な臨床技能としてのコミュニケーション能力を身につけた医療者（対人援助者）を育成すること

3．構成内容
　本書の構成内容は，**表1**の通りです。

4．基本的な考えかた
　本書では，対人コミュニケーションにおいて自分も相手も大切にする「肯定的相互尊重」の姿勢を重視しています。そしてこの姿勢を実践しながら対人援助の仕事をするためには，①人間愛（仁），②倫理観，③自律性の3つが大切な柱になるものと考えています。これらが基盤となって対象者との良好な人間関係を築くためのコミュニケーション能力が活かされることで，専門家としての知識・技術も発揮されます。

5．特徴
1）入学から卒業までの期間，学習教材としてご使用いただけます。
2）PT・OT・ST・その他の対人援助職の方にもご活用いただける内容です。
3）自己学習が可能です。
4）メタ認知能力（「今ここ」に気づき，客観視できる力）の向上を目指しています。
5）自己肯定感を高めるプログラムを取り入れています。
6）自律した人間になるために必要な考えかたや行動について示しています。
7）Workを多く掲載し，授業の中で学生同士がコミュニケーションを通して自己の成長課

表 1 本書の構成内容

章	タイトル	学習のねらい
第 Ⅰ 編　学内編　医療者になるための準備ー自分づくりー		
序章	医療者になるために必要なこと	①対人援助職の特性への理解 ②医療者(対人援助者)になることへの心構え
第1章	自分を理解する〜対人援助者としての準備〜	①自分についての理解を深める ②人と関わるうえでの自己成長課題を明らかにする ③自己成長課題に取り組む
第2章	人間関係と対人コミュニケーション	①心についての理解を深める ②対話の交流パターンを知り，人間関係を分析する ③健全で良好な対人交流の基本について学ぶ
第3章	コミュニケーション能力を向上させよう	①コミュニケーションについての基本的知識を学ぶ ②「みる」・「きく」・「つたえる」ことについて自分の課題を見つけ，基本的なコミュニケーション能力を向上させる方法に取り組む
第4章	自律した自分になるために	①心身ともに健康な医療者(対人援助者)になるための自己管理について学ぶ ②自律した自分になるための具体的課題に取り組む
第 Ⅱ 編　臨床編　どんな相手でも OK のプロを目指そう		
章	タイトル	学習のねらい
第5章	マナーとしてのコミュニケーション	社会人に必要なマナーとして，挨拶のしかた・訪問のしかた・電話のかけ方と受けかた・ビジネスメールの書きかた・オンラインのコミュニケーション・お礼状の書きかた，以上について具体的に学ぶ
第6章	臨床で役立つコミュニケーションの技法	①医療面接の基本を知り，質問のしかたや話しかた，聴く技術について具体的に学ぶ ②対応に困る事例や認知症，失語症，患者さんの家族とのコミュニケーションについて学ぶ ③臨床実習で指導を受けるスーパーバイザーとのコミュニケーションについて学ぶ

題に気づいたり，取り組んだりできる仕掛けを設けています。

8) 主体性をもって行動することの必要性と，その取り組みかたについて随所に盛り込んでいます。

9) 多くの人が遭遇するコミュニケーション場面を取り上げ，社会人としてのマナーを踏まえた対応方法を具体的に示しています。

10) PT・OT・ST という職業の文脈に沿った内容になっています。
　　その他の医療職・福祉関係職の方の場合は，ご自身の職業に読み替えてご使用ください。

6. 本書で扱う臨床現場と患者さんの設定について

　本書では，臨床現場として“一般病院”を，本文中に出てくる患者さんは“目上の方”を想定しています。これは PT・OT・ST 学生および就職した PT・OT・ST が比較的多く体験する環境を考慮したためです。

❷ 本書の使いかた

1. 使用環境

1) 学生個人の自己学習教材として
2) 学内の授業(**表2**)で用いる教材として
3) 臨床現場で働く医療者(対人援助者)の学習教材や指導教材として

2. 学生の皆さんへ

1) 個人学習はいつでもどこからでも始めることができますが,できれば第Ⅰ編を学習してから第Ⅱ編に進むと理解しやすいでしょう。第Ⅱ編は,3年次や4年次での臨床実習の際に活用できる内容がいろいろありますので,ぜひ役立ててください。

2) 左ページの上に,「**わたしの長所**」を書き込むスペースが設けてあります。自分自身で書いたり,友人に書いてもらったり,親・兄弟姉妹・知人や先生に言ってもらった,あなたの長所について記入してください。これは自己肯定感を少しずつ高めていくために,とても大切な取り組みとなります。何かうまくいかないことがあったとき,自信を失いかけたとき,ここに書いた内容を見直してみましょう。それらは実習中にも自分を励ます材料となります。

3) 右ページの上に「**自分を成長させる言葉**」として,先人からの教えや自己成長に向けた言葉を記しています。気に入ったものが見つかったら,自分自身の指針として活用してみてください。

4) 随所に[**Work**]という課題を設けています。これは実際にやってみることで理解が進む内容です。自分1人ではできないものもありますので,友だちを誘ってやってみることが可能であれば,誰かと一緒に取り組むことをお勧めします。内容によって,**Web付録(QRコード)内**に"ワークシート"がありますので,活用してみてください。

5) 読みものとして「**Column**」「**One Point**」を掲載しています。楽しめる話題や役に立つ情報,考えさせられる内容などいろいろ盛り込んでいますので,読んでみてください。

6) 学生さんからよくある質問に応えた「**学生相談室**」を設けていますので,読んでみてください。

7) 第Ⅰ編の各回の最後には「**まとめ**」「**問題**」を,第Ⅱ編の各回の最後には「**注意点**」「**まとめ**」「**Advice**」を掲載しています。知識の確認や,日常的に取り組むとよい内容について解説してありますので,具体的に取り組んでみてください。日々の取り組みの積み重ねが,実際に臨床現場に出たときに成果として現れることでしょう。

表2 本書を活用できる授業科目の例

コミュニケーション入門	コミュニケーション論	コミュニケーション実習	
医療コミュニケーション学	臨床コミュニケーション	人間関係論	
対人援助技術	理学療法学概論	作業療法学概論	言語聴覚障害学概論
理学療法評価学(実習)	作業療法評価学(実習)	理学療法管理学	作業療法管理学
言語聴覚療法管理学	職場倫理・職場管理学	その他の演習科目の中で	

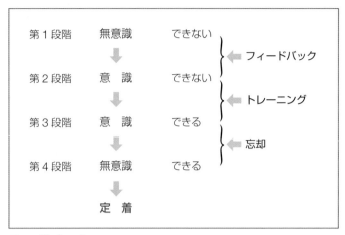

図1　学びのプロセス

8) 何かを学び始め，それが自分のものとして定着するまでには，**図1**のような段階があります。無意識にでもできるようになるためには，繰り返しトレーニングする必要があります。できるようになるまで諦めず，取り組んでみてください。

3. 授業を担当される先生方へ

　PT・OT では 2020 年，ST では 2024 年の指定規則改正により，基礎分野に患者・利用者等との良好な人間関係の構築を目的にした「人間関係論」や「コミュニケーション論」について学ぶことが定められました。したがって，これらの内容は多くの学校で 1 年次に科目立てされており，科目名は学校によりさまざまです（**表2**）。公開されているシラバスからは，学科内の先生もしくは臨床心理などを専門にされている先生が担当されている様子が見受けられ，講義と演習を組み合わせた授業内容になっていることが多く，その内容はバラエティ豊かです。

　本書では 1 年次に多くの学生が抱える課題や要望などに応えた内容を第 I 編（全 15 回）に集めています（**表3**）。実際に授業を行う際に本書をどのように活用することができるのか，初めてこの分野を担当される先生でも授業を運営しやすい工夫を本書内に施してありますので，参考にしていただければ幸いです。また，第 II 編は臨床実習を想定した内容になっています。全 15 回（**表4**）にさまざまな内容を盛り込んでいますので，必要な回を選んで実習前オリエンテーションや OSCE 対策，就職試験対策などにもご活用ください。

■ 授業の方法について
①授業形式

　講義形式ではなく，ワークショップ形式をお勧めします。筆者の授業では 4 人グループで毎回メンバーを変えて授業を行っています。グループリーダーを決め，リーダーシップとフォロワーシップの大切さを説明し，誰もが主体的に授業に参加しやすい場をともにつくる大切さを学生に伝えています。決められたテーマをグループでディスカッションしたり，2 人一組でロールプレイをしたり，それらの体験を通して考えたことや感じたことを伝え合って互いの学びを共有するといった方法を用いています。

表3　1年次のシラバス案(全15回)(「人間関係論」「コミュニケーション論」など)

回	学習テーマ	学習内容	該当頁
1	医療者を目指すあなたへ	医療職の特性について知り，心身ともに健康な医療者として自分自身が成長するために必要な事柄について学ぶ。	2～11頁
2	自分を知る	自分自身について理解するために，自己概念・自己肯定感について学ぶとともに性格診断を行い，対人援助者としての自己成長に必要な自身の課題を明確にする。	12～22頁
3	他者から見た自分	他者から見た自分について知り，自己理解をさらに深めるとともに，人とよりよく知り合うための方法について具体的に学ぶ。	22～33頁
4	自分の態度	「態度」について学び，いくつかの枠組みから自分自身の態度について考えるとともに，医療者として求められている態度について知る。	33～43頁
5	人間の心を理解する	「自我状態(交流分析理論)」について学び，私たちの心の構成要素に関する理解を深め，表情や態度，言動から「今ここ」における心の状態を理解する方法について具体的に学ぶ。 [次の第6回で学ぶ「対話分析」の基礎を学ぶ]	44～52頁
6	対人コミュニケーション分析	対人コミュニケーションにおける3つの交流パターンについて理解し，対話からコミュニケーションを分析する方法を学ぶ。	53～61頁
7	人間関係の基本「ストローク」	「ストローク(存在認知)」について理解し，医療者として健全で良好な対人コミュニケーションを実践するために必要なストロークの活用法を学ぶ。	62～69頁
8	コミュニケーションの基本的知識	コミュニケーションの種類(言語・準言語・非言語)について学び，それぞれの理解を深めるとともに，コミュニケーション能力とは何かを知り，その向上のために必要な自身の課題を明確にする。	70～79頁
9	相手を知るための観察のしかた	「みる」とはどのようなことか考えるとともに，医療専門家として何をどのようにみることができる必要があるのかを学ぶ。	80～88頁
10	よい聴き手になるための聴きかた	「きく」とはどのようなことなのか，そしてよい聴き手になるために必要なことは何かを，体験を通して学ぶ。	88～96頁
11	伝わる伝えかた	「伝える」とはどのようなことか，自分の伝える力にはどこに課題があるのか，伝わる伝えかたとはどういうことなのか，体験を踏まえながら学ぶ。	97～105頁
12	自分も相手も大切にした伝えかた	言いにくいことであっても相手を傷つけないように伝える方法，自分も相手も大切にした自己主張について学ぶ。	105～115頁
13	自己管理①(時間管理と健康管理)	自己管理に大切な時間管理と健康管理について学び，自分自身の状況について確認し，課題と具体的な取り組み方法を明確にする。	116～126頁
14	自己管理②(感情管理)	私たちが生きていくうえで大切な感情について知り，なかでも重要な「怒りのコントロールのしかた」について学ぶ。	126～135頁
15	自己存在と自己実現	自己存在への意識について考えるとともに，自分の将来を具体的に描いてみることに取り組む。	135～142頁

表4 全学年を通じて幅広く使える内容（「臨床コミュニケーション」「対人援助技術」など）

回	学習テーマ	学習内容	該当頁
16	挨拶 〜人との出会いかた〜	挨拶の基本（言葉・表情・お辞儀）について学び，臨床現場における人との出会いかたについて理解する。	144〜150頁
17	訪問〜相手の空間に入るということ〜	誰かを訪問する際に必要なマナーについて場面別に学ぶ。	150〜155頁
18	電話のマナー	電話のかけかた・出かたについてのマナーを具体的に学ぶ。	156〜164頁
19	電子メールのマナー	電子メールの基本構成について学び，ビジネスメールのマナーについて理解する。	164〜170頁
20	オンラインでのコミュニケーション	オンラインコミュニケーションの基本を理解し，授業や面接などに必要なオンライン環境でのコミュニケーションにおける注意点について学ぶ。	171〜177頁
21	実習先へのお礼状の書きかた	臨床実習終了後に実習施設に出すお礼状の書きかたを具体的に学ぶ。	177〜182頁
22	医療面接	医療面接の基本を学び，臨床で実際に医療面接を行うための知識と方法について理解する。	183〜192頁
23	質問のしかた	臨床現場で患者さんから情報を得るための質問のしかたを具体的に学ぶ。	193〜198頁
24	「話す」技術 〜話題と会話〜	人と話をする際に必要となる，話題を提供する方法，相手を会話にのせる方法，話を切り上げる方法について具体的に学ぶ。	198〜212頁
25	「聴く」技術 〜傾聴〜	傾聴の基本について知り，その方法について具体的に学ぶ。	212〜218頁
26	困ったコミュニケーション	臨床場面で相手から発せられたメッセージに対応しにくい事例を取り上げ，どのような対応方法があるのかについて学ぶ。	219〜228頁
27	認知症の方とのコミュニケーション	認知症の方とのコミュニケーション法「バリデーション」について学ぶとともに，認知症の方の家族への対応についても考える。	229〜235頁
28	失語症の方とのコミュニケーション	失語症の状態について知り，症状や気持ちに配慮したコミュニケーションの方法について学ぶ。	236〜244頁
29	患者さんの家族とのコミュニケーション	患者さんの家族関係の多様性について考え，家族に対応するために必要な具体的方法について学ぶ。	245〜252頁
30	スーパーバイザーとのコミュニケーション	臨床実習でお世話になるスーパーバイザーの先生とのコミュニケーションについて学ぶ。	252〜263頁

これらは必要に応じて内容を選択してご使用いただくこともできます。
例① 1年次に16〜19回を使う
例② OSCE対策に22，23回を使う
例③ 実習前オリエンテーションに20，21，30回を使う
例④ 評価実習や臨床実習前に22〜29回を使う

②教員の役割

　「教授する」という立場ではなく，「ファシリテーター」としての役割を担うこと，そして“学生とともに考え学ぶ”という姿勢で授業を行うことをお勧めします。学生自身が考え，互いに違いをシェアする場を創ることへの投げかけとサポートを行い，教員は授業の進行役を務めながら必要に応じて先輩としての経験談や考えかたを話すという立場です。授業内で行われる教

表5 90分授業の運営例(授業は4人グループで行う。グループ分けは事前に連絡,座席指定で実施)

時間	学習活動	学習方法
0:00～0:05	全体挨拶・出席確認・瞑想	挨拶は毎回当番を決めて号令を掛けてもらう
0:05～0:15	グループワーク：What's new？	1週間の出来事を各自1分で話す＋発表者に質問する。教員がまず始めに話す（※）
0:15～0:20	前回の振り返りと本日の授業内容の説明	学習内容・目標・キーワード・「あなたへの質問」（※）
0:20～0:25	ミニ講義①	PowerPointや教科書を使用しての講義
0:25～0:35	グループディスカッション	意見や気持ちを伝え合い,それぞれの違いを共有する
0:35～0:45	ミニ講義②	PowerPointや教科書を使用しての講義
0:45～0:55	ワーク(セルフ・ペア・グループなど)	テーマに沿って行い,振り返り・発表をする（※※）
0:55～1:05	ミニ講義③	PowerPointや教科書を使用しての講義
1:05～1:15	ワーク(セルフ・ペア・グループなど)	テーマに沿って行い,振り返り・発表をする（※※）
1:15～1:25	本日のまとめ「振り返りシート」記入	自分の言葉で「気づき」「学び」について書く
1:25～1:30	全体のまとめ・次回の予定・課題の提示	その日の学び(知識)の確認を行う（※※※）

員と学生の双方向のやりとりが,授業をさらに活気のあるものにします。

③授業の流れ(例)

表5に1年次90分授業の流れ(時間配分の例)をご紹介します。

2 授業での本書の活用例

①各回の冒頭にある「学習内容」「学習目標」「キーワード」を授業の始めに提示し,「あなたへの質問」をグループワークやペアワークで対話を促すためにご活用ください(表5※参照)。

②本書では各回に「Work」を設けています。セルフワーク・ペアワーク・グループワークなど,目的に応じて設定して行ってみてください。所要時間はあくまでも目安です。実際に行いながら無理なく取り組める時間環境を学生に提示してください(表5※※参照)。

③第Ⅰ編(学内編)では,「先生に聞いてみよう！」というフレーズを各回に設けています。学生に,先生ご自身の心の成長に関する取り組みや,患者さんとのコミュニケーションについての体験などをお話ください。

④第Ⅰ編(学内編)では各回の最後に「問題」を設けています。授業の最後に行ってみると知識の確認に役立ちます(表5※※※参照)。

3 授業実施にあたっての取り組みや考えかたについて

①本書に書かれている内容の中に学内の指導方針に沿わないものがあった場合は,学校の方針に合わせた内容に書き換えてご使用ください。

②本書では,具体例や参考となる考えかたを示していますが,あくまでも一例に過ぎません。授業では,これ以外にどのような考えかたや対応の方法があるのかについて考える取

り組みが大切になります。

③授業では，学生さんが自ら考える環境をできるだけ設定し，答えは1つではないことを，取り組みの中で学んでいくようにしてください。

④学習を進める中で，内容に関連した先生方の臨床現場における実際の体験談をお話しいただくことは，学生の皆さんにとって臨場感あふれるものになるばかりでなく，理解を助けることにつながります。

⑤本書で掲げている「肯定的相互尊重」(**表6**の10)の姿勢をもつ医療者(対人援助者)育成のためには，指導者である教員自身が肯定的相互尊重の姿勢であることが大切です。

⑥相手理解に積極的な医療者(対人援助者)を育てるためには，まず教員自らが学生理解に積極的に努める姿勢が必要です。そのためには，現在青年期にある学生さんの社会的環境・心理的特性を踏まえた，学生個人への関心と洞察が求められます。

■4 学生評価について

人間関係やコミュニケーションといった内容に関しては正解のない内容も多く，評価すること自体に無理がありますが，知識を問う内容やテーマに沿ったレポートなどが考えられます。筆者はレポート課題を通して各自の学びと取り組みに関しての評価を行っています。

4．PT・OT・ST・その他の医療・福祉職の方へ(現場で使用する場合)

1）(臨床)現場で役立つ実践的な内容は第6章です。

2）実習指導にもお役立てください。

3）コミュニケーションスキルは万能ではありません。本書の内容を試しながらよりよい方法や自分自身のスタイルを見つけ，身につけていくようにしてください。

❸ 用語解説

本書で使用している略語をはじめ，用語についての解説は**表6**に記した通りです。

表 6　用語解説

	用語	解説
1	PT	理学療法士(Physical Therapist)
2	OT	作業療法士(Occupational Therapist)
3	ST	言語聴覚士(Speech-Language-Hearing Therapist)
4	PTS	理学療法士学生(Physical Therapist Student)
5	OTS	作業療法士学生(Occupational Therapist Student)
6	STS	言語聴覚士学生(Speech-Language-Hearing Therapist Student)
7	教員	理学療法士・作業療法士・言語聴覚士の養成校や大学，その他の医療福祉系養成校(専門学校・短期大学・大学)の学校教員
8	スーパーバイザー(supervisor)	臨床実習指導者のこと。臨床実習施設において学生の指導を担当する責任者
9	work(ワーク)	学習する内容の理解を深めるために実際に取り組む課題。本文中に[Work]として，その手順を示しています。1人もしくは2人，あるいはグループで，具体的に何かを体験してみることを通して学びを得る学習方式です。複数人数で行うものは学内の授業で実施することを想定していますが，自己学習が可能な内容もあります。
10	肯定的相互尊重	対人コミュニケーションにおいて，自分も相手も大切にしながら肯定的にお互いを尊重し合う姿勢のこと。
11	対人コミュニケーション(interpersonal communication)	人間同士のコミュニケーションの中でもとくに個人レベルに焦点を当てたもの。対人コミュニケーションの特徴は，個人対個人(あるいは少人数)で対面した状況下で双方向的に行われることにあり，当事者間に心理的関係が伴っていることです。
12	医療コミュニケーション(medical communication)	わが国において医師と患者のコミュニケーションとして使われていた用語ですが，近年は医師以外の医療従事者と患者の間のコミュニケーションや，医療従事者相互のコミュニケーション，患者同士の医療情報のやりとりなどのコミュニケーションについても使われるようになってきました。英語圏では医療・公衆衛生分野を対象としたヘルスコミュニケーション(health communication)が一般的に使われています。
13	フィードバック(feedback)	①自分が知らない自分について，相手から知らせてもらう情報伝達のこと。②人間関係の中で，ある人の行動が他者にどのような影響を及ぼしているのかについて，具体的に伝えること。ある人が次の行動をよりよいものにできること(成長)を目的としており，適切なフィードバックはお互いの関係性をより深めることにつながります。
14	コミュニケーションスキル(communication skills)	対人コミュニケーションを円滑にするための技術です。これはもともと，心理臨床の領域で，人の心を扱う優れた心理療法家たちが用いていたコミュニケーションパターンが技術として注目され，知られるようになったものです。とくにビジネスの世界で効果的なコミュニケーション方法として使われるようになり，現在では広く一般におけるコミュニケーション教育でも扱われるようになってきています。スキルとして扱われているものには各種の療法から生まれたさまざまな方法があり，それらを総称して"コミュニケーションスキル"と呼んでいます。

目　次
Contents

Work

One Point

装丁デザイン・カリグラフィー：鈴木泰子
本文イラスト：たむらかずみ

Web 付録(ワークシート)のご案内

- 本書でご紹介しています以下のワークシートは，下記およびそれぞれの頁にあるQRコードを読み込んでいただくことでWeb付録としてご覧いただくことができます。
- Web付録は，PC，iPad，スマートフォン(iOS/Android)でご覧いただけます。フィーチャーフォンには対応していません。
- Web付録にはPDFおよびWordファイルをご用意しており(ただしワークシート⑯はPDFのみ)，書き込み・印刷・ダウンロードをしていただくことができます。
- アクセスの際の通信料(パケット通信料)は読者の方のご負担となります。
- Web付録は予告なしに変更・修正が行われることがあります。また，予告なしに配信を停止することもありますので，ご了承ください。
- Web付録は書籍の付録のため，ユーザーサポートの対象外とさせていただいております。ご了承ください。

ワークシート①　プロセスレコード(8 頁)
ワークシート②　「Who am I?」テスト(Work 2，13 頁)
ワークシート③　わたしの長所(Work 3，15 頁)
ワークシート④　逆エゴグラム〜他者から見た自分〜(Work 5，23 頁)
ワークシート⑤　ポジティブフィードバック(Work 6，29 頁)
ワークシート⑥　ブラインドウォーク振り返りシート(Work 17，76 頁)
ワークシート⑦　わたしのコミュニケーション能力(Work 18，77 頁)
ワークシート⑧　「アイメッセージ」(Work 28，108 頁)
ワークシート⑨　アサーティブな自分で伝えてみる(Work 31，114 頁)
ワークシート⑩　わたしの時間管理(Work 33，118 頁)
ワークシート⑪　エラーパターン診断テスト(Work 35，122 頁)
ワークシート⑫　6 段階の自己意識(Work 41，137 頁)
ワークシート⑬　ビジョンを描く(Work 42，139 頁)
ワークシート⑭　わたしの夢と目標(Work 43，140 頁)
ワークシート⑮　トピックマンダラート(201 頁)
ワークシート⑯　話題拡大マインドマップ(203 頁)
ワークシート⑰　リフレーミング(Work 57，225 頁)

(https://www.igaku-shoin.co.jp/book/detail/112987/appendix)

第 I 編

学内編

医療者になるための準備
―自分づくり―

医療者になるために必要なこと

第1回　医療者を目指すあなたへ

学習内容　医療職の特性について知り，心身ともに健康な医療者として自分自身が
成長するために必要な事柄について学ぶ。

学習目標
1. 専門職の道を目指す自分自身の今の気持ちを表現することができる
2. リアリティ・ショックについて理解し，説明することができる
3. 対人援助職の特性について説明することができる
4. バーンアウトについて理解し，予防法について説明できる
5. メタ認知とは何かを理解し，説明することができる
6. 自立と自律の違いを説明できる

キーワード　リアリティ・ショック　対人援助職　バーンアウト(燃え尽き症候群)
メタ認知　自立と自律

あなたへの質問　①あなたはどんな医療職を目指している人ですか？
②あなたに出会った人はどんな気持ちになりますか？

❶ あなたは今，どこにいますか？

Work 1　わたしの気持ち(セルフワーク・ペアワーク・グループワーク)　(所要時間：5分)

　あなたは現在，**図1**のどのあたりにいますか？　受験を経てようやく希望する道に進んだ今，毎日充実した日々を過ごしているでしょうか？　それとも環境の変化や授業の内容にまだ馴染めず，苦戦しているでしょうか？　あるいは，実はこの道について迷いがあるでしょうか？Ⅰ～Ⅳのうち，いまどのくらいの位置にいるのか，指で示してみましょう。そして自分の情態について，話せる範囲でワークの仲間とお互いの気持ちを話してみましょう。

★ワークへのコメント
(1) 入学の動機は人それぞれ違います。
(2) 1人ひとりの職業に向かう意識には温度差があり，それは当然のことです。
(3) 周囲と自分を比べることで悩みは生まれます。
(4) **図1**のどこにいたとしても，何らかの対策はあります。
(5) 自分の気持ちに正直になり，言葉で表現できる力を身につけましょう。

☞ 先生自身の「入学動機」と「入学後の意識(迷い)」について聞いてみよう！

どんな分野のプロフェッショナルでも，最初は素人だった。

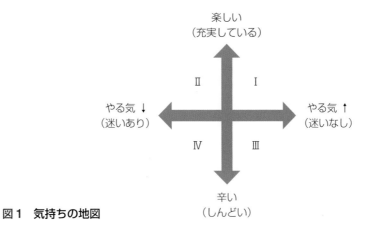

図1　気持ちの地図

② リアリティ・ショック

　医療者になるために入学しても，学業半ばで休学したり退学したりする人がいます。理由は人それぞれですが，思い描いていたイメージと実際が異なり，この道ではなかったのではないかと迷いが出てきたり，勉強が辛く大変でついていけなくなったり，職業選択の動機が他の人と比べてあいまいであることから引け目を感じたりすることなどがあるようです。そして入学した多くの人が感じていることは，これまで受けてきた学校教育に比べると，医療の教育は厳しく，日々の勉強も思ったよりはるかに大変であるということです。

　リアリティ・ショックとは，理想と現実の違いにショックを受けることです。期待や希望を胸に入社した新入社員が，現実があまりにもかけ離れているため不適応状態に陥ったりする状況で使われる言葉です。医療者を目指す学生が専門教育に足を踏み入れたとき，全員ではないにせよ，一部の学生が体験するのは，ある種「リアリティ・ショック」といえるでしょう。この状態はまた，私たちが海外に行ったときに経験する「カルチャー・ショック」に類似しているといえるかもしれません。留学や駐在などの長期にわたる異国での生活は，初めは不安を抱きながらも夢や希望をもってのスタートになりますが，実際の生活が始まると，勉強してきたはずの言葉が通じなかったり，異文化での習慣の違いに戸惑ったり，今までのやりかたが通じなかったりと，自分自身の思うに任せない状態が生まれ，ショックを引き起こすのです。そしてこれらのショック状態が大きく深刻である場合，留学生であれば帰国せざるをえない状況になり，新入社員であれば離職，学生であれば，学業不振・留年・休学・退学などに追い込まれてしまうことが考えられます。

One Point 1　**もしも自分がリアリティ・ショックに陥っていると感じたら…？**

　自分だけで抱え込まず，誰かに相談してみましょう。あなたならまず誰に相談しますか。
　もしかすると，学科の先生や友だち，親には相談しにくい心境があるかもしれません。学内の学生相談窓口や信頼できる人に，自分の気持ちを正直に伝えてみましょう。そこから新たな展開があるかもしれません。本音を語ることができるのはとても重要なことです。<u>誰かに助けを求めることができるのは，大切なコミュニケーション力です。</u>

---

❸ 対人援助職

1. 対人援助職とは

➡ 医療，保健，福祉，教育，相談，その他の「人に対する援助」に関わる仕事のこと

例）医師・看護師・保健師・理学療法士・作業療法士・言語聴覚士・その他の医療職，社会福祉士・介護福祉士・介護支援専門員・教師・臨床心理士・カウンセラーなど

人の話を聴き，実際に相手に起こっている問題の解決に向けて専門的な援助を行う職業

2. 対人援助職の特徴

①多種多様 (※) な人に関わることが多い。
（※年齢・性別・職業・相手の状態：身体的，精神的，社会的，経済的，環境的など）

②人への対応を一定の時間で行うことが日常的に求められている。

③仕事量が多く，業務に追われている。

④職業人として自分の気持ちをコントロールする力が必要になる。

⑤人のために一生懸命になるサポータータイプの援助者が多いがゆえに，コミュニケーションがうまくいかないとストレスに感じる人が多い。

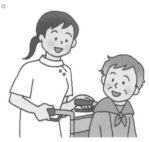

❹ バーンアウト

1. バーンアウト（燃え尽き症候群）とは

　これまでは一生懸命に仕事や勉強に取り組んできたのに，ある日突然燃え尽きて意欲を失い，感動もしなくなるといった状態のことで，日本語では「燃え尽き症候群」と言われています。中学や高校で部活動を引退した後，何もやる気がしなくなったという話はよくあります。現役を退いてホッとして，しばらく力が抜けて何もできなかったという程度ならまだよいのですが，長引いて日常生活や受験勉強にまで影響が出るほどモチベーションが下がってしまったとしたら，それはバーンアウト（燃え尽き症候群）です。バーンアウトになりやすいのは，真面目・完璧主義・練習熱心・頑張り屋・責任感がある・我慢強い，といった性格の傾向にある人だと言われています。

One Point 2　　　「燃え尽き症候群」(burnout syndrome)

　辛い仕事に起因するストレスのために，心身のエネルギーが尽き果ててしまった状態。心的疲労感・感情バランスの不良・空虚感・自己嫌悪・作業能力の低下・ストレス性の身体症状（頭痛，肩こり，胃腸の不調，不眠，易疲労性，食欲不振，過食）などが主症状。"バーンアウト"は米国の精神分析医 H. フロイデンバーガーによる造語。

バーンアウトは対人援助職に多くみられ、**職業病**ともいわれています[1]。その理由として、対人援助の職業に就く人は"誰かのために役に立ちたい"と自分より人を優先させてまで頑張るタイプの人が多く、一生懸命頑張るうちに自分自身が消耗してしまうことが挙げられます。

One Point 3　自分を犠牲にしてまで頑張ってしまう人へ

　もしもあなたが周りの期待に応えることに一生懸命で、自分を犠牲にしてまで他の人のために尽くしたり、「いい人」と思われたいばかりに頑張ったりすることで自己承認を得ているとしたら、注意が必要です。人のために一生懸命になれるのは尊いことですが、頑張っている自分でなければ「OK」が出せないとしたら、それは「共依存」といわれる状態だからです。

「共依存」とは[2, 3]

　「共依存(きょういぞん)」とは、特定の相手との人間関係に過剰に依存している状態のことです。共依存の人は自分自身に対する評価が低く(自己肯定感が低い)、自分が他人から必要とされ、認められることでしか自分自身の価値を認めることができません。そのため、他人から喜んでもらえるためなら自分を犠牲にして献身的な関わりをします。しかし、自分を犠牲にしたうえで行われる対人援助は長続きせず、バーンアウトを引き起こしてしまいます。もし自分に共依存の傾向があると感じたら、精神的な自立へのチャンスだと考えてこれに取り組みましょう。そして無理したり我慢したりせず、どんな自分であっても「OK」を出せる自分になるために、自己肯定感を高めることに日々取り組みながら人に関わっていきましょう。

2. バーンアウトを引き起こす要素

　バーンアウトはどのようなタイプの人でも起こる可能性はありますが、引き金として以下のものが挙げられます。
　①責任感が強く、頑張り屋(内的要因)
　②大変な環境で仕事や勉強が長い期間続く(外的要因)
　③認めてもらえない(内的要因・外的要因)

3. バーンアウトの予防方法

　バーンアウトはストレス反応の1つです。ストレスフルな状況下で頑張り続ければ、どんな人であってもバーンアウトになるのは当然のことといえます。予防のためには次のようなことが大切です。
　①ストレスをためない
　②自己肯定感を高める(自己肯定感を高める方法、16頁を参照)
　③周囲の人と良好なコミュニケーションを取る
　④自分の限界を知る
　⑤～しなければならない、～すべき の思考をやめる
　⑥嫌なことは嫌と言う
　⑦他人ばかり優先しない
　⑧頑張り続けない

⑨自分を認めてくれる人を作る

⑩極端な思考をやめる

➡【例】ちょっとしたミスが見つかっただけで,「こんなことではもう医療者として失格だ」などと自分を責め,この仕事に向いていないのではいか,やめたほうがよいのではと真剣に考える,など。

One Point 4 "バーンアウトにならない心"を育てる,自分へのメッセージ

①「他人よりも自分を優先させていいんだよ」と自分に言ってあげる。

②「いい人にならなくてもいいんだよ」と自分に言ってあげる。

③「我慢しなくていいんだよ」と自分に言ってあげる。

④「感情を表現してもいいんだよ」と自分に言ってあげる。

⑤「完璧でなくてもいいんだよ」と自分に言ってあげる。

⑥たとえ失敗しても「自分を責めなくていいんだよ。精一杯できることをしたのだから」と自分に言ってあげる。

⑦「自分のためにお金や時間を使ってもいいんだよ」と自分に言ってあげる。

⑧「楽しんでいいんだよ」と自分に言ってあげる。

⑨「満足してもいいんだよ」と自分に言ってあげる。

⑩「私は自分のことを認めています」と毎日唱える。

❺ メタ認知能力[4]

　例えば,試験中に問題を解きながら,「あと何分で何問解答する必要があるのかな」と考えたりするときは,今現在の状況を冷静に分析することに自分の注意を向けています。このような「今ここ」における自分自身の状況を客観的に認識できる能力のことを"メタ認知能力"といいます。メタ認知能力が高いと,現在進行中における自分自身の心の動きや言動について意識を向けることができるため,行動の修正ができたり,予測される危険に気づくことができたりします。医療

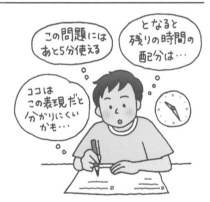

者には,患者さんへの対応や他職種との連携の中で,数々の事柄にアンテナを張りながら冷静な判断を必要とされる場面が多くあります。目の前の状況に気づき,適切な判断を導き出し,医療事故を防ぐためにも,メタ認知能力を身につけていきましょう。

1. メタ認知能力の種類

　メタ認知能力には,以下のような種類があります。

(1) 自己評価能力:自分自身を客観的に評価する力

　1) 知識:自分が知っているか知らないかに気づける

　2) 能力:自分ができるかできないかに気づける

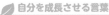

3）状態：自分自身の体調や心の情態について気づける
(2) 自己フィードバック能力：過去の失敗(学び)を「今ここ」に活かす力
(3) 自己訂正能力：自分の間違いに気づき，認めて「今ここ」で訂正する力
(4) 自己調整能力：自分の状況を判断して，「今ここ」で行動を調整する力

2．メタ認知能力チェックリスト

以下の項目の中で自分に当てはまるものに✓を入れてみましょう。また，1〜10の内容は前頁の「1．メタ認知能力の種類」の(1)1)〜3)，(2)(3)(4)のうちどれに当てはまるか，考えてみましょう。　　　　　　　　　　　　　　　　　　　　　　　　　　　(解答は11頁を参照)

✓		「今ここ」における具体的な気づきや行動の経験例	種類
	1	試験で問題を解きながら，『あっ！ここ勉強しておくの忘れてた！』などと気づくことがある。	
	2	『どのやりかたが一番良かったかな…』と過去の経験を考えながら，今現在の状況を冷静に判断するほうだ。	
	3	人に話をしながら，『この話，もしかすると相手のほうがもっと詳しく知っているかもしれないな』などと，相手と自分に情報量の違いがあるかもしれないことに気づき，話の方向性をその場で調整したりすることがある。	
	4	何かをやりながら，『この方法じゃうまくいかないな。違う方法に変えてみよう』と考え，途中でもやりかたをその場で変えることがある。	
	5	『なんかイライラしてるな』『今日はやたらにハイな自分がいるな』などと，「今ここ」の自分の感情について気づくことがある。	
	6	発表などをしている最中に，『今の伝えかたは，聴いている人たちにわかりにくいみたいだな』『今日は落ち着いて話すことができているな』などと，自分自身について評価していることがある。	
	7	『前にも同じことがあったな。でも今回は，この前の教訓を活かしてこっちにしてみよう』と過去の失敗を思い出し，そこからの学びを今現在に活かしている。	
	8	何かに取り組んでいる最中に，うまくいっているかなど，自分の状況についてチェックして，必要に応じて行動をその場で修正している。	
	9	『今日は身体がだるいな。風邪かな』『朝よりも熱が上がっているみたいだな』などと，今現在の自分の身体の状態に気づくことができる。	
	10	『あっ！　間違えてる。これだともう一度やり直したほうがいいな』などとその場で自分の間違いに気づき，訂正することができる。	

(↑チェックした数が多いほど，メタ認知能力が高い傾向にあります)

3．メタ認知能力を身につける方法

メタ認知能力を身につけるためには，<u>自分自身の言動を振り返ったり，客観的に見たりする環境をできるだけ作ることです。</u>「今ここ」における自分自身にはその場で気づけなくても，後から気付く機会を作ることにより，少しずつ現在進行中の自分の状況を客観的に見ることができるようになっていきます。そのための具体的な方法には以下のようなものが挙げられます。

①自分自身で自分の考えや言動を振り返る(日記を書く)

Column ①　　　　恋愛力はメタ認知能力と関係してる？

　脳科学者の茂木健一郎[6]氏によると，一般的にメタ認知能力が高い人は恋愛力(人を愛し，人からも愛される力のこと)も高いといわれているそうです。その理由は，①他者を見るように自分のことも客観的に観察できる，②相手との関係性を常にモニタリングしながら行動することができる，③自分が置かれている状況に合わせて行動を変更することができる，など，相手に対する気配りが適切にできるからだそうです。あなたは自分自身の恋愛力をどのように評価しますか。

②周りの人から自分の言動についてコメントをもらう
③自分の会話を録音して聴く
④自分の行動をビデオ撮影して見る
⑤演劇をする
⑥ブログや SNS に投稿する

　これらのなかで誰でも取り組みやすいのは①でしょう。②は実習授業などの際に同級生や先生から，自分では認識していない自分自身についての情報をもらうことができれば，気づきの機会となります。③と④も授業で行うと効果的な方法です。⑤と⑥は，もともと「人から見られる」という環境下で自身の表現のしかたを意識して考える必要があるため，メタ認知を使うことが必然となるものです。

　①の取り組みに役立つ方法としては「日記」が代表的ですが，ここでは「プロセスレコード」という振り返りツールを紹介しましょう。臨床場面での例を取り上げていますが，友だちや家族との会話など，どのような場面であっても応用は可能です。

● プロセスレコード[7)]　［Web 付録：ワークシート①プロセスレコード］
　プロセスレコードとは，看護師である H. E. ペプロウ(Hildegard Elizabeth Peplau)によって提唱された，看護臨床場面におけるコミュニケーションの記録方法です(とくに精神科領域の看護者と患者間の会話場面をシナリオ形式にして記録するもの)。患者と関わる場面を再構成して振り返ることにより，援助者自身のコミュニケーションパターンを知ることができるので，活用することにより対人援助職のコミュニケーション能力の向上に役立つとされ，看護教育で用いられています。

【プロセスレコードで記載する内容】
❶ 患者が言ったこと・行ったこと
❷ 援助者が感じたこと・考えたこと
❸ 援助者が言ったこと・行ったこと
❹ 分析・考察

人は環境によって育まれ，成長していくものである。

表1　プロセスレコードの記載例

患者さんが言ったこと 患者さんの様子	私が感じたこと 私が考えたこと	私が言ったこと 私が行ったこと	分析・考察 後から気がついたこと
真剣な口調で，一生懸命に話をしている。「…家族にはそれぞれの生活がありますからね…。最低限，迷惑をかけないように生活できるようにならなくちゃ，自宅には戻れませんから。でも，もうこの歳ですからね…」	あ〜，もう時間終わりだな。次の鈴木さんがもう来ていらっしゃるだろうな…。早く話を終わらせて行かなくちゃ！	「すいません。もう時間なので。ごめんなさい。」患者さんの言葉をさえぎって言い，お辞儀をしながら急いでその場を離れた。	自分のことしか考えていなかった。 もっと患者さんの気持ちに寄り添えば，違う言葉が出てきたかも。 時間がないときでもどんな対応ができるのか，先生に相談してみよう。

　これらの内容を書き出して記録していくと，自分の思考・行動のパターンに気づき，課題を明らかにしやすくなります（**表1**）。臨床場面だけでなく，日常場面における自分と誰かとの会話を例にとって記録してみると，自身のコミュニケーションパターンについて客観的に観察・評価できるので，修正のヒントが得られます。メタ認知能力を身につける方法としても有効なので活用してみてください。

❻ 自律した人間になる

　自律とはどういう意味か，あなたは説明できますか。「自立」と「自律」の違いとは何でしょうか。

1.「自立」と「自律」の違い

　自立（independence）：他の人からの援助や支配を受けずに自分の力で身を立てること（例：経済的な自立）。

　自律（autonomy）：他からの支配を受けずに自分自身で考えて決断することや行動をコントロールできること。自ら決めたルールを守り，行動できること。

2.“自律したプロ”を目指そう

　チーム医療を担う医療専門職の一員として大切なのは，自ら考え行動できる自律した人間であることです。専門知識や技術がどれだけあっても，人から言われたことしかやらないとしたら，発展的ではありません。目の前にいる患者さんの問題に気づき，改善策を提案していく中で，専門家として求められる判断をしながら物事を決めて周囲と協働していく行動力が必要なのです。自律性を高めるためには，自らの考えで決断し，行動していく機会を重ねながら経験を積んでいくことです。

守破離

守破離(しゅはり)とは，武道や芸事などでその道を極めるための学びの段階を表す言葉です。まず師匠の型を真似て学び，次の段階でその型を破り，最終段階でその型を離れて自身の型を作るという，学びの段階を表しています。

- 守(しゅ)は師の教えを守り，見習い学ぶこと。
- 破(は)は師の教えを破り，自分で工夫を試みること。
- 離(り)は師を離れ，自身の身につけた内容をさらに発展させていくこと。

守破離とは，師匠をただ真似る(守)だけでなく，師を超えて(破)そこから自分独自の何かを工夫して生み出し，最後には師を離れて(離)自分のものを発展させていくことなのです。さて，セラピストとしてのあなたのオリジナリティはいかに!?

まとめ

1. 対人援助職とは，医療，保健，福祉，教育，相談，その他の「人に対する援助」に関わる仕事のことを指しています。

2. バーンアウト(燃え尽き症候群)は辛い仕事に起因するストレスのために意欲を失い，感動もしなくなることで，心身のエネルギーが尽き果ててしまった状態のことです。バーンアウトは対人援助職に多く見られ，職業病とも言われており，共依存(5頁参照)傾向にある人はとくに注意が必要です。

3. メタ認知能力とは，「今ここ」における自分や周囲の状況を客観的に認識できる能力のことであり，メタ認知能力が高いと，現在進行中における自分自身の心の動きや言動について客観的に把握することができるため，自分の言動を訂正したり調整したりしやすくなります。

4. 自立とは他からの援助や支配を受けずに自らの力で身を立てることであり，自律とは，他からの支配を受けずに自分で考え決断し，決めたルールを守って行動できることです。

 問題

1. 以下の文章のうち，メタ認知能力の説明ではないものはどれか。
   ① 自分の行動について，その日の反省会で客観的な視点から分析することができた。
   ② 食事をしながら「これはカロリーが高いからやめておこう」と，食べるものを自らその場で選択してコントロールできる。
   ③ 人に説明しながら，『今の説明のしかたではわかりにくいかな』と気づき，再度説明し直した。
   ④ 友人と話をしていたがあまり面白くなさそうな表情をしているので，話題を変えた。
   ⑤ 仕事をしながら，自分がイライラしていると感じたので，休憩がてら散歩に出ることにした。

成長するとは，人生の各階段での課題を乗り越えていくことである。（國分康孝：心理学者）[8]

---

2. 燃え尽き症候群（バーンアウト）の特徴として，最も適切なものを1つ選びなさい。

① 首から肩，腕にかけて凝りや痛みが生じる。

② 人格・行動変化や失語がみられる。

③ 無気力感・疲労感や無感動がみられる。

④ 身体機能の低下がみられる。

⑤ 日中に耐え難い眠気が生じる。

（第31回：2019年　介護福祉士国家試験問題）

解答　1：①　2：③

2 「メタ認知能力チェックリスト」の解答（7頁）

1：(1)-1　2：(2)　3：(4)　4：(3)　5：(1)-3　6：(1)-2　7：(2)　8：(4)　9：(1)-3　10：(3)

 学生相談室❶ 自分がこの仕事に本当に向いているのか，勉強にもついていかれるのか不安になっています。

　自分に向いているのかそうでないのかは，やってみないとわかりません。一方で，向いていようがいまいが，自分がやりたいから，決めたからやるのだという気持ちで物事に取り組んでいると，迷いは少なく取り組むことができます。

　この類の悩みの多くは，その背景に現状からの逃げがあります。勉強についていけるのかいけないのかは，自分が決めること。ついていけない状況があったとしても，ついていけるように何としても努力する意思があるかが問われているのです。不安になる人は，不安になることで現状から逃げているのかもしれないことに気づきましょう。

　ただし，悩みが深刻な場合は誰か信頼できる人に相談してみることが必要です。自分自身で抱え込み過ぎないことが大切です。

学生相談室❷ 初対面の人と話をするときに沈黙してしまうのですが，どうしたらよいですか？

　誰でも知らない人と関わることには多少の緊張感や不安感が伴うものです。そんな時は，相手も同様に思っているかもしれないことに気づきましょう。「沈黙してはいけない」と思っていると，かえって焦りが出てくるものです。

　沈黙の背景には「どうしよう」という自分に向かう問いがあります。「何を話したら良いのかわからない」と考えていることが原因にあるかもしれません。こんなとき，注意は自分に向かっているのです。「今日はどちらからいらしたのですか？」は，ニューロロジカルレベルの第一段階の質問です（137頁参照）。相手に興味を持ち，質問してみることが自問自答から抜け出すきっかけになります。

自分を理解する
～対人援助者としての準備～

第2回　自分を知る

- **学習内容**　自分自身について理解するために，自己概念，自己肯定感について学ぶとともに性格診断を行い，対人援助者としての自己成長に必要な自身の課題を明確にする。

- **学習目標**
  1. 自己概念とは何か説明できる
  2. 自己肯定感について理解し，高めるための取り組みを自ら実践できる
  3. 性格診断テストに取り組み，自己成長に必要な課題を明確にできる
  4. 3の課題に対する取り組みを具体的に計画し，実行することができる

- **キーワード**　自己概念　自己肯定感　エゴグラム

- **あなたへの質問**　①あなたはどんな人間ですか？
  　　②自分を表現するキーワードを3つ挙げるとしたら何ですか？

❶ 自分を知る

1. 自己概念(self-concept)とは

　自己概念とは，自分がどんな人間なのか，自分自身について抱いているイメージや信念のことをいいます(**図1-1**)[9]。人は自分がもっている自己概念通りに考えたり行動したりしています。例えば，"自分はモテる"という自己概念をもっている人は，知らない異性が自分を見て微笑んだら『あの人は自分に好意をもっている』と考えて相手に話しかけるかもしれません。これとは反対に"自分はモテない"という自己概念をもっている人は，『自分を見て微笑んでいるのではなく自分のうしろに誰か知り合いでもいるのかな』と考えて，うしろを振り向いてみるかもしれません。自己概念は他者との人間関係や人生経験の中で少しずつ育まれ，変化している

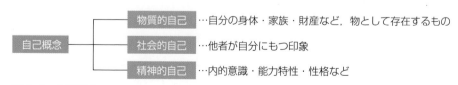

図1-1　自己概念
〔石川ひろの：人間関係の中の自己と他者. 石川ひろの，他(著)：系統看護学講座 基礎分野 人間関係論.
第3版，pp4-22, 医学書院，2018 より改変〕

自分を知ることは，自己コントロールへの第一歩。（ケリー・マクゴニガル：心理学者）[10]

ものなので，固定化したものではありません。現在のあなたがもつ自己概念にはどのようなものがあると思いますか。

2. 自分の自己概念を知る

| Work 2 | 「Who am I?」テスト（所要時間：5分）
[Web付録：ワークシート②「Who am I?」テスト］ | |

● 自分について思っている事柄を20個書き出してみましょう。

　ここでは自分の自己概念について見ていきましょう。あなた自身が現在もっている"自分に対する認識"を挙げてみましょう。これまであなたが経験したさまざまな事柄や場面を思い浮かべながら，思いつくままに自分とはどんな人間なのか，あなた自身が抱いている"自分"を書き出してみるのです。この方法は，"Who am I ？（私は誰？）"という心理テストであり，投影法の一種で，自己概念を抽出するためによく使われるものです。やりかたは簡単で，「私は」で始まる文章を20個書き出すというものです。「私は明るい性格です」「私は集中力がない人間です」など，肯定的なことも否定的なことも，どのような内容でもよいので，自分について思っている事柄を書き出してみましょう。制限時間は5分間で，20個書き出してみてください。

結果の見かた

1) 自分が書き出した内容について**図1-2**を使って分類してみましょう。
2) 分類結果から，現在もっている自分に対する見かたについて分析してみましょう。
　① どの分類の記載が最も多いか？
　② それはなぜか（何を読み取ることができるか）？

実施日：　　　年　　　月　　　日

	分類	例	個数
1	自分の属性	氏名・性別・年齢・出身・成育歴・所属など	
2	自分の役割（立場）	長男・母親・学生・部長・指導者・医療者・社長など	
3	外見（身体的特徴）	顔立ち・身長・スタイル・髪型・その他	
4	能力（得意分野・特技・成績）	コミュニケーション・プログラミング・リーダーシップ・テニス・インターハイ個人戦優勝・英検1級・漢検準1級など	
5	趣味	スポーツ・動画鑑賞・ゲーム・アニメ・ドライブ・ダンス・楽器	
6	興味・関心	推し活・ファッション・アルバイト・異性・筋トレ・1人旅	
7	性格（長所や短所）	優しい・親切・明るい・気が弱い・飽きっぽい・優柔不断	
8	内面	考えかた・価値観・感情・精神的なもの	
9	その他	自分が目指す方向性・可能性など（将来の夢や目標）	

図1-2　「Who am I?」テスト結果分類表

③ 自分に対して認識している思考にはどんな特徴があるか？
＊他の人と書いた内容をシェアして考えてみましょう

　現在のあなたはどのように自分自身を見ているでしょうか。自分の傾向を客観的に見るために，誰かとお互いの結果を見せ合ってみるとよいでしょう。他の人と比べて，自分の見かたはどのような内容にフォーカスしているものが多いでしょうか。改めて自分自身について認識したことは何かありましたか。あなたはこれからどんな人間になりたいと思っていますか。そして"なりたい自分"になるためには，どんな自己概念をもてたらよいのでしょうか。

3. 肯定的な自己概念をもつ

　対人関係において良好なコミュニケーションを行っていくためには，肯定的な自己概念をもっていることが重要であると言われています。自己評価の低い自己概念をもっていると，自己否定的な思考が多くなるため，人から受け入れてもらえていないと感じたり，認められていないと思ったりして他者との関わりに前向きになれないからです。肯定的な自己概念をもつためには，身近な家族や友人，周囲の人たちと愛情のある関わりをもち，受容され，認められ，支持される体験が必要です。どのような自己概念をもっているかは，生き方にも大きな違いを生みます。肯定的な自己概念をもつために，日頃から周囲の人を大切にすること，認められる自分になるよう努力すること，自分との約束を守って自己信頼を高めることなどを，少しずつ積み重ねていきましょう。

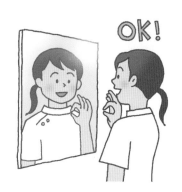

❷ 自己肯定感

1. 自己肯定感（self-esteem）とは[11]

　自己肯定感とは自己概念の1つで，"自尊感情"ともいわれます。たとえ未熟な自分であってもありのままの自分を受け止めることができ，自分にOKを出せる気持ちのことです。自己肯定感が高い人は自分の価値判断で行動することができ，困難なことにも積極的に取り組み，人とのコミュニケーションにおいても前向きに関わることができます。反対に自己肯定感が低いと「自分はだめだ」と自己を否定する気持ちが強く，できる力はあっても自分の能力を認められず，なかなか挑戦できないといった状況になります。自信がないので人の目が気になり，他人の言動に過敏に反応してしまうので，精神的にも不安定になりがちです。

　医療従事者として病気や障害を抱えている患者さんに対峙していくためには，まず医療者自身の心と身体が安定していることが大切です。そして困難な問題に取り組んでいくためには，「自分にはこの問題を解決することができる」と思える気持ち，つまり自己を肯定できる心が大変重要になるのです。

長所はうぬぼれると短所になる。短所は自覚すれば長所になる。（森川リウ「道のうた」より）[12]

2. 自分の自己肯定感を知る

Work 3 わたしの長所 （所要時間：5分）［Web 付録：ワークシート③ わたしの長所］

● 自分の長所を 20 個書き出してみましょう。

　自分の長所について，あなたはどのように認識しているでしょうか。あなたの長所をできるかぎり書き出してみてください。書けた数と書いた内容から，自分自身の長所についてどのようにとらえているのかを客観的に見ることができます。目標は 5 分間で 20 個書くことです。

結果の見かた

1) 5 分間でいくつ書けたかを確認しましょう。
2) **表 1-1** を使って書いた内容を分類し，傾向をみましょう。
3) 書けた数と書いた内容から，どのようなことが読み取れますか？
4) 今後も時折行い，変化を見ていきましょう。

　もし現在書ける数が少なくても，何回か行っているうちに自分の長所についての意識が高くなり，だんだんと書ける数が増えていきます。日頃から自分の長所に目を向け，自分自身を肯定的に見る習慣を身につけるとともに，どんな長所が書ける自分になりたいか，なりたい自分についても考え，実際に行動してみましょう。

 先生に，先生自身の長所について聞いてみよう！

3. 自己肯定感を高める

■ 自己肯定感の形成

　自己肯定感の形成には幼少期の経験が大切だと言われています。「自分は大切な存在なんだ」「自分は自分のままでいていいんだ」と感じる経験が多いと，自己肯定感は高くなります。反対に，叱られたり認めてもらう体験をあまりしてこなかったり，『ダメな子だ』などと否定される体験を繰り返したりしていると，子どもは自分で自分のことを認めることができなくなるばかりでなく，他者を信じる心も育まれなくなります。幼少期を過ぎてから自己肯定感を高めるためには，自分を応援してくれる身近な人間関係が重要になります。そして自分自身を肯定でき

表 1-1　わたしの長所結果分類表

分類	例	個数
性格	優しい　前向き　慎重　元気　親切　明るい　行動力がある　忍耐力がある　チャレンジ精神が旺盛　ポジティブ　協調性がある　努力できる　継続力がある　礼儀正しい　意志が強い　向上心がある　世話好き　切り替えが早い　責任感がある	個
能力	本を読むのが速い　サッカーが上手い　身体を動かすのが得意　誰とでもすぐに打ち解けることができる　記憶力がいい　服のセンスがいい　料理が得意　人に何かを教えるのが上手い　人をまとめるのが得意　習字が得意	個
外見	美人　ハンサム　笑顔が良い　スタイルが良い　脚が長い　髪がきれい　姿勢が良い　立ち居振る舞いが美しい　歩き方がきれい　カッコいい　おしゃれ	個

る体験をすることであり，自らを肯定する習慣をもつことです。さらに自分が人から肯定される経験を積み重ねていくことも必要です。

❷ 自己肯定感を高める方法

　自己肯定感はトレーニングによって高めることができます。方法はいろいろありますが，すべて日々の積み重ねが必要です。自分自身を大切な存在として認め，生きること・成長することに前向きになり，明るく豊かな人生を送るために，以下を参考にして，ぜひ取り組んでみてください。

1）自分との約束を守る

　これは最も簡単に行うことができる方法です。日常生活を行ううえで自分との約束を交わすのです。例えば，「明日から朝は毎日6時に起きよう」といったことです。そのために目覚ましアラームをセットするなど，必要な対策を取り，毎日実行してみるのです。たとえ最初は毎日できなくても，少しずつできるようになってくれば，「早起きは苦手だったのにできるようになった」と自分自身を肯定する気持ちが生まれます。どんなことでもよいのですが，ハードルの低いものから始めていきましょう。"自分との約束を守ることができる自分"になれば，自己信頼(自信)が高まり，結果的に自己肯定感を高めることにつながります。

2）肯定表現法

　自己肯定感を高めるためにまず大切なことは，自分自身が使っている"言葉"を肯定的なものにすることです。言葉は思考の源になるものなので，自分が日常的に使っている言葉(心の中で使っている言葉も含む)を肯定的な表現に変えることから始めてみましょう。

【肯定表現への言い換えの例】

❶ やり直さないとダメだ ➡ やり直せば大丈夫
❷ 提出しないと留年だ ➡ 提出すれば進級できる
❸ 事故起こさないでね ➡ 安全運転でね
❹ 試験に合格しなければならない ➡ 試験に合格する
("〜ねばならない"は，主体性のない表現法です)

　このように，「〜ない」➡「〜すればOK」，「するな」➡「〜してね(してください)」，「〜ねばならない」➡「〜したい・〜する」というように，肯定的で前向きな言いかたに変えるということです。前向きな言い回しに変えるには少し頭を使いますし，慣れないうちは言い換えすること自体に無理を感じるかもしれませんが，取り組んでいると少しずつ慣れてきます。友だち同士でふだん使っている言葉を言い換え合うことができれば，効果的なトレーニングになります。この取り組みは，患者さんとのやりとりに際してとても役立つものとなりますので，取り組んでみるとよいでしょう。

3）長所活用法

　自分の長所を知り，自覚し認めることは，自己肯定感を高めるうえで効果的な方法なのでよく使われています。「自分の長所を書いてください」といきなり言われて5分間で20個書くことができる人はあまり多くいませんが，何回か繰り返して行っていくとだんだん書けるようになってきます(Work 3，15頁参照)。本書の左ページ(偶数ページ)上にある「わたしの長所(自

分の長所を書き込もう）」にも書き込んで，活用してください。

4）自己肯定宣言法（アファーメーション）

自己肯定宣言とは読んで字のごとく，自分を肯定する言葉を宣言することです。この方法の利点は，自分を十分に肯定できなくても行うことができることです。今はまだ発展途上だけれども，そこに向かいたいという意志をもっているなど，現在進行形の文章を用いることで表現することができます。

【例】　① 私は物事を最後までやり抜く粘り強さを少しずつ身につけています。

② 私は今，医療者になる道を一歩一歩，進んでいます。

③ 私は感情のコントロールがだんだんとうまくできるようになっています。

5）成功体験法

何かに挑戦し，成功体験が増えると自分に自信がもてるようになります。自信のない人ほど，挑戦するという行動はとりにくいものですが，思い切って何かに挑戦してみることで，自分の人生が大きく変わる可能性もあるのです。どんなことでもよいので，何かに挑戦して成功体験を積んでいきましょう。この積み重ねが自己肯定感アップにつながります。

❸ 自分の性格と傾向

1．性格（personality）とは

性格とはそれぞれの人に特有で，ある程度持続的な感情や意志の傾向や性質のことであり，その形成には遺伝的要因と環境的要因があると考えられています。遺伝的要因である「気質」を中心として，その人が置かれた環境によって後天的に身についたものが加わることで，広義の意味での性格になります（図1-3）。

2．性格を知る利点

個人の感情・考えかた・行動はその人の性格が大きく反映されたものであり，性格の理解は人間関係を築いていくうえで役に立ちます。医療の現場では，患者さんの性格を知ることが重要です。それは，性格がその人の回復に大きく影響を及ぼしていることや，患者さんの性格に

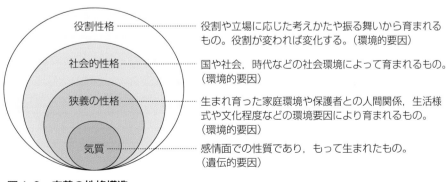

役割性格 …………… 役割や立場に応じた考えかたや振る舞いから育まれるもの。役割が変われば変化する。（環境的要因）

社会的性格 …………… 国や社会，時代などの社会環境によって育まれるもの。（環境的要因）

狭義の性格 …………… 生まれ育った家庭環境や保護者との人間関係，生活様式や文化程度などの環境要因により育まれるもの。（環境的要因）

気質 …………… 感情面での性質であり，もって生まれたもの。（遺伝的要因）

図1-3　広義の性格構造

よって医療者が対応を調整する必要があることからも説明できます。そして職種や立場の異なる相手とともに仕事を進めていくうえで，相手の性格を知って関わることができれば，コミュニケーションは取りやすくなります。そのために，まずは自分自身の性格を理解することからはじめてみましょう。ここでは自分に対する理解を深めるために，あなた自身の性格について客観的に見るための性格診断に取り組んでみましょう。

3. 性格診断

1 エゴグラム(egogram)とは

エゴグラムとは，E. バーン(Eric Berne)の交流分析という理論をもとに，彼と研究をともにした米国の精神科医，J. デュセイ(John Dusay)によって開発された「性格診断」です。これは，人格を構成している5つの自我状態(交流分析用語)である「支配的な親：CP(Critical Parent)」「養育的な親：NP(Nurturing Parent)」「成人：A(Adult)」「自由な子ども：FC(Free Child)」「順応した子ども：AC(Adapted Child)」のそれぞれの心の状態がどのようなバランスで機能しているかを分析するもので，自己理解に役立つと同時に，自己成長の資料としても活用できるものです。

2 エゴグラム診断

Work 4　エゴグラムチェックリスト(セルフワーク) （所要時間：約8分）

図1-4の50の文章を読み，自分自身に当てはまると思うものには○，当てはまらないと思うものには×，どちらでもないものには△を，右の空欄に記入して下さい。

		実施日：　　　年　　　月　　　日	
C P 点	1	妻(夫)や子ども，部下などが間違いをすると，すぐにとがめますか.	
	2	あなたは規則を守ることにきびしいほうですか.	
	3	最近の世の中は，子どもを甘やかしすぎていると思いますか.	
	4	あなたは礼儀，作法にうるさいほうですか.	
	5	人の言葉をさえぎって，自分の考えを主張することがありますか.	
	6	自分を責任感のつよい人間だと思いますか.	
	7	小さな不正でも，うやむやにするのが嫌いですか.	
	8	「ダメじゃないか」「…しなくてはいけない」という言い方をよくしますか.	
	9	よい，わるいをはっきりさせないと気がすまないほうですか.	
	10	ときには子どもをスパルタ式にしつける必要があると思いますか.	
N P 点	1	人から道を聞かれたとき，親切に教えてあげますか.	
	2	頼まれたら大抵のことは引き受けますか.	
	3	友人や家族に何か買ってあげることが好きですか.	
	4	子どもをよくほめたり，頭をなでたりするのが好きですか.	
	5	他人の世話をするのが好きなほうですか.	
	6	他人の欠点よりも，長所を見るほうですか.	
	7	人が幸福になるのを喜べますか.	
	8	子どもや妻(夫)または部下の失敗に寛大ですか.	
	9	あなたは思いやりのあるほうだと思いますか.	
	10	経済的に余裕があれば交通遺児を引き取って育てたいと思いますか.	

図1-4　エゴグラムチェックリスト （つづく）

心通うコミュニケーションのためのマニュアルなどありませんが，ひとつアドバイスするなら「自分のことを好きになりなさい」と申します。自分をこれ以上甘やかすのではなく，自分をとことん見つめるのです。そして自分という全存在を愛するのです。自分を愛せない人間は，決して他人を愛することなどできません。（日野原重明：医師）[13]

A	1	あなたは感情的というよりも，理性的なほうですか．	
	2	何ごとも，情報を集めて冷静に判断するほうですか．	
	3	あなたは時間をうまく活用していますか．	
	4	仕事は能率的にテキパキと片づけていくほうですか．	
	5	あなたはいろいろな本をよく読むほうですか．	
	6	誰かを叱る前に，よく事情を調べますか．	
	7	物事は，その結果まで予測して，行動に移しますか．	
点	8	何かをするとき，自分にとって損か得かをよく考えますか．	
	9	体の調子のよくないときは，自重して無理を避けますか．	
	10	何かわからないことがあると，人に相談してうまく片づけますか．	
F C	1	うれしいときや悲しいときに，顔や動作にすぐ表しますか．	
	2	あなたは人の前で歌をうたうのが好きですか．	
	3	言いたいことを遠慮なく言うことができますか．	
	4	子どもがふざけたり，はしゃいだりするのを放っておけますか．	
	5	もともと，わがままな面がつよい人ですか．	
	6	あなたは，好奇心がつよいほうですか．	
	7	子どもと一緒に，はめをはずして遊ぶことができますか．	
点	8	マンガの本や週刊誌を読んで楽しめますか．	
	9	「わあ」「すごい」「かっこいい！」などの感嘆詞をよく使いますか．	
	10	遊びの雰囲気に楽にとけこめますか．	
A C	1	あなたは遠慮がちで，消極的なほうですか．	
	2	思ったことも言えず，あとから後悔することがよくありますか．	
	3	無理をしてでも，他人からよく思われようと努めていますか．	
	4	あなたは劣等感がつよいほうですか．	
	5	あまりイイ子でいるため，いつか爆発するかもしれないと思いますか．	
	6	他人の顔色をみて，行動するようなところがありますか．	
	7	本当の自分の考えより，親や人の言うことに影響されやすいですか．	
点	8	人からどう評価されるか，とても気にするほうですか．	
	9	イヤなことをイヤと言わずに，抑えてしまうことが多いですか．	
	10	内心では不満だが，表面では満足しているように振舞いますか．	

＊終わったら○は2点，×は0点，△は1点として5つの自我状態それぞれの合計点数を計算してください．

＊各合計点数をもとに折れ線グラフを作成してください．

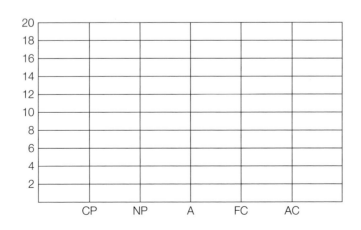

図1-4　（つづき）エゴグラムチェックリスト

〔杉田峰康：医師・ナースのための臨床交流分析入門．第2版，pp66-68，医歯薬出版，2000 より改変〕

表 1-2　自我状態のもつ意味

自我状態	肯定的側面	否定的側面
CP（支配的な親）	道徳的・正義感・模範的・善悪感	権威的・威圧的・批判的・封建的
NP（養育的な親）	養育的・保護的・優しさ・親切	過保護・お節介・甘やかす・身びいき
A　（成人）	論理的・合理的・客観的・計画的	機械的・理屈屋・打算的・冷酷
FC（自由な子ども）	創造的・自発的・行動的・明朗	軽率・奔放・わがまま・衝動的
AC（順応した子ども）	気配り・遠慮・平和に・穏やか	依存的・閉鎖的・従属的・反動的

〔日本交流分析協会（監）：交流分析 2 級テキスト．交流分析士 2 級テキスト．第 3 版，pp11-15，日本交流分析協会，2007 を参考に筆者作成〕

❸ エゴグラム分析

1）分析方法

　あなたのエゴグラムの結果はいかがでしたか？ 5 つの自我状態が持つ意味は，**表 1-2** の通りです。例えば，NP（養育的な親）が 20 点満点だったとしたら，NP の肯定的側面の「養育的，保護的，優しさ，親切」という面が<u>ある</u>一方で，NP の否定的側面の「過保護・お節介・甘やかす・身びいき」という面も<u>ある</u>，ということです。そしてもしも A（成人）が 5 点だったとしたら，A の肯定的側面の「論理的・合理的・客観的・計画的」という面が<u>低い</u>一方で，A の否定的側面の「機械的・理屈屋・打算的・冷酷」と言う面も<u>低い</u>，ということです。あなたの結果について分析してみましょう。

2）分析のポイント

　① 折れ線グラフの最も高い値はどの自我状態でしたか？
　② ①から読み取ることができるものは，**表 1-2** からどのように考えられますか？
　③ 折れ線グラフの最も低い値はどの自我状態でしたか？
　④ ③から読み取ることができるものは，**表 1-2** からどのように考えられますか？
　⑤ <u>高い値の自我状態は低くする必要はありません</u>
　⑥ <u>自己成長のためには低い値の自我状態を高くすることが課題になります</u>

※自我状態は，状況に応じてどの自我状態も自由に使えるのが望ましいためです（白井幸子：対人関係がラクになる！ナースの感情整理術．p21，メディカ出版，2017 より）。

　あなたにはどのような課題がありますか？

3）注意点

　エゴグラムでは，誰もが持っている CP・NP・A・FC・AC の 5 つの自我状態をその人がどのようなバランスで使っているのかを知ることができるようになっています。人それぞれ，環境や関わる人間関係，時期によっても自我状態をどのように使っているかは変化するため，一度判定されたエゴグラムから読み取ることのできた結果は固定されたものではありません。したがって，ここで得た結果を自分の固定化されたパターンであると決めつけることはせず，あくまでも現在の傾向であるという読み取り方をするように注意してください。

❹ 自我状態の本来の機能を高める方法

　低い値の自我状態を高めることが自己成長につながります。**表 1-3** に示すような方法を参考にしながら，自分自身に必要な取り組みを考えてみましょう。

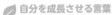

表 1-3　自我状態の本来の機能を高める方法

CP	●支配的な親（CP）の本来の機能を高める方法 ①何事も，自分の考えはどのようなものか明確にしておく ②善悪，好き嫌いなど，自分の見かた・考えかたをはっきりさせ，あいまいにしない ③規則やルールは，自ら厳格に守り，他人にも守るように求める ④他人の意見にすぐに賛成しないで，問題点があったら反論を試みる ⑤グループの意見を1つにまとめるように努める
NP	●養育的な親（NP）の本来の機能を高める方法 ①初対面の人に意識的に声をかけ，和やかな雰囲気づくりをする ②1日3人以上の人に，相手の優れたところを見つけ出し，褒めてみる ③親睦会やレクリエーションの世話役を自らかって出る ④挨拶を交わすとき，笑顔を絶やさないように，鏡を見ながら練習する ⑤「良かったね」「素晴らしいね」など，ねぎらいや励ましの言葉をかける
A	●成人（A）の本来の機能を高める方法 ①新聞の社説を読み，自分の言葉で2～3行にまとめる ②今日1日の計画を前もって作り，実行する ③相手はどのように考えているのか，背景や行動を観察し分析する ④計画通りに行かない場合でも，どこかに解決の糸口があると信じて検討する ⑤問題に行き詰まっても，原因は何か，今の状況はどうかなど冷静に判断する
FC	●自由な子ども（FC）の本来の機能を高める方法 ①大勢の仲間に加わって，冗談や楽しい話をもちかける ②自分が好きなスポーツや趣味の話などを進んで話してみる ③苦手なカラオケでも，ひそかに練習して周囲を驚かせてみる ④子どもと遊ぶ機会をできるだけ多くもつ ⑤自分が夢中になれる遊びに誘い，周囲を喜ばせる
AC	●順応した子ども（AC）の本来の機能を高める方法 ①すぐ口出しをしないで，相手の話をまず聞くように心掛ける ②相手の気持ちを優先して，極力自分の気持ちを抑えるようにする ③「申し訳ありませんが」など遠慮がちな対応で，周囲の反応を和らげる ④自分から先に挨拶するようにし，一声添える ⑤自分ひとりでやってしまわないで，相手にペースを合わせる

〔日本交流分析協会（監）：交流分析士2級テキスト．第3版，p20，日本交流分析協会，2007より改変〕
＊エゴグラムの分析に関しては，「杉田峰康：医師・ナースのための臨床交流分析入門．第2版，医歯薬出版，2000」で医療場面における解釈などを学ぶことができます。

まとめ

1. 自己概念とは，自分がどんな人間なのか，自分自身について抱いているイメージや信念のことで，人は自分がもっている自己概念通りに考えたり行動したりしています。自己概念は他者との人間関係や人生経験の中で少しずつ育まれ，変化しているものであり，固定化したものではありません。

2. 自己肯定感とは自己概念の1つで"自尊感情"ともいわれ，たとえ未熟な自分であってもありのままの自分を受け止めることができ，自分にOKを出せる気持ちのことです。自己肯定感はトレーニングによって高めることができます。

3. 個人の感情・考えかた・行動はその人の性格が大きく反映されたものであり，性格の理解はその人を理解するために役立つとともに，人間関係を築いていくうえでも役に立ちます。

4. 性格診断は自己理解に役立つとともに，自分成長に必要な課題を明確にできるツールです。

問題

3. 次の文章のうち，誤っているものはどれか。

① 対人関係において良好なコミュニケーションを行っていくためには，肯定的な自己概念をもっていることが重要である。

② 自己概念は固定化されたものである。

③ 自己肯定感は幼少期を過ぎてからも高めることができる。

④ 自己肯定感が低いと「自分はだめだ」と自己を否定する気持ちが強く，できる力はあっても自分の能力を認めにくく，なかなか挑戦できない。

⑤ 自分との約束を守ることは，自己肯定感を高めるために有効な方法の1つである。

4. エゴグラムについて以下の説明の中で不適切なものはどれか。

①「交流分析」という人間関係の心理学理論に基づいて作られた性格診断テストである。

② 人格を構成している5つの自我状態が，どのようなバランスで機能しているかを分析するものである。

③ CPは「支配的な親」の自我状態のことである。

④ 子どもの自我状態にはFCとACがある。

⑤ 自己成長のためには，高い値の自我状態を低くすることが課題となる。

解答 3：② 4：⑤

第3回 他者から見た自分

学習内容 他者から見た自分について知り，自己理解をさらに深めるとともに，よりよく知り合うための方法について具体的に学ぶ。

学習目標
1. 他者から見える自分について知り，自己成長に向けた課題への取り組みを具体的に計画できる
2. 自己開示の機能について理解できる
3. フィードバックの意味について理解できる
4. 対人認知をゆがめる内容について説明できる

キーワード ジョハリの窓 自己開示 フィードバック 対人認知 印象形成 認知バイアス

あなたへの質問 ①あなたは誰かから，"自分には見えていなかった自分"や"自分が知らない自分"について教えてもらった経験がありますか？
それはどのような内容でしたか？ 教えてもらったことによってどのような影響がありましたか？
②あなたはどんな人間ですか？あなたに出会った人はどんな気持ちになりますか？

なりたい自分になろう。そのためにできることは何でもやろう。

❶ 他者から見た自分

　あなたはこれまでの人生で，誰かから自分の性格について指摘を受けたり，褒められたりした経験がありますか？「君は頑固だね」「あなたは優しいね」「おまえはいつも元気だよな」など，他者から自分の特性について言われることは，他者が持つ自分への印象であり，"社会的自己"として自己概念の形成（12頁参照）にも影響を及ぼしています。他者と一言で言っても，出会ってすぐの人から何年も付き合いのある人までさまざまですが，いずれにしても，人から見て自分がどのように見えているのかを知るための情報となります。人はその場に存在しているだけで，服装や髪型，表情や姿勢，態度やもっている雰囲気などから，周囲に多くの情報と影響を与えています。そして使っている言葉や行動からは，その人の人柄や能力，考えかたや価値観などが伝わっています。あなたという人が周囲からどのように見られているのかを知るために，ここでは学びをともにしている仲間と次のワークに取り組んでみてください。

1. 他者から見た自分の性格

　他の人から見ると自分という人間はどのように見えているのでしょうか？　ここでは18～21頁で取り上げた「エゴグラム」を使って他者から自分の性格を診断してもらいましょう。

| Work 5 | 逆エゴグラム 〜他者から見た自分〜（グループワーク）（所要時間：15分）[Web付録：ワークシート④逆エゴグラム 〜他者から見た自分〜] |

■ 準備するもの：ワークシート・鉛筆・クリップボード（教科書やノートなど台紙になるもの）

(1) 11人以上のグループを作り，お互いの顔がよく見えるように輪になって椅子に座ります。

(2) 教員の指示に従って以下の手順でワークをはじめましょう。

　　① ワークシートに自分の氏名と実施日を記入します

　　② 自分のワークシートを左隣の人に渡し，右隣の人のワークシートを受け取ります

　　③ 自分の手元にあるワークシートの人のエゴグラムを作成します

　　　（その人に対して感じる印象について，5つの自我状態すべての内容に関して，当てはまらない：0マス，やや当てはまる：1マス，当てはまる：2マスとして斜線を引いて評価を行います）

　　④ 教員の合図にしたがって，1人書けたら再びワークシートを左隣の人に回し，右隣の人からワークシートを受け取ります。10人分の評価が終わったら終了です（1人約1分程度で記入）

　　⑤ 全員終わったら自分のワークシートを受け取ります

2. 結果の分析のしかた

(1) 5つの自我状態の点数を確認し，逆エゴグラムの折れ線グラフを作成します（**図1-5**）。

(2) 逆エゴグラムの折れ線グラフにエゴグラムの折れ線グラフ（19頁参照）を書き入れます。

　　（色を変えると，視覚的にエゴグラムと逆エゴグラムを比較しやすくなります）

(3) エゴグラムと逆エゴグラムで最も点差の大きかった自我状態は何ですか？

(4) 逆エゴグラムで最も点数の低かった自我状態は何ですか？

(5) 上記の(3)と(4)の結果は何を意味するか，**表1-2**（20頁参照）を参考に考えてみましょう。

(6) 自分が知らなかった自分についてどのようなことが明らかになりましたか？

(7) 自分が理想としたい逆エゴグラムはどのような折れ線グラフですか？

(8) (7)になるために取り組むことは具体的に何か，**表1-2**を参考に考えてみましょう。

! 注意点

他者からの性格診断について分析するときは，以下の点について気をつけましょう。

1) 自分の結果とのギャップが大きい場合，「周りが自分のことを知らないだけだ」と，他者のせいだけにして終わらせることはしない。

　① 自分のことを知らない人からは「このように見えている」ということを受け止める。

　　（＊対人認知にはゆがみがあることを前提に理解する：31頁参照）

　② 自分を知らせるコミュニケーションをまだしていないことを自覚する。

2) 自我状態のもつ意味の否定的側面ばかりに目を向けない。

　① 高得点だった自我状態の否定的側面（**表1-2**）が評価されたと思い込んだり落ち込んだりしない。

　② 肯定的側面か否定的側面のどちらが評価されたかは不明であることを理解する。

3) 他者からどう見られていようと，自分自身はどんな自分を目指しているのかを考える。

　① 自己成長に向けて自分の課題を明確にする。

　② 課題に対する具体的な行動計画を立てて行動を始める。

② より良く知り合うために

1．ジョハリの窓（The Johari window）とは

　私たちが他者との関わりの中で行っている対話の内容には大きく分けて2つあります。1つ目は，自分や相手以外の内容，つまり仕事や勉強に関する話，情報や知識の交換などです。そして2つ目は，自分自身や相手（他者）についての情報や知識のやりとりです。人間は関わり合いの中でともに成長しています。時間や場を共有し，活動を共にする仲間として，お互いに関してどれだけ知識をもっているかによって，私たちの人間関係には大きな違いが生まれ，そ

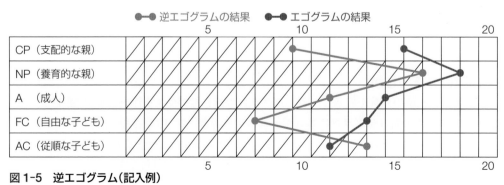

図1-5　逆エゴグラム（記入例）

〔諏訪茂樹：対人援助とコミュニケーション—主体的に学び，感性を磨く．pp178-179，中央法規，2001を参考に筆者作成〕

自分の不完全さを許し，成長途上にある"今"の自分を大切にしよう。

の後の人生にまで影響を及ぼします。気持ちのよい関係性を築きながら生きていくために，お互いをよりよく知ることは大切なことなのです。そのためにはどうしたらよいのかを，わかりやすく図解しているのがジョハリの窓（**図 1-6**）です。米国の臨床心理学者，J. ルフト（Joseph Luft）と H. インガム（Harry Ingham）の 2 人が考案したことから，2 人の名前を合わせて「The Johari Window」と命名されました。このモデルは，誰もがもっている 4 つの側面（第Ⅰ領域〜第Ⅳ領域）から，よりよい人間関係を築く方法を表しています。

第Ⅰ領域：開放領域「他人も自分も知っている（開放された自己）」
第Ⅱ領域：盲目領域「他人は知っているが自分は知らない（盲目の自己）」
第Ⅲ領域：隠蔽領域「他人は知らないが自分は知っている（隠された自己）」
第Ⅳ領域：未知領域「他人も自分も知らない（未知の自己）」

4 つのうち，第Ⅰ領域「他人も自分も知っている（開放された自己）」は，対人コミュニケーションに最も有効な領域です。この領域が拡がれば，相手が自分のことを解ってくれているので，自由で開放された「私」として闊達なコミュニケーションが展開されるのです（**図 1-7**）。第Ⅰ領域を拡げるには，第Ⅱ領域と第Ⅲ領域を狭くする必要があります。第Ⅱ領域と第Ⅲ領域が狭くなり，第Ⅰ領域が拡がることで，必然的に第Ⅳ領域は狭くなります。第Ⅱ領域を狭くするためには，知らなかった自分について他人から教えてもらう必要があるので，他人からの助言，つまり「フィードバック」を受け取ることが求められます。そして第Ⅲ領域を狭くするためには，「自己開示」によって，他人が知らない自分を伝えることが必要になります。それでは，第Ⅰ領域を広げるために必要な「自己開示」と「フィードバック」についてみていきましょう。

ジョハリの窓（対人関係における気づきの図解式モデル）

	自分が知っている私	自分が知らない私
他人が知っている私	**第Ⅰ領域** 他人も自分も 知っている （開放された自己）	**第Ⅱ領域** 他人は知っているが 自分は知らない （盲目の自己）
他人が知らない私	**第Ⅲ領域** 他人は知らないが 自分は知っている （隠された自己）	**第Ⅳ領域** 他人も自分も 知らない （未知の自己）

図 1-6　ジョハリの窓（1）

第Ⅰ領域を広げるためには？

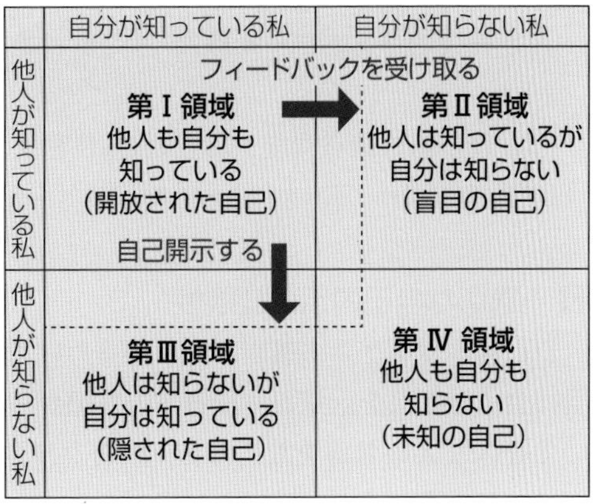

	自分が知っている私	自分が知らない私
他人が知っている私	フィードバックを受け取る **第Ⅰ領域** 他人も自分も 知っている （開放された自己）　→	**第Ⅱ領域** 他人は知っているが 自分は知らない （盲目の自己）
他人が知らない私	自己開示する　↓ **第Ⅲ領域** 他人は知らないが 自分は知っている （隠された自己）	**第Ⅳ領域** 他人も自分も 知らない （未知の自己）

図 1-7　ジョハリの窓（2）

〔（図 1-6，7 とも）南山短期大学人間関係科（監），津村俊充，他（編）：人間関係トレーニング―私を育てる教育への人間学的アプローチ．第 2 版，ナカニシヤ出版，2005 を参考に筆者作成〕

2. 自己開示

■ 自己開示(self-disclosure)とは

　自己開示とは「特定の他者に対して，自己に関する本当の情報を言語的に伝達する行動」(深田)と定義されています。ありのままの自分を知らせるのが自己開示であり，自分にはわかっているが，相手には"隠している"，もしくは"隠れている"自分についての情報を相手に提供することです。人間関係は，お互いに理解し合えることにより発展し，より良好なコミュニケーションが築けるようになります。そのためには，まず自分から相手に「自分を知ってもらうこと」が大切です。

【自己開示の例】

「わたしは4人兄弟の末っ子なんです」「私，自転車に乗れないの」
「私も去年，同じ失敗したんだよね」「本音は嬉しかったんだ」
「謝ろうとずっと思っていたんだけど，言えなくて苦しかった」

■ 自己開示の機能

　自己開示には，以下のような機能があります。

1) 個人的機能
　① 感情浄化機能：うっ積した感情を吐き出して浄化する(カタルシス効果)
　② 自己明確化機能：相手に伝える過程で自分の態度や意見がまとまり，明確になることによって開示者自身の自己概念が明確になる
　③ 社会的妥当化機能：開示相手からのフィードバックにより，自分の能力や意見が妥当なのかを確認できる

2) 対人的機能
　① 二者関係の発展機能：自己開示は「開示された側」に対する開示者の好意や信頼を意味するので，「開示された側」は開示者に好意的な感情をもつ。そのため，結果として互いの関係が良くなる効果がある
　② 社会的コントロール機能：「これはあなただけに話すのですが・・」などと相手に伝えることが，相手にとって好印象となる
　③ 親密感の調整機能：お互いの「親密度」が適度な状態に保たれるように調整する

(参考：深田博己：インターパーソナルコミュニケーション．p86-89, 北大路書房, 2006)

■ 不適切な自己開示の危険性

　自己開示はプラスの機能ばかりあるわけではありません。自己開示をしたことによって痛い目に会ったことを，私たちは日常の体験から学んでいるでしょう。例えば，友だちに聞かれたので好きな人の名前を教えたら，翌日クラス中に広まっていた… などということです。打ち明ける相手を誤ると，困った結果になることがあるのです。それでは実際に自己開示にはどのような危険性があるのか，見ていきましょう。

　1) 危険性その1：打ち明けた相手の開示者に対する評価や態度が，非好意的な方向に変化す

ることによって生じる不利益

例）付き合い始めた彼に，これまで付き合った相手について正直に話したところ，これまでと違ってよそよそしくなり，不機嫌になることが多くなり，結局別れることになった。

2）危険性その 2：打ち明けた相手が特定の第三者にその内容を伝えてしまい，その第三者から不利益を被る場合

例）アルバイト先の上司の批判を同僚に愚痴ったところ，同僚が上司にその内容を話してしまい，結果，翌週から自宅から遠い店舗でのシフトに変えられてしまった。

3）危険性その 3：打ち明けた相手が他の人々にその内容を話してしまい，話を聞いた全員から不利益を被る場合

例）部活で部員の 1 人に"部内の雰囲気が悪いのは，あるメンバーのせいだからその人をやめさせたいと思っている"と打ち明けたところ，皆に伝えてしまい，皆からの反感を買って部長である自分がやめるはめになった。

（参考：深田博己：インターパーソナルコミュニケーション．p89-90，北大路書房，2006）

いかがですか？ 何か心当たりはありますか？これらのことを踏まえ，自己開示によって被る危険性について考えることも，他者とのコミュニケーションのうえで大切な心得となることを覚えておきましょう。

❹ 自己開示の返報性

私たちの社会では，人から何かを頂いたらそれと同じくらいのものをお礼としてお返しします。これは「返報性の原理」と言われ，心理作用の 1 つです。自己開示は開示者から信頼されていることを示す行為であり，開示された相手にとっては社会的報酬の意味をもちます。したがって，開示された側も開示者に対して信頼を返す必要が生じるため，同じ程度の自己開示を開示者に対して行うということが起こります。あなたも，友人から「実はね…」と打ち明けられたことを受けて，「そうだったの… 実は私もね…」などと話すつもりがなかったことを相手に話した（自己開示した）経験があるのではないでしょうか。

❺ 医療者としての自己開示

医療専門家が患者さんに対して自己開示をすると，2 人の相互作用を通じて患者さんの自己開示が促されます。つまり，返報性の原理が働くということです。心理学者の S.M. ジュラードは，著書『透明な自己』の中で，看護師や医師が患者さんに対して自由に自分を表現すれば，患者さんも自分を語りやすくなると強調しています[15]。医療者がちょっとした雑談の中に，プライベートな話や体験談などを織り交ぜて話すことで，患者さんも自分のことを話しやすくなり，結果的にコミュニケーションが良好になり，大切な情報が得られることもあります。自己開示を上手に活用して患者さんとのコミュニケーションに役立てましょう。

👉 **先生に，患者さんとのやりとりで自己開示を活用した体験について聞いてみよう！**

6 自己開示による効果

　自己開示は医療者と患者の間だけでなく，医療者同士が効果的に使っていくことで，職員同士の円滑なコミュニケーションにも役立ちます。自己開示が相互に行われるようになると，防衛機制が減少し，自由・安全の雰囲気が醸成され，信頼関係が深まりやすくなるからです。また，勇気を出して自分を他者に知らせるコミュニケーションを行うことは，正当な自信の強化，主体性の確立に役立ちます[16]。効果的に自己開示を使い，人間関係を円滑にするために活用していきましょう。

3. フィードバック

1 フィードバック（feedback）とは

　フィードバックとは「自分にはわかっていない自分について他の人から知らせてもらうこと」であり，大切な情報提供です。ジョハリの窓の第Ⅱ領域（**図1-7**，25頁参照）の，他人は知っているが自分は知らない領域を狭くするために必要なのは，「フィードバック」でした。フィードバックは自己成長のために重要なものであり，相手からの「フィードバック」を活用して自分を知るためには，"フィードバックを<u>受け取る</u>"ことが必要になります。

2 フィードバックを受け取る

　肯定的なフィードバックは受け取りやすく，否定的なフィードバックは受け取りにくいものです。いずれにしても相手からのフィードバックを受け取るためには，素直で謙虚な心であることが大切です。受け取ることで得られるメリットは以下の通りです。

> 【フィードバックを受け取ることで得られるメリット】
> ① 知らなかった自分について知ることができる
> ② 相手に与えた影響について知ることができる
> ③ 自己成長のためのきっかけ（情報）になる
> ④ 伝えてくれた相手との関係が変化する（可能性がある）

　誰が伝えてくれたのかにもよりますが，フィードバックされて嬉しい内容も，耳が痛い内容も，素直な気持ちで受け取りたいものです。とくに伝えにくい内容を伝えてくれた相手に対して「教えてくださってありがとうございました」と受け取ることができれば，相手も伝えた甲斐があったというものです。そんな相手との関係は，その後より良いものになるかもしれません。

人はほめられたときに初めて，忠告を聞く余裕が生まれる。（「オードリーになれる 50 の小さな習慣」[17]より）

One Point **5** もしも不当なフィードバックを受けたら？

　たとえ相手が自分のためにと思って伝えてくれたフィードバックであっても，不当な内容であったり伝えかたに傷ついたりしたら，相手に対して"受け取らない"と表明することもできます。その際に大切なのは，アサーティブ（**表 3-14**，110 頁参照）な自分で伝えるということです。もしもその場で相手に何と言っていいか気持ちの整理も頭の整理もつかないような状況であれば，「お伝え頂いてありがとうございます。少し頭を整理したいので，考える時間を頂けますか？」と伝えてその場を離れることです。あるいは後日再び話をする時間を作るのも方法です。「先日はすぐに何と申し上げてよいかわからなかったのですが，あのときは正直ショックでした…」などと正直な気持ちと事実を相手を非難することなく率直に伝えましょう。

❸ フィードバックをする

　次に自分がフィードバックする側になったときのことを考えてみましょう。フィードバックは個人の成長や物事の改善・向上・発展のために行われるものであり，お互いの理解を深め，よりよい関係を築いていくために行われるものであることが大切です。

1）ポジティブなフィードバック

　相手に対して肯定的なメッセージを伝えると，伝えられた側は前向きな気持ちになり，自己肯定感が高まったりモチベーションが向上したりすることが期待できます。そして伝えた側にとっても，相手へ肯定的な気持ちがプラスに働きます。結果としてお互いの人間関係がさらに良くなる可能性があります。

Work 6	ポジティブフィードバック（グループワーク）
	（所要時間：15 分）[Web 付録：ワークシート⑤ポジティブフィードバック]

■ 準備するもの：ワークシート・鉛筆・クリップボード（教科書やノートなど台紙になるもの）

(1)11 人以上のグループを作り，お互いの顔がよく見えるように輪になって椅子に座ります。

(2)教員の指示にしたがって以下の手順でワークをはじめましょう。

　①ワークシートに自分の氏名と実施日を記入します

　②自分のワークシートを左隣の人に渡し，右隣の人のワークシートを受け取ります

　③自分の手元にあるワークシートの名前の人について，その人のよいところを記入します

　例）私はあなたの笑顔が好きです / 私はあなたの勉強熱心なところを尊敬しています

　　　真面目な感じが伝わってきます / 信頼できます / あなたはいつも元気で明るい印象です

　（たとえその人のことをよく知らなくても，伝わってくる印象について，肯定的な言葉で書きます）

　④教員の合図にしたがって，1 人書けたらたら再びワークシートを左隣の人に回し，右隣の人から

　　ワークシートを受け取って記入します。10 人分の評価が終わったら終了です（1 人約 1 分程度で

　　記入）

　注意点：上から順に記入せず，ランダムに記入すると誰がどの内容を書いたのか特定しにくくなります

　⑤全員終わったら自分のワークシートを受け取ります

　⑥今の素直な気持ちを書き留めておきましょう

（参考：諏訪茂樹：対人援助とコミュニケーション―主体的に学び，感性を磨く．pp200-201，中央法規，2001）

2) ネガティブなフィードバック

たとえば，その人のよくない言動について伝えるとき，相手がどのような精神状態にあるのかによって，受け取ってもらえなかったり伝わらなかったりする場合があります。どのような内容であっても，以下のことに注意して伝えましょう。

①フィードバックを受ける相手が受け止める情態であること

➡ 相手が嫌がっているのに無理やりフィードバックをすると，伝えた情報に対して拒否されてしまいかねません。よくない情報を伝えても大丈夫か確認してから伝えるようにすると，相手も心の準備ができます。

②周囲の環境に配慮する

➡ フィードバックする内容を聞かれたくない第三者がそばにいる場合，相手が嫌な思いをするばかりでなく，周囲にもよくない影響が及ぶ場合があります。TPO［時(time)・場所(place)・状況(occasion)］を考えて伝えるように配慮しましょう。

③事実を客観的に伝達する

➡ 個人的な評価や感情ははさまないように伝えることが大切です。ネガティブなフィードバックに非難や攻撃の感情が感じられると，客観的な情報として受け取られず，自分に敵意があると思われてしまい，人間関係を悪化させてしまう可能性があるからです。たとえば「あなたは私の話を全然聴いていなかった」ではなく「私が話をしているとき，あなたはスマホを見ていた」のように実際の行動を伝えると，相手は自分の行動を振り返って考えやすくなります。

④タイミングよく伝える

➡ フィードバックは「今ここ」で行うことが大切です。指摘される言動があった直後か，できるだけ早い時点で相手に伝えるほうが，今感じたこと・考えたことをお互いに振り返りやすいからです。

⑤ネガティブなフィードバックのよくない例

a. 単なるダメ出し　・・・・・「声小さくてそれじゃダメ」
b. 反省会で終わること　・・・「報告・連絡・相談がありませんでしたね」
c. 愛情がないこと　・・・・・「さっきの言い方じゃわからないよ(冷たく)」

相手の成長を願い，以下のように相手が受け取りやすい形で伝えること
＊"アイメッセージ"(106 頁参照)で伝えるとよい

＊相手を責めずに自分自身の考えや感情，欲求だけを伝える方法

a. 「声が小さいと聞き取りにくくて困ってしまうの。もう少し聞こえるように話をして頂けるとありがたいです」

b. 「報告や連絡，相談がないと，どうなっているのか心配で気になるので，今後は進捗状況をその都度伝えてもらえると助かります」

c. 「さきほどの言い方だと，私自身も具体的にわからないので，どうしたらよいのか具体的に教えてもらえますか？」

❸ 他者を理解する

1. 対人認知(person perception)：どのように相手を判断しているか？

　対人認知とは，その人がどんな人なのかを推測したり，その人の内面的な特徴について予測したり判断したりすることです。私たちは相手に関するさまざまな情報をもとに，もっている経験や価値観などから導き出された自身の認知に従って相手を判断しています。そしてその判断のもと，相手に対する接しかたを決めているのです。相手をどのように認知するかでその人に対する自分の言動は変わります。そしてそれに伴い，当然のことながら，相手の自分に対する態度も変わるのです。

2. 印象形成(impression formation)とは

　他者に関して得た断片的な情報を手掛かりに，その人の全体的な人物像を推測することを"印象形成"といいます。印象形成について研究した社会心理学者のS.E.アッシュは，人の印象は，ごく少ない情報からでも，その人物について生き生きとした印象が作られること，また，情報の与えられる順番によって全体的印象に影響が及ぶことなどを指摘しています。

1 第一印象

　初対面の相手に対してもつ印象は"第一印象"といわれ，出会って数秒で作られるとされています。第一印象はその後のその人の評価や人間関係にも影響を与えるため，とても大切なものです。人の第一印象を決める要因にはさまざまなものがありますが，最も影響を受けるのは容貌・体型などの身体的特徴であることがわかっています。他にも姿勢，顔：表情(とくに男性の場合)，声(女性の場合)などがあります。

2 悪い印象は残りやすい

　他者について得た情報のうち，肯定的な情報よりも否定的な情報のほうが印象形成に強く影響を与えます。これを**ネガティビティ・バイアス(negativity bias)**といいます。否定的な情報，つまり良くない情報のほうが重要だと判断されやすく，一度悪い印象を与えてしまうとくつがえしにくくなります。そして，その後頑張っても認めてもらえないといったことが起こりやすくなるのです。加えて，時間が経っても残りやすいという特徴があります。

3. 自分のもっている"認知バイアス"に気づく

　他者について同じ情報を得ていたとしても，判断する人によって全く異なった解釈がされる場合があります。これは判断する人自身の性格や個人的な体験の違いによって，作られた**"認知バイアス(思考や判断に影響をもたらす思い込み)"**に影響を受けるためです。自分自身のもっている認知バイアスには気づきにくいものですが，自分のとらえ方を疑ってみる(思考の偏りに気づく)ことや，他人のとらえ方を知ることによって客観的に見えてくるものもあります。

　誰かを理解する際に，異なる解釈がされる要因となる認知のゆがみ「認知バイアス」には，**表1-4**のような種類があります。

表1-4　対人認知をゆがめる「認知バイアス」

(1)	光背効果（ハロー効果）	ある人が望ましい（あるいは望ましくない）側面をもっていれば，その人全体がすばらしい（あるいは最低だ）などと拡大して評価してしまうこと
(2)	初頭効果 （primacy effect）	先に提示される情報のほうが，後から提示される情報よりも印象形成に強く影響を与えること
(3)	暗黙裡のパーソナリティ理論	その人が日頃抱いている人間の性格に関する信念体系のこと（例：「内向的な人は一般的に神経質である」と信じている人は，出会った人が内向的だと神経質であろうと判断してしまう，など）
(4)	先入観の強さ	事前に与えられている情報から強く影響を受けること
(5)	権威者の影響力	偉い先生が言っているからと聞いてそのまま信じ込むこと

〔渡辺文夫，他：医療への心理学的パースペクティヴ．pp52-56，ナカニシヤ出版，1994 を参考に筆者作成〕

4．他者を理解することは自分を理解してもらうことにつながる

　他者理解のための取り組みは，相手に興味がなければできないことです。したがって，何らかの理解ができた結果として「返報性の原理」（27頁参照）が働き，相手も自分に興味をもって理解してくれようという関係性が生まれるため，相互理解につながります。自分を理解してもらうためには，まず自分から相手を理解することが大切だということです。

 まとめ

1. 良好な対人コミュニケーションに有効な方法は，他人も自分も知っている「開放された自己」の領域を増やすことです。これには自己開示とフィードバックが重要です。
2. 自己開示とは，自分は知っているけれど相手が知らない自分についての情報を相手に知らせることであり，自分を理解してもらうことで人間関係も発展します。
3. フィードバックとは，相手は知っているけれど自分が知らない自分についての情報を相手から知らせてもらうことです。それまで気づいていなかった自分を知ることは，自己成長につながります。
4. 他者理解を妨げる内容に「認知バイアス」があります。
5. 他者を理解することは，自分を理解してもらうことにつながります。

Column ③　　　　　　　　　**美しい人は良い人？**

　ディオンら（1972）は，「美しい人＝良い人」というステレオタイプが存在していることを，実験結果から明らかにしました。「ステレオタイプ」とは，ある特定の人々に対して私たちがもつ先入観（共通するイメージ）のことです。外見が魅力的である人はそうでない人に比べて，性格や社会的成功，幸福度の予測などについて有意に高く判断されていたのです。あなた自身はこの内容についてどう思いますか？

態度の素晴らしさ，取り組み姿勢の真剣さは，人に感動を与える。

問題

5. **自己開示について，正しい記述を2つ選べ。**
   ① 自己開示は危険性もあるため，まずは相手からの自己開示を待ってから自分が自己開示を
   するべきである。
   ② 自分がした同程度の自己開示を相手からもしてもらえる「返報性の原理」が働く。
   ③ 自己開示の機能として，感情の浄化機能(カタルシス効果)がある。
   ④ 自己開示はジョハリの窓の第Ⅱ領域(他人は知っているが自分は知らない「盲目の自己」)を
   狭めるために必要である。
   ⑤ 医療者が患者に対してプライベートな話を自己開示することは禁じられている。

6. **フィードバックについて次のうち誤っているものはどれか。**
   ① 自分の知らない自分について相手から知らせてもらうことである。
   ② フィードバックは個人の成長や物事の改善・向上・発展のために行われるものであり，お
   互いの理解を深めるために大切である。
   ③ 不当なフィードバックであっても，伝えてくれた相手に感謝して受け取るべきである。
   ④ ポジティブなフィードバックは，自己肯定感が高まったりモチベーションが向上したりす
   ることが期待できる。
   ⑤ ネガティブなフィードバックを行う際はアイメッセージで伝えるとよい。

解答 5：②③　6：③

第4回 自分の態度

学習内容 「態度」について学び，いくつかの枠組みから自分自身の態度について考
えるとともに，医療者として求められている態度について知る

学習目標 1. 態度とは何かを理解し，その基本を理解できる
2. 人生の立場とは何かを理解し，説明することができる
3. ディスカウントについて理解し，自身の課題を明確にできる
4. 「ポーターの態度類型」について理解し，自分自身の傾向について気づ
くことができる

キーワード 態度　人生の立場　ディスカウント　ポーターの態度類型

あなたへの質問 ①あなたという存在は，どのような態度で生きている人ですか？
②対人援助者になるうえで，あなた自身に必要な態度とはどのよう
なものだと思いますか？

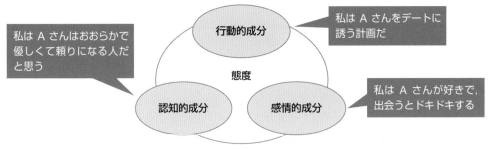

図1-8　態度を構成する3つの成分

❶ 態度

1. 態度とは

　私たちが日常使う「態度」は，「前向きな態度」「彼は態度が大きい」などのように，外から見える具体的な行動をさしている言葉です。一方，社会心理学でいう「態度」は，人間の行動の背景にある，対象に関する好みや評価的な判断に基づいた心理的な傾向であるとされています。態度を構成する要素には，**図1-8** に示す3つの成分があります。

● 態度を構成する3つの成分

1) 認知的成分：態度対象に関する知識や信念のこと。
2) 感情的成分：「好き・嫌い」「快・不快」などの情動的な内容。
3) 行動的成分：「接近・回避」「受容・拒絶」などの外から見える行動傾向。

　態度は生まれつき備わっているものではなく，経験により学習し獲得されるものであり，一度形成されるとある程度持続性がありますが，固定的なものではなく，新たな情報や経験によって変化するものです。

❷ 人生の立場

1. 人生の立場とは

　人生の立場（交流分析用語）とは，人が自分と他人をどのように感じたり考えたりしているのか，世の中と人生に対する基本的な立場や態度を4つに分類したもので，私たちが行動を起こすもとになっている考えかた（心の姿勢）です。OK である，OK でないの意味は，**表1-5** に示した通りです。

【人生の立場の4分類】

① 私は OK である，あなたも OK である。
② 私は OK でない，あなたは OK である。
③ 私は OK である，あなたは OK でない。
④ 私は OK でない，あなたも OK でない。

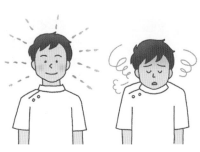

自発性を養うには，「どちらでもいい」をやめること。

表 1-5　OK である，OK でないの意味

OK である	OK でない
・信頼されている　・愛されている ・存在する価値がある　・優れている ・安心できる　・正しい　・美しい ・楽しい　・能力が高い　・強い ・素晴らしい　・生きがいがある ・明るい　・創造的　・望みがある ・健康である	・不信感がある　・愛されていない ・存在する価値がない　・劣っている ・不安である　・間違っている　・醜い ・つまらない　・能力が低い　・弱い ・出来が悪い　・甲斐性がない ・暗い　・破壊的　・希望がない ・不健康である

〔日本交流分析協会（監）：交流分析士 2 級テキスト．第 3 版，p45，日本交流分析協会，2007 より〕

　交流分析では，"基本的な人生の立場"は幼児期のきわめて早い時期に養育者との交流において形成されると考えられています。その人生の立場を基に，成人が他者との交流の中でどのような思考，感情，行動の傾向があるのかを示したのが「**OK 牧場**」です（**図 1-9**）。この 4 つの分類のうち，第 1 の立場でいられる時間が長いことが理想です。しかしながら，私たちの実際の生活では日々さまざまなことが起こり，多くの人が第 1〜4 の立場を行ったり来たりしながら過ごしています。

2. 自分の人生の立場を修正する

　あなた自身の人生の立場を考えたとき，どの立場でいる時間が長いと思いますか。私たちは常に 1 つの立場だけにとどまっているわけではなく，起こった出来事や人間関係などで感情が変化するたびに，立場を移動しています。1 日の中で 4 つの立場のうち，自分がどの立場にどれくらいの割合で過ごしているのかを考えてみましょう。好ましくない心理状況（第 2〜4 の立場）に陥ったとき，あなたはどのようにしてそこから脱しているでしょうか。もしあなたが，好ましくない状況からうまく脱することができていなかったら，**表 1-6** に示す"対策"を参考に自分の気持ちを立て直す方法を考え，第 1 の立場でいられる時間ができるだけ増えるよう，自分の人生の立場の修正のしかたを身につけていきましょう。ふだんから取り組んでいれば，臨床実習や仕事において辛い状況を乗り越える際に役に立つかもしれません。

私にとってあなたは OK である

私にとって私はOKではない	**第 2 の立場** 私にとって私は OK ではない あなたは OK である 自己否定　・　他者肯定 自己防衛　・　受身	**第 1 の立場** 私にとって私は OK である あなたも OK である 自己肯定　・　他者肯定 開放的　・　相互信頼	私にとって私はOKである
	第 4 の立場 私にとって私は OK ではない あなたも OK ではない 自己否定　・　他者否定 自閉　・　反抗的	**第 3 の立場** 私にとって私は OK である あなたは OK ではない 自己肯定　・　他者否定 他者非難　・　攻撃的	

私にとってあなたは OK ではない

図 1-9　人生態度の種類（OK 牧場）
〔日本交流分析協会（監）：交流分析士 2 級テキスト．第 3 版，p46，日本交流分析協会，2007 より改変〕

表1-6　人生の立場の種類によって味わう感情とその対策

立場の種類	味わう感情	対策
第1の立場	安心感・安定感・幸福感・開放感・信頼感　充実感・達成感・連帯感・満足感・親密感	この立場をできるだけ維持すること
第2の立場	心配・不安・後悔・罪悪感・不満足感　劣等感・欲求不満	自分の良い面を見つけて自信をもつこと．自分が周囲に貢献できることに気づくこと．積極的に周囲と協力関係を結び，価値ある結果を生み出す努力をすること．
第3の立場	怒り・攻撃・優越感・嫌悪感	自分を謙虚にして周囲の人たちの意見を素直に聴く努力をし，相手の意見を受け入れるようにしてみること．
第4の立場	落胆・敗北感・絶望感・不信感・恐怖　敵意・虚しさ	自分も他者も同じように誰かの役に立っている大切な存在であることに気づくこと．

〔日本交流分析協会(監)：交流分析士2級テキスト．第3版, p49. 日本交流分析協会, 2007 を参考に筆者作成〕

▶ **知識の確認**　以下の①〜⑤の場面は，第1〜第4のどの立場になると思いますか？

① サークル仲間と皆で一緒に頑張って練習したので，優勝できた。　　　　　　　　（第　　の立場）

② 後期試験で点数が悪くて再試験になってしまった。先生も両親も私にはさすがにもう見込みがないと，大学をやめるよう言われるに違いない。　　　　　　　　　　（第　　の立場）

③ パソコンが苦手なので，いつも弟に助けてもらっている。　　　　　　　　　　（第　　の立場）

④ 自信がないので，いつも周囲の人の意見を聞いてから自分の意見を言うようにしている。

（第　　の立場）

⑤ S君がリーダーなのに，グループをまとめる力がないので，私が動いてあげている。

（第　　の立場）

解答：①1　②4　③2　④2　⑤3

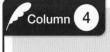

Column 4

ヒンズー教の教え

心が変われば，態度が変わる

態度が変われば，行動が変わる

行動が変われば，習慣が変わる

習慣が変われば，人格が変わる

人格が変われば，運命が変わる

運命が変われば，人生が変わる

自らに勝つことこそ，最も難しい勝利。（アリストテレス：古代ギリシャの哲学者）

③ 心の態度：ディスカウント

1. ディスカウント（交流分析における解釈）とは？

　ディスカウント（discount）とは，英語で「値引き」のことです。打消しの接頭辞「dis」＋数える「count」なので『数えない』であり，これには重要視しない→無視するという意味もあります。心理学的な意味で使うディスカウントとは，自分や相手，状況などを過小に判断したり評価したりする（値引く）ことや，問題解決に必要な情報を無視したり軽視したりすることを言います。

2. ディスカウントをする対象

　ディスカウントは，自分，他人，状況の3つの領域で行われます。

（1）自分

　　例）できるのに「自分にはできない」と言って行動しない，自分のした仕事の価値を認めない，「自分なんて」と自分自身の存在や人格，能力を過小評価すること。自ら考えようとせず，やろうとしない人は自分の能力を値引きしています。

（2）他人

　　例）相手を見下す，「あいつには無理だ」などと言って馬鹿にする，無視する，など。相手が1人でできるのに，手伝ってしまうことは相手の能力を値引きしていることになります。

（3）状況

　　例）台風が来る海にサーフィンをしに行く，登山に軽装で出かけるなど，状況を軽んじること。転倒しやすい危険な場所がありながら，手すりをつけずにそのまま放置した結果，転倒して骨折したとすれば，問題の重要性を値引きしていたことになります。

3. ディスカウントに気づいたら…　　➡ 止める！！

　ディスカウントは思考習慣になってしまっていることが多く，自分自身では気づかないことが問題です。自分や周囲を否定的に見ることは，人間関係にも影響を与え，本来の力を認められない状況から，あらゆるパフォーマンスを低下させる可能性があるのです。

　人生の立場に照らし合わせると，第2の立場（私はOKでない・あなたはOKである）は自分をディスカウントしていることになり，第3の立場（私はOKである・あなたはOKでない）は他人をディスカウントしていることになります。メタ認知（6頁）を使って「今ここ」の自分自身の思考や心の態度に気づき，ディスカウントしていることに気づいたら，直ちに止めて第1の立場（35頁 **図1-9**：私はOKである・あなたもOKである）に移動することを心掛けましょう。

Work 7　ディスカウント（セルフワーク・ペアワーク・グループワーク）　（所要時間：5分）

（1）あなたが思い当たる「ディスカウント」にはどのような内容がありますか？

（2）ペア，もしくはグループで，話をしてみましょう。

（3）そのディスカウントを止めたら，どのような変化がありそうですか？

❹ 人の話を聴く態度

　あなたは人から相談を受けることがありますか。そのようなとき，あなたはどのような態度で相手の話を聴いているでしょうか。ここでは，人の話を聴くときの自分自身の態度について考えてみましょう。

Work 8	相談を受ける(ペアワーク)　(所要時間：8分)

　あなたは同級生の友人から，「実は，PT・OT・ST に本当になるかどうか迷ってるんだ…」と相談されました。あなたなら友人に対して何と言いますか？　身近にいる同級生の1人を具体的に挙げ，深刻に相談されたと想定して，次の手順でロールプレイをしてみましょう。

① 2人一組になり，A さん B さんを決める

② A さんが B さんに，「実は，PT・OT・ST に本当になるかどうか迷ってるんだ…」と伝える

③ B さんは A さんの話を聴いて応える(B さん自身の方法で)

④ 役割交替して行う

⑤ 終わったら2人で振り返りをする

　　a. 自分の聴きかたはどうだったか？　聴きかたにクセはあるか？

　　b. 実際話を聴いてもらってどうだったか？

1．ポーターの態度類型

　心理学者 E.H. ポーターは，人が話を聴くときの態度を5つに分類しました(**表 1-7**)。Work 8 であなたが相手からの相談を聴く態度(応答のしかた)は，次の5つのうちのどれに最も近かったと思いますか？

①「せっかく入学したんだし，すぐに結論を出さないでもう少し様子を見たら？」

②「試験結果が悪かったからそんなことを考えているんじゃないの？」

③「何か勉強を続けられなくなるようことが起きたの？」

④「深刻な感じだね。実際勉強キツイし，考えるよね」

⑤「そうなんだ…。迷っているんだ…」

● 解説

　<u>これらの応答の中に正しい答えがあるわけではありません</u>。さまざまな受け答えのなかから，その考えかたのもとになる態度類型があることを知り，<u>「自分の受け答えの傾向(態度)」に気づくことが大切です</u>。それではポーターの態度類型「対人援助者が取る態度」について，Work 8 の内容を使って解説していきましょう。

①「結論を急がないほうがよいのでは？」と，友人に対して自分なりに評価し，判断しています。このような態度を「**評価的態度**」といいます。

② 友人が「試験結果が悪かったから」迷っているのだろうと推測して，解釈しています。このような態度を「**解釈的態度**」といいます。

③ 友人が迷っている原因は何なのか，その理由を知ろう(探ろう)として質問しています。

このような態度を「**調査的態度**」といいます。

④ 友人の大変さを支持し，相手の気持ちを理解しようと努めようとする態度で，「**支持的態度**」といいます。

⑤ 受容的に受け止め，友人の言葉を繰り返して相手理解に努めようとする態度であり，「**理解的態度**」といいます。この態度は，心が通い合う双方向のコミュニケーションをもたらすとして重視されています。

これらの態度は，どれが正しいとか正しくないということではなく，状況に応じて使い分けができるようになることが必要です。大切なのは，自分自身がどのような態度を取りやすいのかを認識しておくということです。対人援助場面では，目の前の相手にとって「そのとき」に必要な態度で臨むことが求められるのです。『自分は今，どの態度で臨んでいるか』と"メタ認知"（6頁）で考え，刻々と変化している話の内容に沿って相手にとって必要な態度に方向修正しながら援助できるようになることを目標にしましょう。

2. 逃避的態度

ポーターの態度類型のほかに「逃避的態度」があります。これは誰か（患者さん）に何かを尋ねられたとき，「それは○○（先生）に聞いてください」などと答えることです。これは『わたしに聞かれても困ります』と逃げることで，実際に答えに窮する場面でよく使われます。本当のことを伝えられない場面で誠実に伝えるのであれば責任ある行動にはなりますが，"関わるのが面倒"とか"知識がない"などという理由でただ単に不誠実な言い逃れをすれば，信頼を得られない行動として受け取られかねません。

 先生に，患者さんの話を聴く際に気を付けている態度について聞いてみよう！

表1-7　ポーターの態度類型

	態度類型	具体的内容と得られるもの
①	評価的態度 evaluative attitude	援助者自身の評価基準をもとにして，善・悪，適・不適，有効・無効，正しい・誤りといった評価をして相手に伝える対応のしかた。ともすれば援助者による「押しつけ」になる。
②	解釈的態度 interpretive attitude	相手の感じかたや言葉の意味を推測・解釈して，それを説明する対応をいう。相手が伝えた事実に基づくことが重要で，援助者の経験と憶測による勝手な推測を行うと，相手が理解してもらえないと感じてしまう。
③	調査的態度 probing attitude	さらに詳しい情報を得ようとして，ある話題に関してもっと話すように促す対応をいう。内容によっては，相手が細かく尋ねられることに苦痛を感じる人もいるので，人間関係ができ上がっていない段階にはとくに注意を要する。
④	支持的態度 supportive attitude	相手の感じている不安や種々の強い感情を当然のこととして支持し，和らげようとする対応。相手にとっては大きな心の支えとなるが，使いかたによっては客観性を欠いた同情に変化したり，根拠のない保証をしたりすることになるので気をつける必要がある。
⑤	理解的態度 understanding attitude	相手の話の内容や感情，それが相手にどう影響しているかなどについて理解しようとし，それが正しい理解であるか相手に確かめる，または理解していることを共感的に示す対応のしかた。とくに相手の感情を伴った会話では最も望ましい対応とされる。

---

❺ 臨床実習で学生に求められる態度

　社会では職業や立場によって期待されている"態度"があります。PTS・OTS・STS が臨床実習で求められている態度とはどのようなものなのでしょうか。

　医学教育において，態度は教育目標分類（taxonomy）^(＊)の中で「情意領域」に入る項目です。それでは，日本理学療法士協会の『臨床実習教育の手引き』，日本作業療法士協会の『作業療法臨床実習の手引き』，そして日本言語聴覚士協会の『言語聴覚士養成教育ガイドライン』より，態度に関する教育目標を見てみましょう。ここに記載されている内容をよく読み，臨床現場において自分自身が PTS/OTS/STS としてどのような態度を身につけることが求められているのかを知り，行動できるよう準備していきましょう。

1．理学療法教育における教育目標

　理学療法士養成教育の臨床実習における一般目標と行動目標は以下の通りです。

一般目標1	対象者を尊重し，共感的態度をもって，より良い・善い人間関係を構築できる（理学療法の対象者との関係性構築）
行動目標	①清潔で適切な身だしなみ，ことば遣い，礼儀正しい態度で対象者に接することができる ②共感的態度をもって，より良い・善い人間関係を構築することができる ③周囲における自己の存在を意識した言動を行うことができる ④自らが置かれた立場で，必要とされている要件を認識し，他者や指導者の助言などに対して適切に応答することができる ⑤対象者，家族のニーズ・要望などに対し，自身の感情を制御して接することができる ⑥対象者，家族にとって，相談しやすい雰囲気作りを心がけることができる
一般目標2	職場における理学療法士の役割と責任について理解し，その一員としての自覚のある言動をとることができる（チーム内での多職種との関係性および理学療法士としての役割）
行動目標	①医療職としての心得や職場内におけるルールを守ることができる ②部門におけるルールを理解し，診療プロセス（処方の確認，計画書，効果判定，カルテ記録，算定手順など）を理解した言動をとることができる ③臨床実習指導者と十分なコミュニケーションを保って良好な関係を維持することができる ④積極的に理学療法スタッフや多職種と関わり，良好な関係を構築することができる ⑤インシデント・アクシデントが生じた際には実習施設の手順に従って対応することができる ⑥守秘義務を果たし，プライバシーを守ることができる ⑦臨床実習施設における多職種連携の展開について見学することができる

〔日本理学療法士協会（編）：臨床実習教育の手引き．第6版，p13，日本理学療法士協会，2020 より〕

2．作業療法教育における教育目標

　作業療法士養成教育の臨床実習における一般目標と行動目標（基本的態度）は以下の通りです。

（＊）教育目標分類：米国の教育心理学者である Bloom が提唱したもので，以下の3つに分類されている。
　　①認知領域（cognitive domain）：知的能力・頭脳（知識）
　　②精神運動領域（psychomotor domain）：操作的能力・手＝技能（治療技術）
　　③情意領域（affective domain）：人間性・心（態度）

夢は逃げない，逃げるのはいつも自分だ。

一般目標	行動目標
職業人としての常識的態度を身につける	状況に相応しい服装や身なりを整えることができる
	状況に相応しい挨拶や自己紹介ができる
	職員に対する礼節のある言葉遣いや態度をとることができる
	患者に対する礼節のある言葉遣いや態度をとることができる
	自発的に掃除，整理整頓することができる
責任ある行動を身につける	時間および期限を厳守することができる
	指導者からの指示を遵守することができる
	守秘義務，個人情報の取り扱いを厳守することができる
	指導者へ報告・連絡・相談をすることができる
自己管理ができる	自身の生活リズムを管理することができる
	自身の行動目標を設定・修正し自己評価することができる
意欲的に取り組む姿勢（探求心・創造性）を身につける	自身の目標を達成するため，具体的に取り組むことができる
	必要に応じて文献や資料を収集し，理解することができる
	必要に応じて質問し，自分の意見を述べることができる

〔日本作業療法士協会：作業療法臨床実習の手引き．p27，日本作業療法士協会，2022 より〕

3. 言語聴覚教育における教育目標

言語聴覚士養成教育の臨床実習（見学・評価・総合）における態度に関する目標は以下の通りです。

● 臨床実習の基本

一般目標		対象児・者およびその家族と信頼関係を保ち，基本的な臨床的態度および技能を修得する
到達目標	一般的態度	(1)職業人としての態度・マナーを保ち行動できる
		(2)個人情報を守秘できる
		(3)臨床実習に主体的かつ積極的に取り組むことができる
		(4)客観的に自己評価し，改善に取り組むことができる
		(5)他者の評価を受け入れることができる
		(6)与えられた課題を遂行できる
	臨床的態度	(1)対象児・者の人権を尊重し，公平な態度で接することができる
		(2)対象児・者の問題を全人的観点から理解することができる
		(3)対象児・者と適切な人間関係を保つことができる
		(4)対象児・者に節度ある態度で接し適切な言葉遣いができる
		(5)探求心をもって臨床的問題に取り組むことができる
		(6)継続的に自己研鑽する態度を形成できる
		(7)必要な課題を発見し，解決する方法を見出すことができる
		(8)他職種の専門性を理解し適切に連携する態度を形成できる

〔日本言語聴覚士協会：言語聴覚士養成教育ガイドライン．p55，日本言語聴覚士協会，2018 より〕

◆ 臨床実習において学生に求められる態度チェックリスト ◆

＊確認しておきましょう。

☐ 1)約束の時間を守ることができる(遅刻・欠席をしない)
☐ 2)周囲の人に対して笑顔で明るい挨拶を交わすことができる
☐ 3)職場内の掃除などを積極的に手伝うことができる
☐ 4)正しい日本語を使い，相手に合わせた適切な言葉遣いができる
☐ 5)言葉以外の非言語での振る舞い(態度)に失礼がない
☐ 6)課題は期限を厳守して提出することができる
☐ 7)"ほうれんそう"(100頁参照)を忘れずに行うことができる
☐ 8)周囲への，"目配り・気配り・心配り"を大切にしている
☐ 9)常識のある言動ができる
☐ 10)安全に対する認識をもち，対応することができる

まとめ

1. 社会心理学でいう「態度」は，人間の行動の背景にある，対象に関する好みや評価的な判断に基づいた心理的な傾向のことをさしています。

2. 人生の立場とは人間と人生に対する基本的な立場や態度を4つに分類したもので，私たちが行動を起こすもとになっているものです。

3. OK牧場とは人生の立場の4分類を図にしたもので，第一の立場(私はOK・あなたもOK)の立場でいられる時間が長いことが理想です。

4. ディスカウントとは，自分や相手，状況などを過小に判断したり評価したりする(値引く)ことや，問題解決に必要な情報を無視したり軽視したりすることです。

5. ポーターの態度類型は対人援助者がとる態度について5つに分類したものであり，どれが正しいか正しくないかということではなく，状況に応じた使いかたが必要です。

 問題

....

7. 人生の立場とディスカウントについて，以下の文章で誤っているものはどれか。

　① 第2の立場は自分に対するディスカウントである
　② 私たちは1日の中で第1～第4の立場を行ったり来たりしながら過ごしている
　③ ディスカウントする領域には，自分・他人・状況の3つがある
　④ 第3の立場は「自己肯定・他者肯定・他者非難・攻撃的」である。
　⑤ 雨が降ると天気予報で聞いていたのに，傘を持たずに出掛けて雨に濡れてしまったのは状況のディスカウントである。

....

8. ポーターの態度類型について示した以下の内容で正しいものはどれか。

　① 相手によって，どの態度で話を聴くのが良いのか決めておくことが必要である。
　② 調査的態度とは，さらに詳しい情報を得ようとして，もっと話すように促す対応のことである。

できる・できないではなく，やるか・やらないか。

③いつでも理解的態度で相手の話を聴くことができるように，自己修正することが大切である
④評価的態度は援助者自身の評価基準をもとにした勝手な態度なのでとるべきでない
⑤支持的態度は相手にとって大きな心の支えになる態度である

a.①③　　b.②③　　c.③④　　d.①④　　e.②⑤

解答 7:④　8:e

 長所を増やす方法はありますか？

　自分の短所はたくさん挙げられても，長所を挙げることは苦手な人が多いものです。
　物事にはさまざまな見方が存在し，すべての物事に肯定的側面と否定的側面があります。
　そこで，短所の見方を肯定的に変えてみる，リフレーミング（223頁参照）を行ってみましょう♪
リフレーミングの例
①私は何でもすぐに飽きる → 私は興味の幅が広い
②私は八方美人だ → 私は人付き合いが良い
　捉えかたを変える視点は，臨床で自己否定的になっている患者さんにも役立ちます。この機会にリフレーミング上手になって，自分の短所を長所に加えてみてください。

 自己肯定感を上げるためにはどうしたらよいですか？

　自分を肯定する習慣をもつことです。その中でも重要なのは，自分の心の中で使っている自己否定の言葉を少なくしていくということです。どんな自分であっても責めずに許してあげること，そして成長途上の自分自身を前向きに受け止めてあげることが必要です。
　そして，自分を肯定できる要素を増やすために，自分の長所を見つけて自己承認を積み重ねていくことが有効です。本書の偶数頁の上にある「わたしの長所（自分の長所を書き込もう）」を活用してください。
　さらに，自分自身との約束を守ることも大切な取り組みです。例えば，「明日から5時に起きよう！」と決めたら，それを守ることです。自分との約束を守ることができたら，できた自分を承認すること，そしてその積み重ねを継続していくことで，自己肯定感を上げていくことができます。

人間関係と
対人コミュニケーション

第5回　人間の心を理解する

- **学習内容**　"自我状態"（交流分析理論）について学び，私たちの心の構成要素に関する理解を深め，表情や態度，言動から「今ここ」における心の状態を理解する方法について具体的に学ぶ。
〔「対話分析」（55頁）についての基礎を学びます〕

- **学習目標**　1. 自我状態とは何か説明できる
　2. 自我状態の種類と機能を理解できる
　3. 表情や態度，言動から自我状態を推測できる

- **キーワード**　自我状態　支配的な親　養育的な親　成人　自由な子ども
　順応した子ども

- **あなたへの質問**　①あなたは自分の心を理解していますか？
　②あなたは人の心をどのような方法で理解していますか？

❶ 人間の心を理解する

　第1章（18頁）で行った性格診断「エゴグラム」は，人の心を構成している5つの自我状態がそれぞれどのようなバランスで機能しているのかを分析するものでした。ここでは，その自我状態についてさらに詳しく学び，私たちの心を理解することに取り組みます。

1. 心の構成要素「自我状態」

　私たちは物事に対して全く異なる自分と出会うことがしばしばあります。例えば，試験を1週間後に控えたある日の帰り道，「今夜は勉強しよう」と冷静に考えている自分がいたのに，帰宅すると「まだ日にちがあるから今日はいいや」とゲームをしたくなる自分が出てきます。一方で「ゲームなんてやめて勉強しろよ」と言っているもう1人の自分の声も聞こえてきます。どれも同じ自分ですが，まるで多重人格にでもなったかのようで，どの自分が本当の自分かわからないと感じるかもしれません。

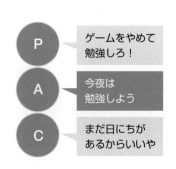

　交流分析では，人間の心は「親の自我状態（P）」「成人の自

我状態(A)」「子どもの自我状態(C)」の３つから成り立っていると考えます。私たちが異なる自分に出会うのは，この「３つの自分」がいるためです。心の分析を行う際，この自我状態を視覚化して表記するために用いるのが，**図2-1**の"自我状態モデル"で，PAC を縦に並べて表現します。

2．３つの自我状態

　自我状態は，私たちの思考・感情・行動の基になっている心の状態で，状況によりいつでも変化し，３つの異なる自分(３人の別人のような自分)として現れてきます。

　その３つの正体についてみていきましょう。

■ 親の自我状態(ペアレント：P)

　養育者(親)や周囲の大人の感じかたや考えかた，行動のパターンを取り入れた心の状態を「親の自我状態」といいます。私たちは子どもの頃から養育者(親)の言動を見て育ち，考えかたや感じかた，行動のしかたを取り入れながら成長し，10〜12歳頃にはその子独自の親の自我状態ができ上がると考えられています。

■ 成人の自我状態(アダルト：A)

　「今ここ」における状況を，事実に基づいて冷静に判断し，対応しているときの心の状態を「成人の自我状態」といいます。2歳前後から，観察したものや遊びなどを通して体験から身につけていきます。12歳頃に基礎がほぼでき上がり，**学習や体験により生涯を通じて成長し続けます。**

■ 子どもの自我状態(チャイルド：C)

　子どものころと同じような考えかた・感じかた・行動をしているときの心の状態を「子どもの自我状態」といいます。人間は「子ども：C」だけの状態で生まれてきます。その後養育者とのふれあいの中で3歳頃には基礎ができ，6歳頃までにその子独自の子どもの自我状態ができ上がると言われていますが，私たちは大人になっても，子どものときと同じように感じ，考え，振る舞う部分を残しているのです。

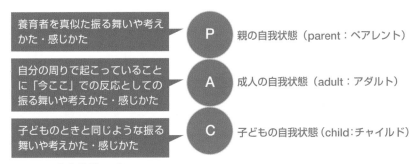

図2-1　自我状態モデル
自我状態モデルとは，３つの自我状態でパーソナリティを表現することです．

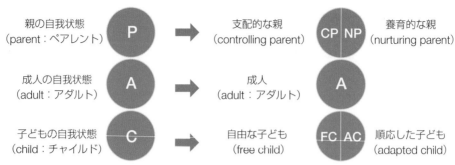

図 2-2　心の構成要素：3 つの自我状態と 5 つの機能

3. 3 つの自我状態にそなわった 5 つの機能

　3 つの自我状態には 5 つの機能があります。「親の自我状態(P)」には支配的な親(CP)，養育的な親(NP)という 2 つの機能，「成人の自我状態(A)」には成人(A)という 1 つの機能，「子どもの自我状態(C)」には自由な子ども(FC)と順応した子ども(AC)の 2 つの機能があり，合計 5 つの機能を私たちはそのときの状況によって使い分けています(図 2-2, 2-3)。

❶ 支配的な親(CP：controlling parent)

　社会的な規範やルールを守り，倫理観に富み，世の中の秩序を維持していくために働く機能をもっています。父親の影響を受けているものです。
▶肯定的に働くと：正義感が強く，道徳的で模範的です。指導力を発揮して理想や目標に向かって行動します。
▶否定的に働くと：権威的・威圧的で，自分の意見を押し付けます。相手を批判的に見たり，見下したものの言いかたをしたりすることがあります。

❷ 養育的な親(NP：nurturing parent)

　他人を保護し，思いやりや愛情をもって接する，養育的な機能です。母親の影響を受けている部分です。
▶肯定的に働くと：思いやりがあり，優しく親切で包容力があります。
▶否定的に働くと：世話をやきすぎたり，甘やかしたり，親切の押し売りになったりします。

❸ 成人(A：adult)

　「今ここ」の状況を客観的に思考・判断・決断する機能です。
▶肯定的に働くと：論理的・客観的・計画的で判断力に優れ，冷静に行動します。
▶否定的に働くと：理屈っぽく，感情を示さないので人間味がなく冷たい印象になります。

❹ 自由な子ども(FC：free child)

　生まれたままのその人らしさそのものの部分であり，本能的・衝動的で自然のままに振る舞う部分です。

真剣だと知恵が出る。中途半端だと愚痴が出る。いい加減だと言い訳が出る。

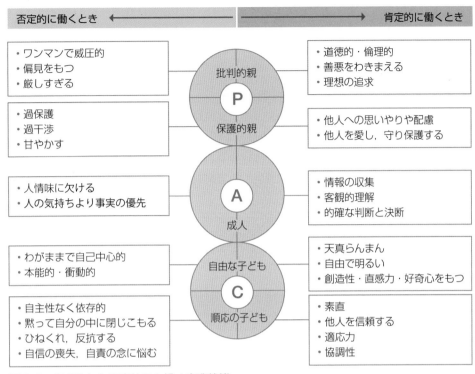

図 2-3　肯定的にも否定的にも働く自我状態

〔白井幸子：看護にいかす交流分析. p30, 医学書院, 1983 より〕

▶肯定的に働くと：のびのびとしていて，行動力があり，明るく創造性豊かです。

▶否定的に働くと：自分勝手でわがままで，お調子者で無責任な言動が見られます。

5 順応した子ども（AC：adapted child）

　自分の存在が養育者に受け入れられるように，養育者の意向に合わせる機能です。周囲の人と協調し，他人の指示に従います。

▶肯定的に働くと：人当たりがよく周囲に協調的で協力を惜しみません。控え目で我慢強くよく気がつきます。

▶否定的に働くと：常に人の目を気にしており，自己主張できず，依存的です。

👉 先生に，患者さんの心を理解するためにどうしているか聞いてみよう！

② 自分と他者の心を理解する

1. 観察可能な自我状態

　自我状態の「今ここ」における働き（機能）は観察可能だとされています。たとえばその人の使う言葉や語調（言いかた），身振り，表情や姿勢などを通して客観的に観察することができま

す。その観察ポイントをまとめたものが**表2-1**です。自我状態は肯定的にも否定的にも働きます。5つの自我状態にはそれぞれどのような見え方の違いがあるのか，確認してみて下さい。

2. 日常生活から自我状態の機能を理解する

　日常におけるコミュニケーションの中で，相手との対話がスムーズにいかないときがあります。そんなときにお互いがどの自我状態の機能を使って対話をしているのかを理解していると，より良いコミュニケーションに修正していくことができるようになります。

　以下のWorkに取り組み，自我状態の機能への理解をさらに深めていきましょう。

Work 9 自我状態の機能(1)（セルフワーク・グループワーク）（所要時間：5分）

　以下の文章はどの自我状態の働き(機能)によるものかを考え，CP・NP・A・FC・ACのうちいずれかを記入してください。

1. 子どもは厳しくしつける必要がある 　　　　　　　　　　（　　　）
2. 試験勉強は事前に綿密な計画を立てる 　　　　　　　　　（　　　）
3. 同級生の顔色を気にしている 　　　　　　　　　　　　　（　　　）
4. 自分が思ったことをそのまま言える 　　　　　　　　　　（　　　）
5. 他人の良いところを見つけてほめる 　　　　　　　　　　（　　　）
6. テキパキと能率よく行動して仕事を片付ける 　　　　　　（　　　）
7. 困っている人を見つけると，頼まれなくても声を掛けて手助けする （　　　）
8. 道徳や社会規範を守ることにうるさい 　　　　　　　　　（　　　）
9. 何でも興味をもち，好奇心が強い 　　　　　　　　　　　（　　　）
10. 嫌なことを嫌と言わず抑えてしまう 　　　　　　　　　　（　　　）
11. 相談されると親身になって話を聞く 　　　　　　　　　　（　　　）
12. 他人の意見を抑えて自分の意見を押し付ける 　　　　　　（　　　）
13. 物事を分析してよく考えてから決める 　　　　　　　　　（　　　）
14. やりたいことはすぐにできないと気がすまない 　　　　　（　　　）
15. おとなしく静かにしている 　　　　　　　　　　　　　　（　　　）
16. 状況に応じた適切な決断が素早くできる 　　　　　　　　（　　　）
17. 小さな不正でもうやむやにしない 　　　　　　　　　　　（　　　）
18. 将来のことを空想して楽しむ 　　　　　　　　　　　　　（　　　）
19. 辛いときには我慢してしまう 　　　　　　　　　　　　　（　　　）
20. 相手を信頼して見守る 　　　　　　　　　　　　　　　　（　　　）

（解答は52頁にあります）

意見は人それぞれ違って当たり前だということを知っておこう。

表 2-1　観察からわかる自我状態

		言語表現	非言語表現	態度	声	相手が受ける印象
支配的な親（CP）	肯定的	時間を守ってください してはいけません 私の考えはこうだ なかなか良くできている 私に任せなさい	姿勢を正して 真剣な顔つきで 緊張して 諭すように	教訓的 厳格 諭す 殉教的	堂々としている はっきりとした	信念がある 真面目 威厳がある 自信のある 頼りがいがある
	否定的	理屈を言うな 身分をわきまえろ ダメと言ったらダメ グズグズするな お前にはできない	相手を指さして にらみつけながら 腕組みをして 肩を怒らせて	判定的 権威的 比較する 尊敬を要求する 愛を要求する	批判的 恩にきせるような 大声 うんざりするような	自分を棚にあげている 見下されている 威圧的だ 萎縮する 何を言っても無駄
養育的な親（NP）	肯定的	大好きよ よく頑張りました 心配しないで大丈夫よ 話を聞いてあげるよ 一緒にやりましょう	頭をなでながら 握手をしながら 微笑みながら 抱きしめながら	まわりに気を遣う 理解的 与える 愛する	やわらかい 優しい 心をくばる	優しい 思いやりがある 面倒見がいい 寛大 受容的でほっとする
	否定的	しておいてあげたわよ 全部買ってあげる 貸して、やってあげる あなたのせいではないよ うちの子に限って	ベタベタする すべてに手を出す 身代わりになる 悪いところは見ない	寄り添うような 近付き過ぎた 目線を合わせて	甘やかした 優しすぎる	私の仕事なのに うるさいし，邪魔 自立できない 何とかしてくれる ごまかしがきく
成人（A）	肯定的	順序立てて話しましょう 誰が，どうしてのですか 無駄なくやりましょう 約〇〇万の損失です 計画表を作成しましょう	真剣な顔つきで 思慮深い 冷静に対処しながら 余裕をもって	素直 確認にみちた 援助的 油断のない オープン	その場にふさわしい 調子を合わせた 相手の感情に合わせた	理路整然とした 判断が的確だ 公平で偏りがない 間違いない 冷静沈着
	否定的	それで何の得があるの？ 時間の無駄でしょう 例外はありません それは理屈に合いません 1秒でも失格は失格です	機械的にすすめる 理屈優先になる 感情を示さないで 気持ちを汲まない	冷たい	感情のない 冷たい	口をはさむ余地がない 面白味がない 抵抗したくなる こじつけ 気持ちを汲まない
自由な子ども（FC）	肯定的	ワー，キャー！ 大好き！ さあ，やりましょう それ何？見せて見せて 〜したい	夢中になる はたと手を打つ 気力を充実させて 笑顔一杯で	自然な 幸せな 楽しい 明るい興奮した 嬉しい	声を高くして 勢いのある 明るい 自由な	のびのびしてるな 楽しんでいるな やる気があるな 自由だな 表情豊かだな
	否定的	私，知らないもん 構わずやってしまえ こんな仕事，絶対イヤだ また，失敗しちゃった 何も気にするな	困った様子もなく ふてぶてしく だだっこのように 周囲に気兼ねなく	衝動的な 興奮した おびえた	泣く 激怒した 感情そのまま	無責任だな 困った人だな 人のことを考えろよ もうついて行けない 無分別だな
順応した子ども（AC）	肯定的	はい，かしこまりました お先にどうぞ お供していいですか お手伝いいたします よろしくお願いします	素直な態度で 遠慮がちに 犠牲心を働かせて 仲裁するように	素直な	丁寧な おだやかな 遠慮した 抑え目に	控え目な人だな 謙虚だな おとなしいな 我慢強いな できている人だな
	否定的	私にはできません おっしゃるようにします どうせ私なんか なんで私だけが もういいです	助けを求める顔つき 滅入ったようにして 従属的，依存的 爆発するように	欲しがる ねたむ 恥ずかしがる 注意を求める 力を求める 復しゅうする	やる気のない ふてくされた なげやりな	人の目を気にし過ぎる おどおどしている 突然キレて扱い難い いじけている 反抗的だ

〔日本交流分析協会（監）：交流分析士2級テキスト．第3版，pp11-15，日本交流分析協会，2007／日本交流分析協会（監）：交流分析士2級テキスト．改訂新版，pp18-22，日本交流分析協会，2018／白井幸子：臨床にいかす心理療法．p26，医学書院，2004を参考に筆者作成〕

Work 10 自我状態の機能(2)（セルフワーク・グループワーク）（所要時間：5分）

　—ある朝の教室で—　1限目の授業が始まろうとしているとき，「担当の先生が遅刻されているため，自習しておくように」との連絡がありました。以下の5人の学生のセリフがCP・NP・A・FC・ACのうち，どの自我状態から発せられたものか考えてみてください。

A　君：「やったー！1限はなしだよ，なし！遊びに行こうぜ〜」　　　　　　　　（　　　　　）
Bさん：「え〜？先生どうしたのかな。事故とかではないといいけど，心配だね」　（　　　　　）
C　君：「なに〜？いい加減にしろよ！こっちは早くから出てきてるんだよ」　（　　　　　）
Dさん：「先生は確か車通勤だったよね。今朝の事故でバス通りが交通規制になっていた
　　　　せいかもしれないね」　　　　　　　　　　　　　　　　　　　　　（　　　　　）
E　君：「自習って，何やったらいい？」　　　　　　　　　　　　　　　　　（　　　　　）

（解答は52頁にあります）

Work 11 自我状態の機能(3)（セルフワーク・グループワーク）（所要時間：10分）

　友だちが約束の時間に連絡もなく遅れてきたとき，CP・NP・A・FC・ACの自我状態ではそれぞれどのような態度を取ったり言葉を発したりするかを具体的に考えて，5つのセリフを作成してください。

（解答例は52頁にあります）

❸ 自我状態を健康的に使うために

　5つの自我状態は，状況に応じてどれも自由に使えることが健康的で望ましいありかたです。

　性格診断「エゴグラム」で低い自我状態があったら，必要な場面で適切に使えるようになるために，高める取り組みをしておきましょう。

1．低い自我状態を高める方法

　低い自我状態の機能を高めるということは，自我状態のもつ本来の機能を取り戻すということでもあります。**表1-3**「自我状態の本来の機能を高める方法」(21頁)にも掲載していますので，**表2-2**と合わせて参考にしながら自分自身に必要な取り組みを始めてみてください。

2．成人(A)を働かせる

　ストレスが多い状況下では，自分の高い自我状態の特徴的な行動が出やすくなります。そんなとき，自分の状態に気づき，「今ここで必要とされている自我状態の機能は何か？」という問いを自分自身に出して必要な自我状態を発揮するためには，成人(A)を使えることが必要です。そして成人(A)を働かせるには，気づき（メタ認知：今ここにおける自分と周囲の状況に気づいていること）が求められます。

人が幸せになる一番の方法は，大きな会社をつくることではありません。お金を儲けることでもありません。それは，人から感謝されることです。(塚越寛：かんてんぱぱ・伊那食品工業代表取締役会長)[18]

表 2-2　低い自我状態を高める方法

CP	**(1) 支配的な親(CP)を高める方法** ①自分の考えを明確にして，意見をはっきり言う練習をする ②これは私の立場や年齢にふさわしい姿だろうかと考え，自分に厳しくする ③好きなことは好き，嫌いなことは嫌いなど，はっきりと言う ④自分の言動に責任をもつ ⑤決めたことを最後まできちんとやる
NP	**(2) 養育的な親(NP)を高める方法** ①相手のよいところを見つけてほめる練習をする ②自分から進んで挨拶をする ③困っている人がいたら「どうしたの？」「大丈夫？」などと声を掛ける ④細かいことにこだわらず，相手のためになるよう行動する ⑤弱い立場にある人の世話をしたり援助をしたりする
A	**(3) 成人(A)を高める方法** ①言いたいことやしたいことを文章にしてみる ②物事を客観的なデータに基づいて考え，行動する ③計画を立てるときは，いつ・どこで・誰が・何を・どのように実行するのかなどを具体的に考えてみる ④筋道を立てて論理的に考える練習をする ⑤当たり前と思わずに，なぜだろうと考え，いろいろ調べてみる
FC	**(4) 自由な子ども(FC)を高める方法** ①生活の中に遊びの時間を増やす ②子どものころ，やりたくてもやれなかったことをやってみる ③美味しい，嬉しいというような気持ちを率直に表現する ④心から楽しめる趣味をもつ ⑤自分から進んで皆の仲間に入っていくように心がける
AC	**(5) 順応した子ども(AC)を高める方法** ①「すみません」「申し訳ありません」という言葉を多く使ってみる ②何かするとき，相手の許可を得てからするように心がける ③できるだけ自分に忍耐と我慢を課してみる ④相手の気持ちを気遣い行動する ⑤言いたいことがあっても，3つに1つは言わずに我慢する

まとめ

1. 自我状態とは，私たちの思考・感情・行動の基になっている心の状態のことであり，親の自我状態(P)，成人の自我状態(A)，子どもの自我状態(C)の3つがあります。

2. 3つの自我状態には5つの機能〈支配的な親(CP)，養育的な親(NP)，成人(A)，自由な子ども(FC)，順応した子ども(AC)〉があり，それぞれ肯定的な側面と否定的な側面があります。

3. 自我状態は状況に応じて自由に使えることが望ましく，そのために低い自我状態の機能も使うことができるように，高めるトレーニングをすることが大切です。

4. 低い自我状態の機能を高めるトレーニングには，成人(A)を働かせることが有効であり，そのためには，気づき(メタ認知)が必要です。

問題

9. 自我状態とその機能について示した次の文章で誤っているものはどれか。

　① 私たちの，思考・感情・行動の基になっている心の状態のことを「自我状態」という。

　② 親の自我状態（P），成人の自我状態（A），子どもの自我状態（C）の3つが心の構成要素である。

　③ 順応した子ども（AC）とは，子どもの自我状態（C）の機能の1つである。

　④ 自我状態には5つの機能があり，それぞれに肯定的側面と否定的側面がある。

　⑤ その人の自我状態の機能がどれなのかは観察することができない。

10. 以下の文章の中で大人の自我状態（A）はどれか。

　① 他の人のミスは小さなことでも許せない

　② 旅行は下調べを念入りにして計画する。

　③ 人の失敗に寛容で厳しく追及しない。

　④ いつも他人の目を気にしている。

　⑤ 考えなしに行動する。

　⑥ 規則を守ることにうるさい。

　⑦ 説明するときはデータや数字を使う。

　⑧ 何でも楽しめる天才である。

　⑨ 「どうせ私は」と思っている。

　⑩ 可愛さのあまり，何でもやってあげる。

| a. ①⑩ | b. ④⑧ | c. ②⑦ | d. ③⑤ | e. ⑥⑨ |

解答　9：⑤　10：c

（10：① CP　② A　③ NP　④ AC　⑤ FC　⑥ CP　⑦ A　⑧ FC　⑨ AC　⑩ NP）

Work 9 の解答 （48頁）

1（CP），2（A），3（AC），4（FC），5（NP），6（A），7（NP），8（CP），9（FC），10（AC），11（NP），12（CP），13（A），14（FC），15（AC），16（A），17（CP），18（FC），19（AC），20（NP）

Work 10 の解答 （50頁）

A君（FC），Bさん（NP），C君（CP），Dさん（A），E君（AC）

Work 11 の解答例 （50頁）

CP：「連絡くらいしろよ！」
NP：「何かあったのかと思って心配したよ」
A　：「22分遅れだね」
FC：「今日はおまえのおごり，な〜！」
AC：「私も今来たところだったんだ」

なりたかった自分になるのに，遅すぎるということはない。（ジョージ・エリオット：作家）

第6回 対人コミュニケーション分析

- **学習内容** 対人コミュニケーションにおける3つの交流パターンについて理解し，対話からコミュニケーションを分析する方法を学ぶ

- **学習目標**
  1. 3つの交流パターンについて理解できる
  2. 対話分析の方法を理解できる
  3. 自分がとりがちな交流パターンに気づき，相手との関係性に与える影響について考えることができる
  4. つなぎ直しのコミュニケーションについて理解できる

- **キーワード** 対人コミュニケーション　相補交流　交差交流　裏面交流　対話分析　つなぎ直しのコミュニケーション

- **あなたへの質問**
  ①あなたは誰かとのコミュニケーションが上手くいかないとき，どうしていますか？
  ②円滑なコミュニケーション（対話）のために，あなたが心掛けていることにはどのようなことがありますか？

① 対人コミュニケーション(interpersonal communication)とは

　対人コミュニケーションとは，人間同士のコミュニケーションの中でもとくに個人レベルに焦点を当てたものであり，自己紹介や雑談，情報交換や意見交換といった，日常行うコミュニケーションを指しています（**図2-4**）。

　対人コミュニケーションの特徴は，個人対個人（あるいは少人数）で双方向的に行われることにあり，当事者間に<u>心理的関係が伴っている</u>ことです。

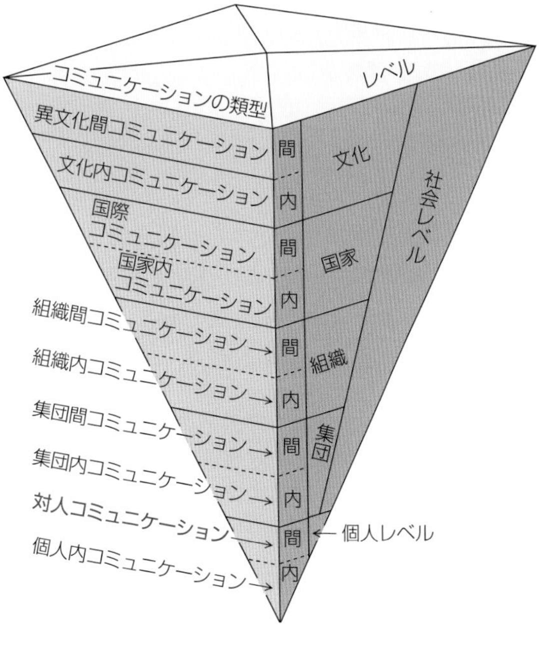

図2-4　コミュニケーションレベルに基づいた類型

〔岡部朗一：コミュニケーション・レベルに基づいた類型．古田暁（監）：異文化コミュニケーション 新・国際人への条件，改訂版，p33，有斐閣，1996より改変〕

② 対話の3つの基本的な交流パターン

　対人コミュニケーションにおける対話には，相補交流，交差交流，裏面交流という3つの基本的な交流パターンがあり，私たちはその中のいずれかで人と交流しています。自分自身が取りやすい交流パターンがあったり，特定の相手との決まった交流パターンがあったりと，相手や状況，場面によって交流のパターンは変化するものです。それではこの3つの交流パターンを1つずつ見ていきましょう。あなた自身はどの交流パターンで人とコミュニケーションをしていることが多いでしょうか。

1．相補交流

　期待通りの返事(反応)がきたり，相手の期待通りの返事をしたりする対話のことを**"相補(そうほ)交流"**と言います。

> 【例】　学生：「先生，今何時ですか？」
> 　　　　先生：「今，3時半です」

　授業中に学生が先生に時間を聞いている場面です。学生の知りたかった時間を先生が答えてくれています。このような，期待されている通りのやりとりが相補交流であり，心理的に気持ちのよい(あるいは問題のない)コミュニケーションとなるため，相補交流での対話は長く続くという特徴があります。

> ●相補交流の際の心の動き
> 　期待通り　安定　安全　安心感　自己肯定　他者肯定　相互尊重
> 　相互理解　信頼　快い　満足感　喜び　嬉しさ　楽しさ　興奮

2．交差交流

　期待に反した返事(反応)がきたり，相手の期待に反する返事をしたりする対話のことを**"交差交流"**といいます。

> 【例】　学生：「先生，今何時ですか？」
> 　　　　先生：「いいから，練習に集中しなさい！」

　ここでは学生が知りたかった時間を先生が答えてくれておらず，(時間を気にするのではなく)練習に集中するようにと，先生から厳しく言われてしまいました。このような，相手の期待に反したやりとりが交差交流であり，お互いに気持ちのよい対話にはならないため，コミュニケーションが途中で途切れたり，後味の悪いやりとりになったりします。

> ●交差交流の際の心の動き
> 　期待外れ　気まずさ　驚き　困惑　混乱　不安　不信感
> 　裏切られたような気持ち　悲しみ　失望　不快　敵意　怒り

3．裏面交流

　「隠された対話」「裏がある対話」とも言われ，言葉の裏にもう1つメッセージがある対話のこ

とを**"裏面(りめん)交流"**といいます。裏のメッセージは(括弧内)に記されており，実際に発せられたセリフではなく「心の中の声」です。

> 【例】 学生：「先生，今何時ですか？」(もう疲れましたー！)
> 先生：「今，3時半です」(何言ってるんですか！まだ終わっていません！)

　学生が先生に時間を聞いており，学生の知りたかった時間を先生が答えているので，前述の相補交流と表面上は同じですが，裏のメッセージとして学生が先生に(もう疲れたから終わりにしたい)と思っており，先生も裏のメッセージとして(何を言っているんだ，まだ終わっていない)と思っています。このように，表のメッセージ(たてまえ)に加えて裏のメッセージ(本音)がある対話のことを，裏面交流と言います。本心が言えない(言わない)やりとりなので，お互いにもやもやした想いが残ります。

● 裏面交流の際の心の動き
　本音を言えない　本音を言いにくい　本音をわかって欲しい　助けて欲しい
　いい加減にして　わかっているでしょ　反発　何を考えているんだ　怒り

Work 12　**わたしの交流パターン(セルフワーク・ペアワーク・グループワーク)**
(所要時間：5分)

　3つの交流パターンのうち，あなたが一番よく使っているのはどれですか？
　また，いつも決まって交差交流になる相手や，裏面交流になる場面を考えてみましょう。具体的に誰とどのような場面で交差交流や裏面交流をしているか，グループで話をしてみましょう。

❸ 対話分析

　いつでも誰とでも気持ちのよいやりとりができれば，ストレスのない対人コミュニケーションが可能になるかもしれませんが，現実なかなかそうはならないものです。しかし，自分のやりとりの傾向を理解して，相手と気まずいコミュニケーションに陥った際にそこからどうやって脱したらよいのかを知っていれば，対人コミュニケーションは今よりも上手くいくようになるかもしれません。気持ちのよい対人関係を築いていくために，対話分析を学んでいきましょう。

1. 対話分析とは
　私たちの行っている対話は，3つの自我状態(親P・成人A・子どもC)のいずれかから出る言葉によって成り立っています。この自我状態と先に学んだ3つの交流パターンを視覚化して対話を分析するのが"対話分析"です。3つの交流パターンを視覚化してみると，以下のようになります。

2. 2人の対話を視覚化する方法(図2-5, 2-6, 2-7)
　1) 最初に発言した人(発信者)を左，応じる相手(受信者)を右に配置して，2人の自我状態(ⓅⒶⒸ)を縦に連結して並べる。(これを自我状態モデルという：図2-1, 45頁参照)
　2) 発信者から発せられたセリフ(刺激とよぶ)がどの自我状態(ⓅⒶⒸ)から発せられたかを

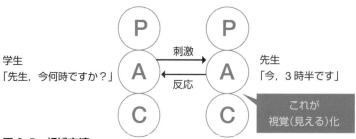

図 2-5　相補交流
期待通り返事（反応）が相手から返ってきたり，発信者から相手の期待通りの返事を返したりする対話．対話は比較的スムーズに行われ，多くの場合，気持ちの良い交流になる。

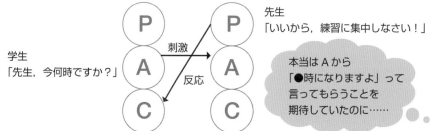

図 2-6　交差交流
相手から期待に反した返事（反応）が返ってきたり，相手の期待に反する返事をしたりする対話．対話が急に中断してしまうことがある。

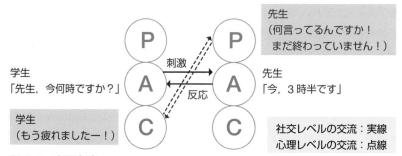

図 2-7　裏面交流
話しかける人と返事を返す人の言葉と非言語の表現が一致していない対話．表面上の言葉の裏に，表情や態度から推し量れる別の心理的なメッセージのあるやりとり。

判断して（どの自我状態かは，セリフや関係性から判断する）→を受診者の自我状態（発信者が送りたかった受信者の PAC のいずれか）に向けて書き入れる。

3) 受信者から返って来た返事（反応とよぶ）を，受信者の自我状態（ⓅⒶⒸから選ぶ）から発信者の自我状態（ⓅⒶⒸのいずれかを選ぶ）に向けて←で描く。（どの自我状態からどの自我状態に向けて発せられているかは，セリフや言いかた，表情などから判断する）

4) 実際に交わされた言葉は実線（ ⟷ ）で書き，言葉にしていない，心の中で言っていたであろうと推測される裏のメッセージは点線（ ⟵⟶ ）で描く

対話を視覚化しようとする際に，そのセリフがどの自我状態から発せられたものであったか

を判断するのは実際難しいものです。しかしながら，言いかたや表情，その場の状況や関係性を含めた双方のやり取りを観察していると，判断しやすくなります。

　エゴグラム（18頁）で得られた自分の最も高い数値の自我状態が，人との対話においても働きやすく，低い数値の自我状態は働きにくい傾向があります。これは相手によっても変化するため，まずは自分自身の誰かとの対話を分析してみるとよいでしょう。

☞　先生に，交差交流や裏面交流についての経験談を聞いてみよう！

3．対話分析のポイント

　1）相補交流・交差交流・裏面交流のうち，どれにあてはまるかを考える。
　2）自我状態モデルを使い，対話をPACと矢印を用いて視覚化してみる。
　3）対話の中で問題になったのは何だったのかを分析する。
　　　例）交差交流になった理由・裏面交流になった理由
　　　➡ 自我状態の使いかた・言いかた・言葉の選びかた・相手への配慮・ノイズ（98頁）など。
　4）「今ここ（その場）」において大切なこと（目的としていること）・必要なことを客観的に考える（そもそも何のために対話をしているのかに気づくことにつながります）。

❹ 対話分析事例

　ここでは実際に対話を理解するために，対話分析の方法を用いていくつかの事例を紹介します。やりとりを視覚化すると，上手くいかないやりとりの原因が何か見えてきます。

1．相補交流（図2-8）

　発信者からのメッセージを受けて受信者の予想された自我状態から反応が返ってくるため，

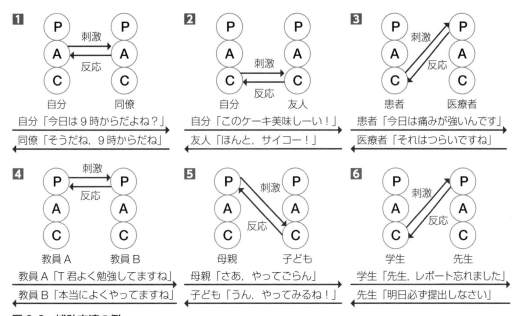

図2-8　補助交流の例

コミュニケーションはスムーズです。楽しい会話や安心感のあるやりとりになるため,対話はキャッチボールのように続く可能性があり,状況によっては無駄に話が長くなります。相手との話を終わりにする必要があるときは,A(成人)の自我状態を使って「もっといろいろお話したいのですが,次の予定がありますので,続きはまた今度聞かせてください」などと切り出して,対話を終わりにするとよいでしょう。

2. 交差交流(図2-9)

発信者が送ったメッセージを受信者が受け取らず,すれ違いのコミュニケーションになります。そこには発信者のメッセージに同意できない状況や,受信者の都合による主張があります。交差交流になると,気まずい空気が流れたり,嫌な気持ちになったりしてその後のやりとりがしにくい状況が生まれます。そのような場合には,お互いに気持ちを切り替えて相補交流になることを目指すやりとり"つなぎ直しのコミュニケーション"(60頁参照)が有効です。

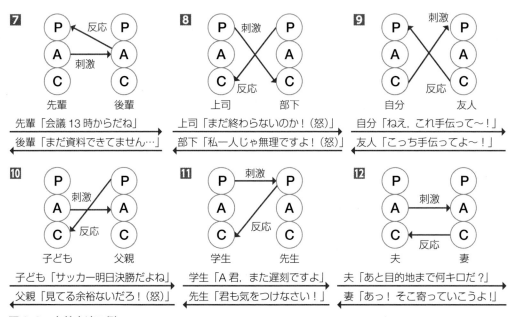

図2-9 交差交流の例

3. 裏面交流(図2-10)

2つの種類があります。1つは相互に表と裏のあるメッセージ(13141517),もう1つは発信者の裏面に受信者が応じるメッセージ(1618)です。裏面交流は本当のことを伝えられない関係性があるため,コミュニケーションそのものがストレスになりやすいものです。自分が発信者の際にはできるだけ裏面交流をしないように伝え方を工夫すること(アイメッセージ:106頁参照)が大切になります。また発信者から裏面のメッセージを受け取った場合は,相手の言葉にできない気持ちに応える度量や思いやり,そして相手にも配慮した自己主張(アサーティブネス:108頁参照)がコミュニケーションを嫌な結果に終わらせないことにつながります。

寛大な人間になるためには，まず自分の不完全性に寛大になること。

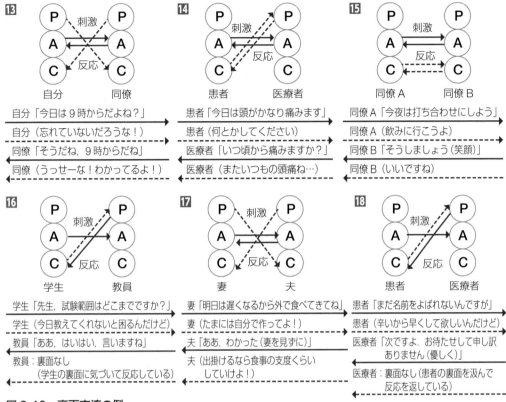

図 2-10　裏面交流の例

❺ 気持ちのよいやりとりをするには

　対話分析の方法を学んでも，「今ここ」でのやりとりをその場で分析して問題に対処できるコミュニケーションをするためには練習が必要になります。以下のことに注意しながら，気持ちのよいやりとりが増えるように取り組んでみてください。

(1) 自分がどの自我状態（ⓅⒶⒸ）を使っているのかに気づく
(2) 自分の行っている交流パターン（相補・交差・裏面）に気づく
(3) 相手の話をよく聴いて期待されている反応は何かを考え，まずは相補交流を心掛ける
(4) 自分が話をするときは，できるだけ裏面交流は使わず，率直に話すようにする
　　（ただし，相手の裏面に気づいたら，裏面に対しての反応をする：事例⓰⓲）
(5) 成人の自我状態（A）を働かせて，その場にふさわしい自我状態を選び，心地よい会話を目指す
(6) 交差交流になってしまった場合，相補交流になるよう，"つなぎ直しのコミュニケーション"を試みる（60頁参照）
(7) つなぎ直しのコミュニケーションの後は成人の自我状態（A）での相補交流を試みる

⑥ つなぎ直しのコミュニケーションとは

　対話の中で交差交流になった場合，一瞬でその場の空気が変わります。緊張感が走り，表情がこわばったり，沈黙したりしてお互い不快な状況になることもあるかもしれません。そんなときは，双方の自我状態を変えるようなやりとりが必要になります。以下に，**図2-9**のそれぞれにおけるつなぎ直しのコミュニケーションを示します。

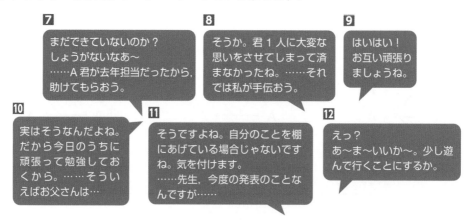

7 まだできていないのか？しょうがないなあ～……A君が去年担当だったから，助けてもらおう。

8 そうか。君1人に大変な思いをさせてしまって済まなかったね。……それでは私が手伝おう。

9 はいはい！お互い頑張りましょうね。

10 実はそうなんだよね。だから今日のうちに頑張って勉強しておくから。……そういえばお父さんは…

11 そうですよね。自分のことを棚にあげている場合じゃないですね。気を付けます。……先生，今度の発表のことなんですが……

12 えっ？あ～ま～いいか～。少し遊んで行くことにするか。

　つなぎ直しのやりとりをしたら，円滑な対話のために相補交流を心がけましょう。相補交流をするためには，言語と非言語を一致させること，相手の気持ちを汲んで期待通りの返事や対応を心がけることが大切です。そのためには，素直な気持ちで相手と自分に向き合う心の姿勢［人生の立場でいう第1の立場（**図1-9**，35頁参照）］が必要となります。健全なコミュニケーションに必要なのは，①真実　②オープン　③率直　④本音　⑤親密の5つです。

Column 5　　　　　　　　　**円環的思考とは？**

　"円環的思考"とは，心理療法の中の「家族療法」から生まれた考えかたです。私たちは出来事に対して「原因→結果」という"直線的思考"で考えがちです。これに対して"円環的思考"とは，「原因は結果であり結果は原因である」と考えることをいいます。例えば，「私がいつも嫌な思いをするのはAさんがいるからだ。Aさんさえ辞めてくれれば私はハッピーなのに」というのが直線的思考です。これに対して，「Aさんとは基本的に合わないから，どうしても素っ気ない態度になってしまう。そんな私の態度を見て，Aさんも素っ気なくなってしまうんだろうな。悪循環になっているんだ…」と考えるのが円環的思考です。人間関係や出来事は相互に関連し，影響し合っています。関係がうまくいかない相手とは，交差交流や裏面交流になりがちです。円環的思考をベースに，どうやったら相補交流になるのかを考えて，自分から関わりかたを変えてみることが関係改善へのヒントになるかもしれません。

人からされたいと思うことを，自ら人にしなさい。

Work 13 つなぎ直しのコミュニケーション（ペアワーク・グループワーク）（所要時間：5分）

　交差交流になったとき，あなたは実際にどのようなコミュニケーションをしていますか？これまでを思い出しながら，自分がどうしているか仲間と話をしてみましょう。

 まとめ

1. 対話には，相補交流，交差交流，裏面交流という3つの基本的な交流パターンがあり，私たちはその中のいずれかで人と交流しています。

2. 相補交流は2つの矢印が平行になるやりとりで，期待した反応が返ってくるため，コミュニケーションがスムーズに進行します。

3. 交差交流は基本的に2つの矢印が交差する（そうならない場合もある：事例**11 12**，58頁）やりとりで，期待した反応が期待した自我状態から返ってこないため，コミュニケーションは中断します。

4. 裏面交流は本音が隠れたやりとりで，言葉で表現されたメッセージ（たてまえ）の裏に言葉で表現されない心理的なメッセージ（本音：非言語に現れる）があるものです。言語と非言語が一致しない場合は非言語でのメッセージのほうが有力に働きやすく，実際に相手に伝わるのは裏の心理的メッセージになります。

5. つなぎ直しのコミュニケーションとは，交差交流になった際に相補交流に戻すためのコミュニケーション方法です。

 問題

．．

11. 交流パターンについて次の説明で誤っているものはどれか2つあげよ。
　① 相補交流は安心感のある，気持ちのよいやりとりである。
　② 交差交流は予期せぬ反応が返ってくるやりとりであるため，話が中断したり途切れたりする。
　③ 裏面交流は本人のいないところでその人のことを話題にするやりとりのことである。
　④ できるだけ相補交流を心掛けることが望ましい。
　⑤ 裏面交流はしてはいけないやりとりである。

．．

12. 対話分析とその活用法について以下の文章で正しいものはどれか3つ選べ。
　① 自我状態PACモデルと矢印を用いて視覚化して行う。
　② 3つの交流パターンのいずれかを判断する。
　③ 裏面の心理的メッセージは実線の矢印で描く。
　④ 自分のやりとりに気づくことができる。
　⑤ 裏面交流になった場合，交差交流になるようつなぎ直しのコミュニケーションを試みるとよい。

解答 11：③⑤　12：①②④

第7回 人間関係の基本「ストローク」

学習内容 ストロークについて理解し，医療者として健全で良好な対人コミュニケーションを実践するために必要なストロークの活用法を学ぶ。

学習目標
1. ストロークとは何か具体的に説明できる
2. ストロークの種類を説明できる
3. ストローク飢餓について理解し説明できる
4. 健全なストローク交換について理解できる
5. 医療者の心に肯定的ストロークを満たしておくことがなぜ必要なのか説明できる

キーワード ストローク

あなたへの質問 ①あなたは誰かと出会ったとき，自分から声を掛ける人ですか，それとも人から声を掛けてもらう人ですか？
②あなたには，誰かとのコミュニケーションでいつも決まって上手くいかない対人関係がありますか？

❶ ストローク(stroke)とは？

　ある日の朝，友人が向こうから歩いて来るのに気づいたあなたは，自分が気づいたことをどうやって相手に示しますか？　私たちは"誰かがそこにいる"と認識したとき，知り合いであれば，微笑んだり，手を振ったり，挨拶をしたり，何らかの言動によって相手とコミュニケーションをします。このような，相手の存在を認識して行う言動のことを「**ストローク(存在認知)**」といいます。相手を見る，声を掛ける，握手をする，にらむ，怒鳴る，蹴とばすなど，肯定的なものも否定的なものも，人がお互いに相手の存在を認めて行うすべての言動がストローク(*)です。

❷ 私たちに必要不可欠なストローク

　自分が今ここにいるのに，目の前の友人が自分を見ることもせず，挨拶もしてくれないとしたら，あなた自身どう感じると思いますか？　つまり，無視されている状況です。「どうしたんだろう？嫌われるようなことをしたかな？」と疑問に感じたり，「何かあったのかな？」と友人のことを心配したりするかもしれません。私たちが人と関わる際に相手の存在を認めて行うすべてのストロークは，肯定的な内容であっても否定的な内容であっても，相手の存在を認めているからこそ発信されるものです。したがって，ストロークをもらえないこと(ノーストローク)は存在を認めてもらえないことであり，それは生きている私たちにとって精神的に耐

(*)stroke は英語で"なでる""さする"などの意味があります(脳卒中という意味もあります)。

え難いことなのです。

〔注：もしも友人が何か考え事をしていて，たまたま自分にまったく気づいていなかったときは"ノーストローク"，挨拶されたことに気づいているのに無視していたとしたら，それは"ディスカウント"（相手を見下している，37頁参照）になります〕

❸ ストロークは「心の栄養素」

精神科医のE.バーンは，「人はストロークを得るために生きている」と言っています。私たちは人とのやりとりを通して自分の存在や立場，価値などを認識しています。そしてその結果として生きる力や人生の役割などを得て，自らを認め，生きることができるのです。他者とのストローク交換がないということは，心に栄養がなくなっていることと同じと言えるでしょう。ストロークの重要性は米国の記録映画「セカンドチャンス」（Column 6）にも描かれています。

❹ ストローク（存在認知）の種類

私たちは日々の生活の中で人と数多くのストローク交換を行っています。朝起きてから夜寝るまで，人と関わる際のコミュニケーションすべてがストローク交換です。そのストロークには，気持ちの明るくなるものもあれば，時に気分が落ち込むような内容もあります。ストロークは表2-3に示したような種類があります。

Column 6　　　映画「セカンドチャンス」スーザンのストーリー

スーザンという1歳10か月の女の子がいました。スーザンは歩くこともハイハイすることもできず，表情も乏しく，カタコトの言葉さえ話すことができませんでした。著しく発達が遅れており，体重は6.8 kg，身長は71 cmで，5〜10か月児相当しかなかったのです。検査の結果，何の異常も見つからず，原因不明の発育不全ということになりました。その後スーザンが入院して3週間の間，両親がまったく面会に来なかったことから，ソーシャルワーカーの調査によって，スーザンは望まれずに生まれた子どもであったことがわかりました。スーザンは生まれたときから両親に面倒を見てもらえず，ストロークを与えてもらえなかったのです。

「母性的愛情欠乏症候群」という病名をつけられたスーザンは，ボランティアの看護師や病院のスタッフによりストロークを与え続けることを治療として病院で過ごしました。抱っこをしたり，ミルクをあげたり，あやしたりと，身体的にも精神的にも多くのストロークを与えられ続けた結果，2か月後にスーザンは笑うようになり，抱っこも嫌がらなくなりました。そして体重は＋2.7 kg，身長は＋5 cmとなり，歩けるようになったのです。この実話を通して，ストロークは私たちの心と身体の成長に欠かせない，とても大切なものだということがわかります。

表2-3　ストローク（存在認知）の種類

	種類	例	もらうと…
肯定的ストローク	言語的ストローク	語りかける・挨拶する・褒める・励ます・認める・感謝の言葉を伝える・慰める	嬉しい・元気になる・やる気になる・幸せな気持ちになる・安心する
	心理的ストローク	微笑む・頷く・会釈する・話を聴く・信頼する・見守る・笑顔・拍手する　優しく見つめる	安心する・嬉しい・前向きな気持ちになる
	身体的ストローク（タッチストロークともいう：身体に直接触れるストローク）	握手する・なでる・さする・愛撫する・抱きしめる・ハイタッチ・頭をなでる・頬ずりする	嬉しい・幸せな気持ちになる・元気になる・自己肯定感が上がる・やる気になる
	条件付きストローク（特定の言動に対して与えられるストローク）	「合格おめでとう！」＊合格したことで言ってもらえる「上手くなったね」＊上手くなったことで言ってもらえる	嬉しい・自己肯定感が向上する・自己承認できる
	無条件ストローク（その人の人格や存在に対するストローク）	「大好き」と抱きしめた笑顔で握手をした「会えてうれしいよ」「あなたのそばにいると心が休まる」＊条件なく与えられる肯定的ストローク	嬉しい・安心する・幸せに思う・受け入れて貰えていることを感じる・自己肯定感が上がる・自分の存在価値を認められる
否定的ストローク	言語的ストローク	怒鳴る・叱る・悪口を言う・非難する・責める・皮肉を言う・命令する・文句を言う・嫌味を言う・問いただす・ののしる	怖い・恐ろしい・嫌な気持ちになる・不満に思う・腹が立つ（反対に奮起して頑張るきっかけになることも…）
	心理的ストローク	にらむ・返事をしない・無視する・あざ笑う・信頼しない・認めない・舌打ちする・そっぽを向く・見下す	恐ろしい・腹が立つ・悲しくなる・がっかりする・辛い・やる気を失う・自分の存在価値がわからなくなる
	身体的ストローク（タッチストロークともいう：身体に直接触れるストローク）	叩く・殴る・つねる・蹴る・突き飛ばす払いのける・ひっかく	痛い・悲しい・憤る・悔しい・淋しい・辛い・傷つく・嫌な気持ちになる
	条件付きストローク（特定の言動に対して与えられるストローク）	「勉強しないから不合格なんだ」と叱られた＊逆を言えば，勉強すれば合格なのだと言える「時間を守れない奴はダメ人間だ」＊時間を守ればダメな人間ではないと認めてもらえる	悔しい・がっかりする・勉強しなかったからダメだったんだと相手が思っていることが伝わる相手の期待を裏切ったことを申し訳なく思う（情けなく思う）
	無条件ストローク（その人の存在そのものに対するストローク）	「このバカ！」と怒鳴った「おまえ嫌い」「あなたがいるだけでムカつく」＊条件なく与えられる否定的ストロークであり，人を傷つけるため，送ってはいけないストロークだとされている	悲しい・辛い・傷つく・存在理由がわからなくなる生きるのが辛くなる死にたい（消えてしまいたい）と思う

ただいるだけで
あなたがそこに　ただいるだけで　その場の空気があかるくなる　あなたがそこに　ただいるだけで　みんなのこころがやすらぐ
そんなあなたに　わたしもなりたい（相田みつを：書家・詩人）〔相田みつを（著）：にんげんだもの．文化出版局，1984より〕

Work 14 否定的ストローク（ペアワーク・グループワーク）（所要時間：5〜10分）

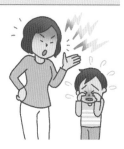

　あなたは否定的ストロークをもらったことがありますか？　もらうとあなた自身どのような気持ちになりますか？そして，もらった相手に対してどんなストロークを返しますか？　これまでの経験を思い出しながら，ペア，もしくはグループの仲間と体験談を話してみましょう。

❺ ストローク飢餓とは

　私たちは空腹になると，食べたくないものでも何かしら口にしてしまうことがあります。
　究極の状況では，戦地で飢えた兵隊が野草や昆虫などをはじめ何でも口にしたと証言しているように，私たちは生き延びるための行動を取るのです。
　同じように心が飢餓状態になると，欲しくないストロークであっても得ないよりはましなので，たとえ否定的なストロークであっても得ようとする不健康な状態を生み出します。たとえば子どもが親に怒られるようないたずらをするのは，こちらを見てほしい（遊んで欲しい）からであり，たとえ怒られても自分に注意を向けてほしいからです。また，学生や大人になっても遅刻を繰り返したり同じミスを何度もしたりしてそのたびに注意を受けることは，承認の飢えを解消するための行為です。誰かから否定的ストロークをもらえるように，あえて叱られる状況を作ることを繰り返しているとしたら，心の問題に向き合うための対策が必要になります。

❻ ストローク飢餓に陥らないために

　“心の栄養素”であるストロークが不足しないようにするには，存在認知や承認欲求を満たすための「ストローク充電」が有効です。以下の方法を身近な人と一緒に取り組んでみるとよいでしょう。

● ストローク充電の方法
　1）親や友人などと「ストローク契約」を結ぶ（肯定的ストロークを与え合う約束をする）
　2）自分が良くやったと思うことがあったら，まず「良くやったね！」と自分で自分をほめる
　3）親や友人にそのことを話してほめてもらう
　4）自分の正直な気持ちを打ち明けられる人を探しておく
　5）嫌なことがあったり，落ち込んだりしたときはその人に伝える
　6）肯定的ストロークを求める
　　　例1）「私の元気が出ること，何か言って〜！」
　　　例2）「疲れてしまっているので，肩をもんでほしいの」

　これらを実践するするためには，ふだんからの人間関係づくりが大切になります。まず自分から周囲の人に対して肯定的ストロークを与えることに日頃から取り組み，心の内を話せる関係，助け合える関係を育てていきましょう。

❼ 医療者自身に必要なストローク充電

　リハビリテーションに携わるPT・OT・STは，障害を負った患者さんに対して肯定的で前向きなストロークを与えていくことが大切な仕事になります。したがってそのためには，医療者である自分自身がストローク充電をして心に肯定的なエネルギーを蓄えておくことが必要です。職場の同僚同士でストローク契約を結ぶことも，大変有効な試みになります。

👆 **先生に，先生がしているストローク充電があるか聞いてみよう！**

❽ 健全なストローク交換のために必要なこと

　良好な人間関係のためには，健全なストローク交換が大切です。そのために必要なことは，以下の5つです。

■ 与え上手になる…自分から人にストロークを与える

　あなたは誰かに挨拶や連絡をしそこなったことはありませんか？出し惜しみをしたり，タイミングを逃したりするのはもったいないことです。とくに肯定的ストロークは，どれだけ人に与えても自分の中の肯定的ストロークが減ることはありません。与えれば与えただけ，自分も相手からもらえるからです。ストロークは惜しみなく人に与えましょう。

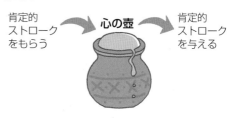

肯定的ストロークをもらう　心の壺　肯定的ストロークを与える

■ 求め上手になる…人に対してストロークが欲しいと伝える

　「私も仲間に入れて」「この服どうかな？」など，自分から肯定的なストロークをもらいに行くことです。肯定的ストロークは欲しい時に自分から求めましょう。欲しいストロークは他人に要求してもいいのです。自分が欲しいものを人に要求できれば，人も自分に対して要求しやすくなり，お互い様の関係が得られます。

■ 受け取り上手になる…肯定的なストロークは拒否せず受け取る

　褒められたのに「いえいえ，そんなことないです」と謙遜するのではなく，「ありがとうございます」と喜んで受け取りましょう。素直に受け取ってもらえれば，ほめてくれた相手も喜びが大きくなります。欲しいストロークが来たら，喜んで受け取ってもいいのです。

■ 断り上手になる…欲しくないストロークは要りませんと断る

　例：「今言われたことは，私にとって心外でとても悲しいです(アイメッセージ：106頁)」
　勇気が要ることかもしれませんが，欲しくないストロークが来たら，拒否してもいいのです。その際に大切なのは，相手に対して攻撃的にならずに伝えることです。

誰でも心の中にもっとも深く根ざしている願望は，自分のほんとうの価値を認めてもらいたいということです。他人の価値を認めなさい。そうすればあなたも認めてもらえます。（ジョセフ・マーフィー：著述家）[14]

5 自分を「ほめ上手」にする…自分をほめること

「自己否定上手」になるのではなく，『私よくやっているよな〜』と自分を認めて「ほめ上手」になりましょう。自分自身に肯定的なストロークを与えてもいいのです。自分を肯定し承認できることは，自分の心を満たし，前に進む力になります。

〔参考文献：日本交流分析協会（監）：交流分析士2級テキスト，第3版，pp39-40，日本交流分析協会，2007〕

これらからわかることは，他者との健全なストローク交換のためには，まず自分自身の心の中で自分を肯定することが大切だということです。そして嬉しいことは嬉しい，嫌なことは嫌だと，発信していくことです。これまでの習慣になかった人にとっては一朝一夕にできることではありませんが，「嫌なときは"嫌"と言っていいんだよ」と，自分に許しを与えてあげることから始めてみましょう。

Work 15 健全なストローク交換（ペアワーク・グループワーク）（所要時間：5分）

健全なストローク交換のために必要な5つの中で，あなたができていること，まだできていないことは何ですか？ペア，もしくはグループで話をしてみましょう。

（＊全部できている人は，できていない人の気持ちを知り，理解することに取り組んでみましょう）

❾ 対人関係を良好にするストローク活用法

あなたには，上手くいかない対人関係がありますか？ いつも不快に思いながら何と言ってよいのかわからず，そのまま我慢していたり，どうもあの人は苦手だと感じていたり，自信がなくて自分から関係性を作ることができないと感じていたりする相手がいるかもしれません。関わる必要がなければ放っておくことができますが，何らかの関わりが求められている場合，対策が必要になるでしょう。

1 否定的なストロークばかり発する人

いつもイライラしていたり，すぐに怒り出したり，文句や否定的な発言が多かったりする人がいます。そんな人は心の内に肯定的ストロークがないことが考えられます。つまり，その人自身，他者から心温まる言葉を掛けてもらえ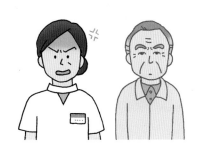ていないということです。本人の心の中ではストローク飢餓が起こっている状態かもしれません。そんな人には，まず声を掛けること，そして良いところを探して肯定的ストロークを与え続けてあげることです。周囲からは関わるのが怖いとか嫌だと思われがちなので，声を掛ける人が少なくなることも原因になるため，思い切ってあなたが行動してみることで，変化が生まれる可能性があります。

2 交差交流になる人

話をすると，決まって交差交流（54頁参照）になる人がいます。基本的に自己中心的な思考

をしていて，相手に共感する余裕がない情態の人に起こりがちです。大きく分けて ①わが道を行くタイプ，②攻撃タイプ，③さとしタイプ，の3つが考えられます。

　①は考えなしに，ただ自己中心的に発信して相手や場の状況に気づけない場合です。②は人生の立場(34頁参照)では第3の立場にいる状況です。防衛機制が働いていると考えられ，相手に否定的ストロークを与えることで自分の正しさや価値観を守ろうとしている場合です。③は相手に何かを気づかせるために，あえて交差交流をする場合です。とくにここで問題になるのは②で，背景に考えられるのは承認欲求が強く，人から認められることを必要としているということです。②のタイプとの交差交流対策には，つなぎ直しのコミュニケーション(60頁参照)や相手を承認する言葉を掛け，そして自分自身の気持ちをアイメッセージで伝えて知ってもらうことが有効です。

3 自己卑下ばかりする人

　「私なんて」「どうせ俺は」「私はダメ」などと，自分をディスカウント(37頁参照)するのが口癖になっている人がいます。小さい頃から兄弟と比較されたり，親が厳しくて自分を認めてくれなかったりした経験が影響していることもあります。自分を認めてもらいたいという欲求が強く，自分に自信がない(自己承認できない)ので，他人に承認を求めるのが習慣になっています。自分を卑下することで人から「そんなことはないよ」と言ってもらえることを期待しています。毎度のように同じパターンを繰り返されると付き合うのが面倒になるかもしれませんが，大切なことは相手を否定しないことです。相手の言うことに耳を傾け，その人を肯定する言葉を伝えてあげることです。また，自己卑下する言葉を聴く側がどんな気持ちになるのかを，アイメッセージ(106頁参照)で伝えることも大切です。「そんな風に自分のことを思っていることを聴くと，私は悲しく感じるな」「そう感じているんだね。だけど，私はTさんのことをそう思っていないことは知っておいてね」などと伝えてみるのも方法です。

　どんな時でも，他の人の存在を軽視したり敬遠したりせずに肯定的ストロークを与えることは，結果的に気持ちのよい人間関係を築くことにつながります。そのために，自らのストローク欲求についても軽視したり抑圧したりせず，自分自身の心に肯定的なストロークを満たしておくことが，対人援助の仕事をする医療者にはとくに大切になります。

事例 1　「リハビリはしたくない」というTさんの話(実話)

　Tさんは80代の男性で，看護師さんの間では「言うことをきかない人」「何を言っても無駄」というレッテルを貼られていました。リハビリについても「必要ない」と言われ，PTが病室に行くと「帰ってくれ」と入口で言われ，中に入ることも許されませんでした。それから毎日，担当PTはTさんの部屋に通い，入口で簡単な声掛けだけをすることを繰り返しました。最初は体調の話，そして天気の話題，Tさんへの質問…。そんなことを繰り返したある日，「お部屋の中に失礼してもいいですか？」とたずねると，「いいよ」とTさんは言ったのです。ようやく部屋の中に入れてもらえましたが，Tさんは椅子に腰かけて窓

真の失敗とは，挑戦しないことである。

の外を見ていて担当PTと向き合って会話をしてはくれませんでした。それでもボツボツとやりとりが続くようになり，病室での滞在時間も5分，10分，15分と日に日に増えて行ったのです。だんだんPTと向き合って話をするようになり，身体を触らせてくれるようになり，とうとうリハビリに応じてくれるようになりました。偏屈だというレッテルを張られていたTさんでしたが，慣れてくるとよくおしゃべりをする人でした。自分を表現するのが苦手で，家族に恵まれなかったさみしさを持った，ちょっと気難しいけれどふつうの1人の高齢の男性でした。Tさんはストローク不足だったのです。

 まとめ

1. ストローク（存在認知）とは，人の存在を認めて行うすべての言動のことをいいます。
2. ストロークは心の栄養素であると言われており，精神科医のE. バーンは，「人はストロークを得るために生きている」と言っています。
3. ストロークが不足している状態のことを「ストローク飢餓」と言い，その状態が続くとどのようなストローク（否定的なもの）であっても得ようとして，不健全なコミュニケーションが多くなります。
4. ストローク飢餓に陥らないようにするためには「ストローク充電」が大切であり，医療者自身がストローク充電をして心に肯定的なエネルギーを蓄えておくことは，患者さんに対して肯定的で前向きなストロークを与えるためにも大変重要です。

問題

13. ストロークに関する次の文章で誤っているものはどれか答えなさい。
　① ストロークとは心の栄養素であると言われている。
　② ストローク飢餓はストロークが不足していると起こる。
　③ 身体に直接触れるストロークは相手を不快にするので，しないほうがよいストロークだとされている。
　④ にらまれたり舌打ちされたりするのは否定的心理的ストロークである。
　⑤ 否定的無条件ストロークは条件なく与えられる否定的ストロークであり，人を傷つけるため，送ってはいけないストロークだとされている。

14. ストローク充電の方法について次の内容から正しいものを2つ選べ。
　① 医療者は患者に対してストロークを与えることが仕事として大切なので，自身のストローク充電が必要である。
　② ストローク充電のためのストローク契約とは，自分との約束のことをいう。
　③ 自分がよくやったと思うことがあっても，自画自賛は好ましくない。
　④ 肯定的ストロークを人に求めるのはストローク充電とは逆の行動である。
　⑤ 自分の正直な気持ちを打ち明けられる人を探しておくことが大切である。

解答 11：③　12：①⑤

コミュニケーション能力を向上させよう

第8回 コミュニケーションの基本的知識

学習内容 コミュニケーションの種類について学び，それぞれの理解を深めるとともに，コミュニケーション能力とは何かを知り，その向上のために必要な自身の課題を明確にする

学習目標
1. 言語コミュニケーションについて説明できる
2. 準言語コミュニケーションについて説明できる
3. 非言語コミュニケーションについて説明できる
4. コミュニケーション能力について理解し，自身の課題を見つけることができる

キーワード 言語コミュニケーション　準言語コミュニケーション
非言語コミュニケーション　コミュニケーション能力

あなたへの質問
①あなたは自分の使っている言葉にどのような意識を持っていますか？
②あなたの非言語行動は周囲にどのような影響を与えていると思いますか？
③あなたは自分のコミュニケーション能力をどう評価していますか？
④今よりもさらに自分のコミュニケーション能力を向上させるために必要なことは，どのようなことだと思いますか？

❶ コミュニケーション（communication）とは

　コミュニケーションは英語で「伝えること・（熱の）伝導・通信・報道」などの意味があります。語源はラテン語の"communis"で，「共有の」「共通の」といった意味があります。広辞苑では「社会生活を営む人間の間に行われる知覚・感情・思考の伝達」と定義されています。「コミュニケーション」という言葉はさまざまな分野で使われており，言葉に含まれる意味が幅広いため，日本語に訳すこと自体に無理があったので，そのまま使われるようになりました。よく「伝達」と訳されますが，一方的な伝達ばかりではありません。人間同士がさまざまなメッセージをやり取りして情報を共有し合うこと，双方向でのやり取りを通して相互理解を深めること，相互に影響を及ぼし合うことを期待して行われることであり，関係性に変化をもたらすものです。

肯定的な言葉を使う習慣は，肯定的な自己概念を育み，自己肯定感を向上させる。

❷ コミュニケーションの種類

コミュニケーションには以下に示す3つの種類があります。
① 言語コミュニケーション （verbal communication）
② 準言語コミュニケーション（paralanguage）
③ 非言語コミュニケーション（nonverbal communication）
これらを1つずつ見ていきましょう。

1. 言語コミュニケーション（verbal communication）

■ 言葉が表すもの

話し言葉や書き言葉などのように，言葉や文字を使ったコミュニケーションのことを「言語コミュニケーション」といいます。通常，同じ言語を使う人同士は通じ合えますが，異なる言語の相手には意味が通じないといったことが起こります。しかし，同じ日本人同士であっても，地域によって方言があったり，年代によって使われる言葉が違ったりと，使われている言葉は一様ではありません。言葉には性別や年齢，出身地，家柄や価値観，人柄や性格，職業などが表れます。そして言葉遣いや敬語表現などは教養や品格を表します。

■ 言葉の力

あなたはこれまでに，自分の考えかたや生きかたに大きな影響を与えた言葉に出会ったことがありますか。例えば自分の進路を決めるきっかけになった言葉や，辛かったときに勇気をもらった言葉，悲しかったときに癒されたり支えになったりした言葉など，言葉に助けられたことがあるかもしれません。一方で，突然どん底に突き落とされた言葉や，誰かの一言でひどく心が傷ついたという経験があるかもしれません。

日々言葉を使って考え，行動している私たちは，言葉で落ち込み，言葉で癒され，言葉によって助けられています。誰かから言われた言葉や自分が使う言葉が自分自身に影響を与え，自分を作っているといっても過言ではありません。肯定的な言葉は肯定的な思考や感情を育み，肯定的な表現は自分を前向きにさせ，周囲にも前向きなエネルギーを伝えます。そして同じ言葉であっても誰に言われたのかによって，その言葉のもつ意味や重みは変わってくるものです。患者さんや家族にとって，医療者から言われる言葉にはどのような影響があるでしょうか。医療に携わる専門家として，私たちは患者さんやその家族を支え，励まし，前向きに生きることにともに取り組む存在です。職業上の自分の立場や役割が担っている相手への影響を注意深く考え，私たちはまず，自分自身が使う言葉に自覚的になる必要があるのです。

■ 使う言葉には「心遣い」が表れる

「ジャーゴン（jargon）(*)」とは職業による専門用語のことであり，その専門を知らない人には理解できません。医療用語もその1つです。医療者として教育を受け，仕事をしていれば当た

（*）「ジャーゴン」は失語症の症状の1つを意味した言葉でもあります。意味のわからない，周囲に通じない言葉という意味であり，ウェルニッケ失語に見られることがある症状です。

り前に使っている専門用語は，患者さんや家族にとって当たり前ではありません。また，専門の違いによってジャーゴンは異なるため，他の職種の人がわからない言葉を無配慮で使うことには気をつけたいものです。加えて，横文字を多用することなども同じです。自分の使っている言葉が知らないうちに相手に不快な思いをさせていたり，関係性に溝を作ったりすることも考えられます。TPO(時・場所・場合)をわきまえて言葉を選んで遣うこと，そして何よりも相手に理解できる言葉を選んで遣うことが大切です。誰に対しても配慮のある言葉が遣えることは，一朝一夕にできるようになるものではありません。「今ここ」の状況から自分の立場を認識し，相手の状態を察知して関わることを心掛けていきましょう。その場に応じた適切で配慮のある言葉が遣える能力を「社会言語能力(**表 3-3**，77 頁参照)」といい，これは人から信頼を得ることにつながります。ふだんから自分が「心の中で発している言葉」に意識を向けることから始め，心のなかから自分の遣う言葉を育てていきましょう。

4 言語コミュニケーション能力を鍛えるために

人と会話をしているとき，思うように自分の気持ちが表現できなかったり，考えが伝えられなかったりすることがありますか。会話によるストレスは，自分の表現不足が原因であることが多いものです。その対策として有効な方法の１つは「語彙を増やすこと」です。複雑な感情を言葉で伝えるには，その感情を表現する言葉を知っている必要があるからです。語彙を増やすには読書をすることが有効です。専門書だけでなく，さまざまなジャンルの本や新聞，ネット記事などを読んで日本語力を鍛えることは，自分自身を表現するためだけでなく，言葉にできない相手の心情を言葉にする(明確化)手助けにもなるのです。

Column 7

「言った」「聞いてない」をなくすには？ ～高コンテキスト文化と低コンテキスト文化を理解する～

「それ昨日言ったけど」「いや聞いてませんけど」などという会話を経験したことがありませんか？ “言った言わない問題”はミスコミュニケーションの代表例として挙げられるものです。これはいったい何が問題なのでしょうか？ 原因は色々考えられますが，その１つに“コンテキスト依存性”の違いが挙げられます。コンテキスト(context)とは本来「文脈」という意味ですが，「その人がどういった意味合いでその言葉を使っているか」を表すものです。このコンテキストへの依存度が高いコミュニケーションは「察し」に見られるように，お互いが情報を共有して状況や脈絡から意味をくみ取ることができるため，言葉で多くを説明することなく相手に伝わります。これに対してコンテキスト依存度の低いコミュニケーションでは，多くの言葉による明確な説明がなければ伝わりません。例えば，発信者が高コンテキストによるコミュニケーションスタイルで，説明せずとも「伝わっているはずだ」と考えるのに対し，受信者が低コンテキストによるコミュニケーションスタイルだと，「十分な説明がきちんとされていない」と感じてしまうのです。お互いのコミュニケーションスタイルの違いを知ること，そして自分や相手が伝えたいこと・意図したことを相互に確かめ合うコミュニケーションを心掛けることが，ともに理解し合うためには必要なのです。

失敗をしない努力をすることも大切だが，失敗から立ち直る努力はさらに大切。

表3-1 準言語の種類と獲得情報

	準言語	獲得情報
1	声の大小	健康状態・感情
2	声の高低	緊張状態・感情・年齢・性別
3	話のスピード	落ち着き・頭の回転・性格・感情
4	アクセント	方言(出身地)
5	声の調子	精神状態・性格
6	ポーズ(間の取りかた)	落ち着き・迷い・不安・悲しみ・怒り
7	声の質の変化	体調の変化
8	声のふるえ	緊張状態・感情
9	発声のしかた	職業・緊張状態

ここで扱っているものは一般的な情報であり，疾患による発声や発話の障害については取り上げていません。

2. 準言語コミュニケーション(paralanguage)

1 準言語コミュニケーションとは

　"周辺言語"とも言われ，声の大小・高低・音の長短・話の速度・抑揚・間の取りかた・沈黙など，言語に付随する音声上の性質や特徴のことをいいます。これらにはさまざまな情報が含まれています(表3-1)。

2 "言いかた"にあたるもの

　準言語コミュニケーションは「言いかた」「話しかた」にあたるもので感情を伴います。相手に伝えたい気持ちを言葉に乗せて伝えることができるのは人間ならではで，機械音声で細かなニュアンスを伝えるのは難しいことです。例えば同僚が資格試験に合格したとき，嬉しさいっぱいの明るい声で「良かったね〜！」と伝えるのと，投げやりに暗い声で「良かったね」と言うのとでは，全く印象が異なります。日常でも無意識に発した言葉が「言いかたが悪い」と，相手に不快な思いをさせることがあります。"何を言うか(言われるか)"も重要ですが，"どう言うか(言われたか)"は私たちの感情に及ぼす影響が非常に大きいため，準言語コミュニケーションに自覚的になることが大切です。

Work 16 あいさつの語調バリエーション(グループワーク)(所要時間：5分)

① グループで1人ずつ「おはようございます」と言ってみましょう。

② それぞれの違いについて話をしてみましょう。

③ 言いかたの異なる「おはようございます」の5つのバージョンを作ってみてください。
　＊声の大小・高低・音の長短・音の強弱・速度など，さまざまに変えて5つバージョンを作ってみましょう。

④ それぞれの言いかたから受ける印象の違いについて，お互いに意見を言い合ってみましょう。細かなニュアンスにも気を配り，感じることを伝え合ってください。

表3-2　非言語コミュニケーションにおける伝達手段と研究分野

分類		伝達手段の具体例	研究分野
非言語的	音声的	声の高さ・抑揚・声量・話の速度・声の質	準言語学
	非音声的	身振り・手振り・顔の表情・姿勢・歩きかた	身体動作学
		視線の動き・視線の合わせかた/そらせかた・注視時間	視線接触学
		相手との距離・座席の取りかた・縄張り行動	近接空間学
		時間概念・時間行動・待ち合わせや仕事予定の捉えかた	時間概念学
		ふれあいの捉えかた・腕や肩を組む・抱擁	身体接触学
		香りや匂いの使いかた	嗅覚表現学
		外見・服装・髪型・色彩	体物表現学

〔東山安子:非言語メッセージ. 石井敏, 他(編):異文化コミュニケーション・ハンドブック. p60, 有斐閣, 1997／東山安子:英語社会の非言語コミュニケーション. 橋本満弘, 他(編):英語コミュニケーションの理論と実際. p45, 桐原書店, 1993 を参考に筆者作成〕

3. 非言語コミュニケーション(nonverbal communication)

1 非言語コミュニケーションとは

　言葉以外のコミュニケーションのことであり, 以下のようなものがあります。
①身体的特徴, ②身体動作:姿勢, ジェスチャー(身体言語ともいう), ③表情, ④アイコンタクト, ⑤時間(行動), ⑥香り(匂い), ⑦味, ⑧身体接触:触れる, なでる, 叩く, 抱くなどの接触行動(タッチング), ⑨空間行動:対人距離(Column 8 参照), 縄張り, 座席行動, パーソナル・スペース(＊)

　身振りや表情などを含めた身体動作や身体接触(触れる・なでる・抱く)のしかたにも, 言葉にならないメッセージは含まれています。非言語コミュニケーションの伝達手段には, ほかにも表3-2 に示すような細分化された内容があり, それぞれに専門の研究分野があります。私たちはふだん自分が「何を話したか」は記憶していても, 「どんな表情で話をしていたか」を記憶していることはないでしょう。動画で撮影してもらわないかぎり, 自分の表情は自分では見えないからです。自ら発している非言語メッセージは, 自身では認識しにくいものや気づいていないものも多くあるため, 自分がどのような振る舞いをしていたか, それが周囲から見てどのように映っていたのかは, 誰かから教えてもらうことで初めて知ることができるのです。「貧乏ゆすりをしながら話を聴いていたよ」「険しい顔をされていましたね」などと誰かから言われたら, 素直な心で受け取りたいものです。時には耳の痛いこともあるかもしれませんが, 自分自身が気づいていない自分について他人から「フィードバック」(28 頁参照)をもらえることは, 自己成長のための貴重な情報になります。

2 非言語コミュニケーションに気づく

　その場の状況を読み取ることができないことを「空気が読めない」といいますが, これは非言語メッセージが上手く読み取れなかった結果生じることが多いものです。場の空気は, そこに

(＊)社会言語学用語で, 心理的な縄張りのこと。人は誰でもコミュニケーションを取るうえで快適と感じる物理的な距離があり, この距離は心理的な距離に比例している。

感性が鋭くなければ，物事の本質を見分けることはできません。（中略）「感性を養い，磨いておく」ことは非常に重要です。専門職にとって欠くことのできない要素なのです。（阿部志郎：神奈川県立保健福祉大学名誉学長）[20]

Column 8

対人距離

米国の文化人類学者，エドワード・ホールは，他者との距離について研究しました。

密接距離(intimate distance)　　0～46 cm　　家族や恋人など，密接な関係の人との距離
個体距離(personal distance)　46～122 cm　友人との距離
社会距離(social distance)　　122～366 cm　仕事や社交上の相手，地位が異なる人との距離
公衆距離(public distance)　　366 cm 以上　講演者と聴衆，要人と周囲の人たちの距離

対人距離が示す物理的な距離は，関係性の遠近と相互に影響し合っていることがわかります。あなたはどのくらいの距離で人と関わっていると思いますか？

存在している人同士の関係性や心の情態によって作られます。言葉では表現されていない非言語メッセージ（視線の動きや身体の緊張度合い，対人距離，呼吸や姿勢など）や準言語メッセージ（言いかたや声に表れた感情など）から相手が言いたいことを読み取り，その場における自分の役割に応じた言動をすることが人間関係の中では期待されているのです。非言語コミュニケーションに気づくには，視覚・聴覚・身体感覚をはじめ，嗅覚・味覚などの五感をフルに使って「感じとる」ことが必要です。いつもより力のない声，少し不安気な表情，漂ってくる香り，いつもと異なる味つけなど，相手の非言語メッセージに気づくことは，五感を通してその場で相手を全身で感じているからこそできるのです。自分の五感のアンテナを立てて周囲の変化に気づき，感じとることができる力を育てていきましょう。

3 感じとる力を育てるために─「心に余裕をもつ」＋「感性を育む」

非言語メッセージを感じとるためには，2つのことが必要です。

まず1つ目は，心に余裕をもつということです。やらねばならないことに追われる生活を続けていると心に余裕がなくなり，自分の心や身体の声を感じることにも鈍感になってしまいがちです。そして自分に余裕がなくなると，相手の小さな表情の変化や視線の動きにも気づきにくくなるものです。自分自身のセンサーを良好に保っておくためには，質のよい睡眠を十分に取り，身体によいものを食べ，人と肯定的なストロークの交換（66頁参照）をし，休日には心も身体もリフレッシュして休ませてあげることが必要なのです。

2つ目は，感性を育むことです。患者さんやその家族が病気や障害によってさまざまな苦しみにある中で，相手の心情を察したり共感的な理解を示したりするには感じとる心が大切です。また，患者さんのやる気を引き出すアプローチを考える際には，担当する医療者自身がもっている世界，生きている世界で育んだ「感性」が大きく影響を及ぼします。

人が行動するためには「心が動かされること」が必要です。さまざまな体験を通して心を動かされる経験をたくさんしている人ほど，感性は豊かになります。美しい景色を見て心が洗われるように感じたり，素晴らしい音楽を聴いて感動して涙が出たり，心に響く本に出会ったり，仲間と汗水垂らして一生懸命取り組んで手にした成果を心から喜び合ったり，誰かと一緒に美味しいものを食べて幸せを感じたり，好きな人と楽しい時間を過ごしたり…。五感と心で感じる時間を日々の暮らしの中に意識して取り入れ，感じる心を磨きましょう。

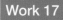

| Work 17 | ブラインドウォーク(ペアワーク)（所要時間：20分）
[Web付録：ワークシート⑥ブラインドウォーク振り返りシート] |

目を閉じて行う実習です。危険のないよう，細心の注意を払いながら行ってください。

① 2人一組になり，Aさん，Bさんを決めます。

② Aさんは目を閉じ，すべてをBさんに委ねて行動します(非言語で行います)。

③ BさんはAさんを誘導しながら歩きます。制限時間内(7分)でAさんに視覚以外の感覚から経験できる体験をできるかぎりさせてあげられるよう，Aさんを注意深く誘導します。

　例）屋外：木々に触れる・草花の匂いをかぐ・聞こえる音に耳を澄ませる

　　　　　　靴底から伝わるさまざまな地面の感覚を体験する・段差を体験する

　　　　屋内：教室内にあるものに触れる・窓を開けて外の空気や音を感じる

　　　　　　エレベーターや階段などを使って移動してみる

④ 役割交替して行います。

　（※時間が取れれば，言葉を使って2回目を行いましょう）

⑤ 2人で振り返りを行いましょう。

⑥ ワークシートに振り返りを記入しましょう。

 先生に，患者さんとの非言語コミュニケーションについて質問してみよう！

One Point 6　　　　**人情の「機微」に通じた人間になろう(なるために)**

　「機微」とは容易に察せられない微妙な事情・おもむきのことです(広辞苑より)。目には見えない人間の心の微妙な動きを感じとり，理解することです。日本人は自分の感情を言葉で表現するのがあまり得意ではありません。「察しの文化」といわれるように，何も言わずして相手の言いたいことをくみ取り，相手を傷つけない配慮が和を重んじる島国では必要とされていたのです。現代では自分の意見や気持ちを言語化する取り組みが初等教育でも行われるようになっていますが，日本では長い間自分の考えや感情を言葉に出して伝える言語コミュニケーション教育がされていなかったために，とくに年配の方々は自分を主張するコミュニケーションは得意ではありません。リハビリについて希望することをお伺いしても，「とくに何もない」と言われると，やる気がないのかとこちら側のやる気も落ちてしまいそうになるかもしれません。しかし表情だったり態度だったり，非言語に表れるその人からのメッセージというものがあるものです。そんな言葉にできない感情をくみ取り，どんな情態の相手であっても受け止めて温かく寄り添う関わりのできる，人情の機微に通じた医療者になることができたら素敵だと思いませんか。

---

❸ コミュニケーション能力とは

1. "コミュニケーション能力"ってどんな能力？

　"コミュニケーション能力"には「コミュニケーション」という言葉と同様，とても幅広い範囲の意味内容があります。1980年に言語学者のカナルとスウェインが提唱した ①文法的能力，②社会言語能力，③ストラテジー能力が有名ですが，世界の言語学者などによって長年論じら

表3-3　コミュニケーション能力

	能力の種類	主な内容	自己評価
1	言語能力	言葉の知識や構成能力など	○　△　×
2	言語運用能力	言葉をどう使うか・言語を使いこなす能力	○　△　×
3	文法的能力	文法規則に沿って言語を正しく理解し使用できる能力	○　△　×
4	社会言語能力	相手や目的，場面によって言いかたを変えるなど，状況に応じて言葉を適切に使用できる能力	○　△　×
		敬語の運用能力（**表3-4** 参照）	○　△　×
5	社会文化能力	社会や組織の持つ文化や使われている言葉の意味を理解し，ルールに応じた適切な行動や参加ができる能力	○　△　×
6	ストラテジー能力	コミュニケーションがうまくいかなかったとき，別の言葉に言い換えたり繰り返したりしてコミュニケーションを修復できる能力	○　△　×
7	談話能力	話の展開を考えて談話を組み立てたり理解したりする能力 その場の状況や相手の意図を理解して，意味のまとまりをもった談話を組み立てることができる能力	○　△　×
8	非言語能力	非言語を読み取ることができる能力 表情や姿勢，視線などから相手の状況を読み取り，必要なコミュニケーションができる能力	○　△　×

れている内容をまとめると，**表3-3** に示したものがあげられます。あなたは自分自身のコミュニケーション能力についてどのように評価しますか？それぞれの能力について自己評価をして，○△×を記入してみてください。この中の敬語の運用能力に関しては，多くの学生さんが苦慮しています。基本的な敬語表現について**表3-4**に示しましたので，活用して下さい。

2. コミュニケーション能力の獲得年齢

　基本的な言語能力は，12歳前後までに形成されるといわれています。そして応用的な言語能力や，他者との社会的なコミュニケーション能力を獲得するのは，20代後半から30代前半だと考えられています。社会に出て仕事を始めると，それぞれの分野で使われる言葉があります。そして自分の立場上使う言葉遣いがあったり，関わる人間関係によって言葉を使い分けたりするなど，人とのコミュニケーションにおいて必要とされる言語能力の幅は広くなります。コミュニケーションに関する基本的知識やコミュニケーションスキルを学び，社会に出てからも実践を重ねてさまざまなコミュニケーション能力を身につけていくことが必要になります。

Work 18　わたしのコミュニケーション能力（ペアワーク）
（所要時間：10分）[Web 付録：ワークシート⑦わたしのコミュニケーション能力]

(1) まず，ワークシートの①②について記入します。（2分）

(2) 書けたら2人一組になり，AさんとBさんを決めます。

(3) AさんはBさんに次の2つの質問をしましょう。

　①あなたは自分のコミュニケーション能力についてどのように評価していますか？

表 3-4　基本的な敬語表現を覚えよう！

1.　敬語の 3 種類
（1）丁寧語：「です」「ます」「ございます」などの丁寧な言い方で相手に敬意を表わす。日常でもよく使う。
（2）謙譲語：自分の考えや行動をへりくだって表現することで相手を高める。
（3）尊敬語：相手を敬うことで敬意を表わす。目上の方に対する言葉遣い。

	丁寧語（日常語）	謙譲語（自分が行う）	尊敬語（相手が行う）
言う	言います	申し上げる	おっしゃる
行く	行きます	参る・伺う	おいでになる・いらっしゃる・行かれる
来る	来ます	参る・伺う	お見えになる・いらっしゃる・お越しになる
見る	見ます	拝見する	ご覧になる
聞く	聞きます	伺う・お聞きする・お伺いする	お聞きになる・お耳に入る
書く	書きます	お書きする	お書きになる
話す	話します	お話しする	お話しになる
待つ	持ちます	お持ちする	お持ちになる
食べる	食べます	いただく・頂戴する	召し上がる
着る	着ます	着させていただく	お召しになる
いる	います	おる	いらっしゃる
する	します	いたす	なさる
会う	会います	お目にかかる	お会いになる
知る	知っています	存じ上げる	ご存知
もらう	もらいます	いただく・頂戴する・賜る	くださる
思う	思います	存じる	お思いになる・思われる
わかる	わかります	承知する	ご承知

2.　間違った敬語の例
（1）二重敬語：敬語表現が重なること。　　例）×「いただかせていただきます」⇒ ○「いただきます」
　　　　　　　　　　　　　　　　　　　　　　×「お見えになられる」　　　　⇒ ○「お見えになる」
（2）「さ」入れ言葉　　例）×「読まさせていただきます」　　　⇒ ○「読ませていただきます」
　　　　　　　　　　　　　　×「お話を聞かさせていただきます」⇒ ○「お話を聞かせていただきます」

言いたいこと	間違い表現	正しい敬語	理由
先生が言いました	先生がおっしゃられました	先生がおっしゃいました	「おっしゃった」が「話す」の尊敬語であり，さらに「られた」をつけると二重敬語になってしまう
科長が言いました	科長が申されました	科長が言われました（おっしゃいました）	目上の科長を謙譲するのはおかしい
言ってください	申されてください	おっしゃってください	「申す」は「言う」の謙譲語。「される」を加えると二重敬語になるのでさらにダメな敬語となる
見てください	拝見してください	ご覧ください	「拝見」は自分が見るときの謙譲語
見せてください	お見せしてください	拝見できますか	「お見せする」は謙譲語
見てくれましたか	ご覧いただけましたでしょうか	ご覧になりましたでしょうか	「ご覧」と「いただく」で二重敬語になってしまう
力を貸してください	お力になっていただきたいのです	お力添えください	「力になる」は，自分の行動に対する言葉
○時でいいですか	○時でどうですか	○時のご都合はいかがでしょうか	「どうですか」はフランクな表現
どちらにしますか	どちらにいたしますか	どちらになさいますか	「いたす」は謙譲語
あっちで聞いてください	あちらでお伺いください	あちらでお聞きになってください	「伺う」は自分の行為のみで使用する

〔知的生活研究所：ことばのマナー 大人の話しかた便利帳，pp123-125，青春出版社，2006 を参考に筆者作成〕

自分が自分の運命の支配者であることを意識しよう。

②今よりもさらに自分のコミュニケーション能力を向上させるために必要なことは，どのようなことだと思いますか？

(4)Bさんの話が終わったら，AさんがBさんに「あなたは自分のコミュニケーション能力について○○と思っていて，△△が必要だと思っている，ということでしょうか？」と，今聞いたBさんの話を繰り返して確認します

(5)役割交替して行いましょう

(6)2人とも終わったら，振り返ります

　＊振り返りのポイント：a.お互いの違いは何か，b.相手の話を聴けていたか，c.それぞれの課題と必要な対策（具体的な取り組み）は何か

 まとめ

1. 言葉や文字を使ったコミュニケーションを「言語コミュニケーション」といいます。言葉にはその人の性別や年齢，出身地，家柄や職業，性格，価値観などが表れ，正しい言葉遣いや敬語表現などはその人の教養や品格を表します。

2. 「準言語コミュニケーション」とは言葉を話す際の強弱や長短，抑揚などの語調（話すときの言葉の調子）のことです。

3. 「非言語コミュニケーション」とは言葉以外で伝わるメッセージによるやりとりのことで，身振りや表情などをはじめ多くの内容があります。

4. コミュニケーション能力は言語能力だけでなく，社会言語能力，非言語能力など数多くの能力を含みます。他者との社会的なコミュニケーション能力を獲得するのは，20代後半から30代前半だと考えられています。

問題

15. コミュニケーションの種類について以下の内容で誤っているものはどれか，2つあげよ。
　①コミュニケーションの種類は，言語・準言語・非言語の大きく3つに分けられる。
　②言語コミュニケーションは話し言葉をさすものであり，書き言葉は入らない。
　③間の取りかたや沈黙は準言語コミュニケーションに含まれる。
　④香りや匂いは非言語コミュニケーションに入らない。
　⑤パーソナルスペースは非言語コミュニケーションに含まれる。

16. コミュニケーション能力について正しい文章はどれか，3つあげよ。
　①コミュニケーション能力とは言語能力のみのことを意味している。
　②社会的なコミュニケーション能力が獲得できるのは20代前半だと言われている。
　③敬語は社会言語能力である。
　④ストラテジー能力とは，コミュニケーションが上手くいかないときに言い換えるなどして修復できる能力のことである。
　⑤非言語能力はコミュニケーション能力に含まれる。

解答 15：②④　16：③④⑤

第9回　相手を知るための観察のしかた

学習内容　「みる」とはどのようなことか考えるとともに，医療専門家として何をど
のようにみることができるようになる必要があるのかを学ぶ

学習目標　1. 医療者として「みる」ことについて自分の言葉で説明できる
2. 観察力とは何か理解し，自分に必要な観察力が何かを明らかにできる
3. 「ミラーリング」「ペーシング」について理解し，観察によるコミュニ
ケーションスキルが親和関係にもたらす影響について説明できる

キーワード　みる　見る　観る　診る　看る　視る　観察　ミラーリング
ペーシング

あなたへの質問　①あなたはどのような心で人をみている人ですか？
②あなたにみられた人はどんな気持ちになると思いますか？

❶ みる力

1. みる

　「みる」には，見る・観る・診る・看る・視るがあり，それぞれ
意味が異なります。あなたはこれらの違いを説明できますか。
　医療場面で医師が行う診察は，患者さんの状態を知るために
"診る"行為であり，看護師が患者さんのお世話をすることは"看
る"という行為です。そしてPT・OT・STが患者さんのリハビ
リをする際は"観る""診る"が主な行為です。医療者になるという
ことは，一般的な「見る」から専門家としての目で「診る」「看る」
「観る」などの見かたを身につけることなのです。

2. 冷静な頭で観る ＋ 温かな心で見る

　専門家として患者さんをみる際に心得ておきたいのは，「冷静な頭で観る＋温かな心で見る」
ことです。必要な情報を得るためには知識や技術を総動員して冷静に観る（診る）必要がありま
すが，それだけに一生懸命になっていると，冷たい印象になってしまいます。患者さんはあく
までも生身の人間であり，「人」として見ることを忘れてはならないのです。医師が診察場面で
患者さんの顔を見ずにPC画面のカルテばかりを見ていることがよく問題として取り上げられ
ますが，PT・OT・STも患者さんの「障害」や「症状」にばかり囚われているのではなく，1人
の生活者としてのその人を見ること，そしてその人の心情に配慮しながら「想いを見る」ことを
大切に，温かな心で関わっていくことが必要です。

☞ 先生が患者さんをみる際に気をつけていることについて聞いてみよう！

心で見なくちゃものごとは見えないさ。肝心なことは，目に見えないんだよ。
（サン＝テグジュペリ：作家）『星の王子さま』より[21]

Work 19 ９つのドット（セルフワーク→グループワーク）（所要時間：10分）

次の９つの点をすべて通る４本の直線を一筆書きで書いてください。

Q1：このワークには，どのようなメッセージが含まれていると思いますか？グループの仲間と，思いつく内容をできるだけ挙げてみてください。

Q2：このワークの名前「９つのドット」にサブタイトルをつけるとしたら，何とつけますか？グループでサブタイトルを考えてみましょう。

（解答と解説は88頁にあります）

One Point 7 　　　　　　　　　**医療者マインドを育もう**

"医療者マインド"とは，医療者としてもつべき意識や精神のことです。

「医は仁術なり」とは，江戸時代に養生訓を執筆した貝原益軒の言葉です。"仁"とは思いやり，つまり「医療は思いやりの技術である」という意味です。「"医のこころ"の原点は，患者さんや家族を安心させること」と言ったのは，僧侶の池口惠觀です。また，フランス哲学者の澤瀉久敬は著書『医の倫理』の中で「生命および人間に対する謙虚なこころ」であると述べています。あなたは，どのような心で患者さんをみることができる医療者になりたいと思いますか？

② 観察する力

1. 観察（observation）とは

観察とは「対象となる実態を知るために注意深く見ること」です。知り得た情報から何かを導きだし，目的とする物事の判断や行動をしていくために必要な行為です。観察は，観察者がそれぞれにもっているものの見方（認識）が必ず存在するため，たとえ同じ対象を見たとしても，見る側による違いが生まれることがあります。

2. 観察力とは

観察力とは「観察によってさまざまな気づきを得ることができる能力」です。同じ状況を観察していたとしても，観察力のある人とない人とでは，気づく内容や気づく量，気づく視点などに違いが出てきます。他者と関わる際に観察した内容から知見を得たり変化に気づいたりできれば，以下のようなメリットが得られます。

(1)さまざまなことに「気づく」ことができるので，ミスを防ぐことにつながる
(2)周囲の状況や人の様子に気づくことができると，必要な対応ができる

（3）対話中に相手の表情の変化などに気づけると，その場で話題の修正ができる

（4）変化に気づけることで，その場に必要な行動が選択できる

（5）他者を観察して学ぶことで，自分のものにできる

（6）気づく力が周囲に認められ，信頼を生むことにつながる

Work 20 観察力チェックリスト(セルフワーク→グループワーク)（所要時間：5分）

あなたは自分には観察力があると思いますか？　**表3-5**のチェックリストに取り組んでみてください。チェックができたら，グループの仲間と結果について話をしてみましょう。

観察力がある人は物事への関心が高く，周囲をよく観察しており，幅広い視野で客観的に見る習慣をもっています。これらは意識して取り組むことで鍛えられる力なので，チェックリストで×になった項目についての取り組みをしていくとよいでしょう。

表3-5　観察力チェックリスト

		チェック項目	○×
周囲への関心	1	街で歩いている人やお店にいる人を眺めている(観察している)ことがよくある	
	2	杖や車いすの人がいると危険がないか見守っている	
	3	人の行動を細かくチェックするほうだ	
	4	物事への興味関心が高い	
	5	情報収集は積極的に行う	
	6	視野が広く，さまざまな視点で物事を見ている	
	7	その場に必要なことは何か，考えていることがよくある	
	8	物事を客観的に見るほうだ	
	9	人がしていることを見て学ぶ(真似る)ことが得意だ	
	10	新しいこと(もの)が好きだ	
状況への対応	11	状況に応じて適切な判断・指示・行動などができる	
	12	物事はよく見極めてから行動するほうだ	
	13	誰かが困らないように事前に準備しておくことがよくある	
	14	気配り上手だと言われる	
	15	場の空気を読むのが得意だ	
他者への気づき	16	髪を切ったり新しい服を着たりしている友人によく気がつく	
	17	相手の感情やその変化に気づくことができる	
	18	相手が本音で話をしていないと気づくことがある	
	19	相手が早く話を終わらせたいと思っていることに気づくことがある	
	20	周囲にいる人々の関係性に気づくことができる	
物事への気づき	21	物事の小さな変化や違いに気づくことがよくある	
	22	壁に掛けられている絵やお店のディスプレイが変わったことに気がつく	
	23	文章を読んで間違いに気づくことがある	
	24	使われている機器や道具，環境などの周囲の危険について気づくことがある	
	25	物事の新たな発見やアイディアなどがひらめくことがある	

　観察力を上げるために有効な方法は，他人の気づきから学ぶことです。同じものを見たり体験したりした後に，どんなことに気づいたか，お互いに「気づき」のシェアをしてみましょう。相手がどうしてそこに着目したのか，なぜ気づけたのかも質問してみると，自分自身の観かたや考えかたの参考になります。

3. 医療者として観察する目を養おう！

　PT・OT・ST として患者さんを観察することはとても大切です。相手の身体の動きや表情といった非言語情報から，その人の身体状況や理解力などを判断したり推測したりすることができるからです。初めて出会う患者さんであっても，挨拶される際に言葉が上手く出てこなければ言語障害があることが推測できますし，いつもは笑顔なのに険しい表情でリハビリ室にやってきた患者さんからは，何かよくない変化が起こっている様子が伝わってきます。観察からさまざまなメッセージを読み取ることによって，大切な情報を得ることができるのです。

4. 何を観察するのか

　それでは実際に何を観察する必要があるのでしょうか。ここでは，視覚情報として得られる非言語コミュニケーションのメッセージが，相手への理解を深めるためにどのような情報として活用できるのか，具体的に見ていきましょう。

　表 3-6 の観察項目から得られる情報は，言葉以外で伝わってくる，その人が発信している大切なメッセージです。これらの非言語情報をもとにして言語コミュニケーションをすることで，新たな情報を知ることになり，問題解決に結びつくこともあります。非言語情報を大切に扱うよう心掛けましょう。

表 3-6　観察から読み取ることができる非言語情報

	観察項目	獲得情報
1	体格	性格・生活習慣・栄養状態
2	みなり・外見	生活レベル（経済状態）・趣味・趣向
3	姿勢	身体の状態・精神状態・性格・年齢
4	表情	心の状態（楽しさ・喜び・悲しさ・怒り・不安）・理解の度合
5	顔色	体調・栄養状態・精神状態
6	目の動き	性格・自信の有無・落ち着き（心の動き）・精神状態
7	パーソナル・スペース(*)	精神状態・性格・人間関係
8	動作（身体の動き）	心身の状態・文化背景・しつけ（生育環境）・習慣・マナー・人柄・習得している技術・教育
9	時間行動（どのように使っているか）	性格・価値観・自己管理能力・生活スタイル・身体能力・出身地域
10	身体の生理的変化（発汗・発熱・震え）	緊張状態・体調の変化・性格

（＊）私たち1人ひとりがもっていると考えられる個人空間のこと。人の体を直接に取り巻く目で見ることができない空間領域であり，携帯用の縄張り（portable-territory）とも言われる。パーソナル・スペースは人によって異なるもので，他人が侵入してくると強い情動反応が引き起こされる。

5. 観察した内容をどのように臨床現場で活用するか

❶ 本人にフィードバックする

【例】 PT 「今日は昨日に比べると足がよく上がっていて，姿勢もいいですね！」

患者 「そうですか！嬉しいです。昨日言われたことを注意してるんです。」

❷ 記録する

　どのようなことが観察されたのかを記録することは大切な情報になります。過去に同じことが観察されていたと記録があれば比較材料になりますし，現状を記録しておけば，将来比較するための材料として役立ちます。

❸ 情報提供する(必要とする関係者に対して)

　観察した情報を関係者に提供することで，その情報を活用してもらうことができます。関係者が新たに情報を収集する手間を省くことができますし，場面によって異なる状態が観察される場合，その違いが新たな情報となることがあります。看護や介護場面では介助が必要なのに，リハビリ場面では自分で行うことができる，などという内容はよく観察されるものです。

❹ ご家族に確認する

　観察されたことが以前にもあったかどうか，本人に直接確認できない場合や家族からの観かたを確認したい場合に，家族から直接情報を得ることが有益な判断材料になります。

6. 臨床現場における観察の際の注意点

❶ 観察の"敵"，「先入観」に惑わされない

　観察を行う際に重要なのは，「今ここでの事象をあるがまま観る」ということです。ところが，知識や経験などがあると私たちはそれらに支配されてしまい，なかなか「あるがまま」の状態を純粋に観察することが難しくなります。過去の情報は現在と比較するという意味において重要ですが，それが先入観として働きすぎると推測が自動的に働き，勝手な判断が起こってしまうのです。この「先入観」に惑わされないようにするためには，観察する際は常に意識的に情報を「0(ゼロ)に戻す」ことです。つまり，観察するものを初めて観るような見かたをする習慣を身につけるということです。先入観にとらわれずに観察する習慣を身につけて行くようにしましょう。

❷ 観察した情報を確かめる

　観察して何らかの情報を得たとしても，観察した側の勝手な判断や推測だけで相手の真の状態がわかるわけではありません。受け取った情報を手がかりに，相手に事実を確認するためのコミュニケーションが必要です。

【例】 OT 「今日は元気がないように見えますが，また肩が痛み出しましたか？」

患者 「いえ…，実は自宅で飼っていたセキセイインコが逃げてしまったんです…」

> 三人行えば，必ず我が師有り．其の善なる者を択びて之に従い，其の善ならざる者にして之を改む。
> 解釈：三人が行動すれば，その中には必ず自分の先生となる人がいるものだ。善い人を選んで見習い，善くない人を見てわが身を振り返り，自らを改めることである。(えんぴつで論語より)[22]

3 他者の観察眼も活用する

　自分が観察して得た情報や行った解釈について，他の人とシェアするようにしてみましょう。観察のしかた，情報の読み取りかた，解釈のしかたなどは人それぞれ異なる視点があるため，他の人と共有することで自分の解釈の間違いに気づくことにもつながります。『こんな観かたや解釈のしかたもあるものなのか』と新たな発見になります。できるだけ多くの人と意見交換などを行い，多様な観かたがあることを学びましょう。一方，専門家として同じ観かたができるようになることが必要なこともあります。これには，観察のために押さえるべきポイントがどこなのか，基礎をしっかり学ぶことが重要になります。

3 観察が重要なコミュニケーションスキル

　相手との信頼関係を築くために効果的な方法として，ミラーリングとペーシングがあります。これらは優れた心理療法家たちが共通に行っていた技法であり，私たちも日常で無意識に使っていることがあります。ここでは Work を通して体験してみましょう。

1．ミラーリング(mirroring)

　ミラーリング[23~25]とは，話をしている相手とボディランゲージ(body language)を合わせることです。例えば，目の前に座っている相手が右足を上に組んでいるなら，あなたは左足を上にして組み，相手が左手で髪をかき上げたら，同じように自分の右手で髪をかき上げるのです。まるで鏡に映っているかのように姿勢や動作，身振りや表情などを相手と同じ動きになるようまねすることで，無意識レベルでの親和関係が築きやすくなります。日常においても，目の前にいる誰かと同じタイミングでカップを持ったことで何かつながっている感覚を覚えた，というようなことを体験したことがあるかもしれません。

　このスキルは「同調」が生む心理的な効果を活用しているものですが，相手をまねるためにはよく観察することが不可欠であるため，PT・OT・ST として相手を観察する練習としても活用できるでしょう。

Work 21 ミラーリング(ペアワーク) (所要時間：10分)

　2人一組になってAさん，Bさんを決め，向き合って座りましょう。

① まずAさんがBさんの趣味について尋ねます。「Bさんの趣味は何ですか？」
② AさんはBさんの話を聴きながら，Bさんの姿勢，仕草，表情，呼吸など，目に入るものすべてを真似してみましょう。ただしあまり露骨にすると相手にわかってしまい，逆効果になるため，まねる程度は相手より少し小さめにさりげなく行います。(3分間)
③ 終わったら，お互いに印象を話します。(1分間)
④ 役割を交替して行いましょう。(3分間)
⑤ 終わったら，お互いに印象を話して，振り返りを行いましょう(2分間)
＊振り返り a：相手の動作を真似することで，あなたはどのようなことを体験しましたか？
　　　　　 b：相手が自分の動作を真似した結果，あなたはどのようなことを感じましたか？

＊ここでは，お互いにミラーリングされる状況がわかったうえで行っていますが，日常生活の中でさりげなく相手をミラーリングしてみると，ラポール(親和関係)が築きやすくなることを体験できるかもしれません。

2. ペーシング(pacing)

ペーシング[26]とは，呼吸や話をするスピード，声の調子，動作などを相手のペースに合わせることです。私たちは，初対面の人や自分とは違うと感じられる人に対して警戒心を抱きます。これは自分と相手の違いに不安を感じるからです。とくにそれぞれがもっている"ペース"(話す速さ・歩くスピード・食べる速さなど)は人によって異なり，相手との違いを感じる要素になっています。例えば恋人と一緒に歩いているとき，歩くスピードが合わずにおいていかれてしまうと，相手の心が離れているように感じて淋しく思ったり不満に感じたりするかもしれません。しかし相手が自分に歩調を合わせてくれれば，気持ちの距離もぐっと近く感じられるようになります。人とペースを合わせることで，私たちは無意識レベルでの親和関係を築くことができているのです。ペーシングには，呼吸，動作，話のスピード，声の大小，感情などがあり，私たちは日常生活の中で人とのコミュニケーションに活用しています。

Work 22　ペーシング(ペアワーク)(所要時間7分×2パターン)

◆パターン1：呼吸合わせ

2人一組になり，Aさん，Bさんを決めて向き合って座りましょう。

① AさんはBさんをよく観察してBさんの呼吸に自分の呼吸を合わせます(呼吸合わせ)。

② AさんはBさんの呼吸のペースを身体全体で感じながらペーシングします(2分間)。

③ 役割を交替して行いましょう。(2分間)

④ 2人とも終わったら振り返りをしてみましょう。(2分間)

　＊振り返り a：呼吸を相手に合わせた結果，どのようなことを感じましたか？

　　　　　　 b：相手が自分の呼吸のペースに合わせた結果，あなたはどのようなことを感じましたか？

◆パターン2：会話のペースを合わせない

2人一組になり，Aさん，Bさんを決めて向き合って座りましょう。

① AさんはBさんに質問します。「最近興味のあることは何ですか？」

② AさんはBさんの話をしているスピードよりもはるかにゆっくりとした口調で相づちを打ったり質問したりして，Aさんの話をよく聴きます。(2分間)

③ 役割を交替して行いましょう。(2分間)

④ 2人とも終わったら振り返りをしてみましょう(2分間)

　＊振り返り a：自分が話をしているとき，相手の聴きかたから感じることは何かありましたか？

　　　　　　 b：相手のペースに合わせない聴きかたをしているとき，何か感じることがありましたか？

　＊ここまでの体験を通して気づいたことについて，クラスで発表してみましょう。

ふだんの生活を考えてみると，仲のいい友だちは，自分とペースが合っていることが多いも

人生において，もっとも大切なとき，それはいつでも『いま』です。（相田みつを：書家・詩人）[27]

のです。逆に苦手だと思うタイプの相手は，自分とは何か違っていたりペースが合わなかったりすることがわかります。コミュニケーションの上手な人は，相手のペースに合わせて自分のペースを変えることを無意識に行っています。これが，コミュニケーションスキルとして効果的なペーシングの活用のしかたです。

 まとめ

1. 「みる」には，見る・観る・診る・看る・視る があり，PT・OT・ST が患者さんのリハビリをする際に行うのは "観る" "診る" という行為です。医療者になるということは，一般的な「見る」から専門家としての目で「診る」「看る」「観る」などのみかたを身につけることです。

2. PT・OT・ST として患者さんの「障害」や「症状」にばかりとらわれるのではなく，1 人の生活者としてのその人を見ること，そしてその人の心情に配慮しながら「想いを見る」ことを大切に，温かな心で関わっていくことが必要です。

3. 観察力とは観察によってさまざまな気づきを得ることができる能力であり，観察力のある人はミスを防げたり，行動選択が適切にできたり，周囲から信頼を得られたりします。

4. 観察から読み取ることができる非言語情報には多くの内容があり，相手への理解を深めるための情報源として活用できます。

5. 「ミラーリング」「ペーシング」は "同調" が生む心理的な効果を活用したコミュニケーションスキルであり，信頼関係を築くうえで役に立ち，観察が重要なものです。

問題

17. **医療者として観察することについて，次の文章の中から誤っているものはどれか。**

　① 医療者として患者さんを見る際には，「冷静な頭で観る」「温かな心で見る」の両方が大切である。

　② 観察から読み取ることができる非言語情報には，患者さんを理解するうえで重要なものが多くある。

　③ 観察した内容を患者さんにフィードバックすることは臨床現場で行われることである。

　④ 観察して受け取った情報を手掛かりに，相手に事実を確認するコミュニケーションが必要である。

　⑤ 観察した情報を解釈する際に，同僚と共有することは禁じられている。

18. **コミュニケーションスキルについて以下の内容で正しいものを 3 つ選べ。**

　① ミラーリングは相手の姿勢や動作などを真似ることで親和関係を築くために効果的なスキルである。

　② ミラーリングは相手の姿勢や動作などを鏡の前で真似てみることで相手を理解するスキルである。

　③ ペーシングは相手とペースを合わせることで安心感や親近感を与えるコミュニケーションスキルである。

④ 歩く速さや食べる速さはペーシングには関係ない。

⑤ 信頼関係を築くコミュニケーションスキルとして，ミラーリングとペーシングは効果的である。

解答 17：⑤　18：①③⑤

Work 19 の解答 (81 頁)

スタート!!

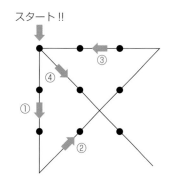

Q1. ① 視野を広くもつこと
　　② 答えは考えている範囲を超えたところにある
　　③ 可能性を拡げて考えよう
　　④ 飛び出していいんだよ
　　⑤ 固定観念を外してみよう
　　⑥ 小さな枠組みだけで考えるとたどり着けない
　　　＊他にもいろいろ考えられます。

Q2. 答えは無限です。好きなサブタイトルを作ってみてください。

第10回 よい聴き手になるための聴きかた

学習内容　「きく」とはどのようなことなのか，そしてよい聴き手になるために必要なことは何かを，体験を通して学ぶ

学習目標　1. 「きく」とはどういうことか，「聞く」「聴く」「訊く」の違いを説明できる
　　　　2. 対人コミュニケーション場面における「聴きかた」の違いについて理解できる
　　　　3. 聴くために必要な「言語以外の情報」「頷き」「相づち」について説明できる

キーワード　きく　聞く　聴く　訊く

あなたへの質問　①あなたは人の話は聴くことができているほうだと思いますか？
　　　　②あなたは人から「あなたに話を聴いてもらいたい」と思ってもらえる人ですか？
　　　　③あなたは誰かの話を聴いているとき，何をしている人ですか？

❶ きく力

1.「聞く(hear)」「聴く(listen)」「訊く(ask)」

「きく」には，「聞く(hear)」と「聴く(listen)」と「訊く(ask)」があります。どのような違いがあるのか，あなたは説明できますか？

相手理解は，まず聴くことから始まる。

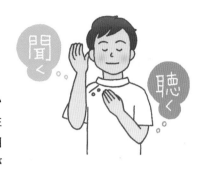

(1) 聞く(hear)：音や声を耳で感じ取ること
(2) 聴く(listen)：注意しながら耳を傾けること(傾聴)
(3) 訊く(ask)　：尋ねる(質問する)こと

　(1)と(2)の大きな違いは「意識の違い」です。意識していなくてもきこえてくるものが「聞く」，意識して自分から注意しながらきくことが「聴く」です。人の話をきく際は，相手の話を注意深く「聴く」ことが大切であり，「聴く」ことができるようになるためには，「聴きかた」について学び，練習を重ねる必要があります。また(3)は尋ねるという意味での「きく」で，これは相手に質問をするという意味です。質問することは，"相手から情報を得る""相手に興味・関心を示す""その人に何かを考えさせて気づかせる"などの目的と意図があります。

> 先生に，人の話を「聴く」ときに気をつけていることについて聞いてみよう！

One Point 8　　　　「聞く」と「聴く」の違いはこうやって覚えよう！

　「聞く」の漢字"聞"は門の中に耳が入っています。門は開閉可能なので，自分が聞きたいときには門を開き，聞きたくないときには門を閉じればよいという勝手な聞きかたです。門は開きっぱなしにしていれば外の音は勝手に耳に入ってくるというわけです。これに対して「聴く」は十四の心で聴くという，耳だけではなく"心"で受け止めて注意深く聴いていることを表しています。この十四の心とは，①感謝する心，②明るい心，③優しい心，④受容する心，⑤共感する心，⑥素直な心，⑦誠実な心，⑧尊重する心，⑨肯定する心，⑩愛する心，⑪楽しめる心，⑫公平な心，⑬信頼する心，⑭理解する心，です。「聴く」とは勝手に聞こえてくる音ではなく，自分から相手の話に耳を傾けて聴く積極的な行為なのです。

2.　場面による「ききかた」の違い

　私たちはさまざまな場面で「きく」という行為を行っています。学校では授業を聞いていますし，友だちの話を聴くこともあるでしょう。そして日々の生活の中では，聞きたくない話を聞くこともあるかもしれません。これらの日常会話では，その場に応じて聞く・聴く・訊くを使い分けています。**表3-7**は，1対1の「対人コミュニケーション」で行われる「ききかた」の違いについて示したものです。カウンセリングやコーチング，医療面接やリハビリテーション場面で「きく」ということは，相手の話を「専門家としてきく」ことであり，それぞれの「ききかた」に特殊性があることがわかります。

3.　自分は話を聴かせてもらえる人間なのか？

　どのように人の話を聴いたらよいのか，その方法を学ぶことはできますが，どれだけ人の話を聴く方法を学んでも，人があなたに話をしてくれるとはかぎりません。それは，相手が話ができる情態で，「話をしたい(聴いてもらいたい)」，あるいは「話をしてもよい」と思わなければ，話をしてくれることはないからです。そして，話をする相手として「あなたでいい(あなた

表 3-7 対人コミュニケーション場面における「聴きかた」の違い

	日常会話	カウンセリング	コーチング	医療面接	リハビリテーション
聴き手と話し手の関係性	家族・友人・職場の人など，あらゆる人が関係する	カウンセラー⇔クライアント	コーチ⇔クライアント	医療者⇔患者	セラピスト⇔患者
場　面	自宅・学校職場など，あらゆる日常生活の中で	カウンセリング	コーチングセッション	医療面接	リハビリテーション
時　間	状況によって異なる	限られている通常 50〜60 分	限られているが，1 回 40〜120 分などさまざま	限られている診察時間内	限られている1 回 20〜60 分
目　的	交流・情報交換・関係構築	クライアントの問題解決	クライアントの目標達成	患者との信頼構築と情報収集	患者の治療・情報収集・関係構築
方　法	対面・電話	対面	対面・電話	対面(家族が同席する場合もある)	対面(家族が同席する場合もある)
聴きかたの特徴	相手との会話の中で聞く・聴く・訊く	傾聴(聴き手は自分の話はしない)	話し手が気づきを得るための「質問」をする	患者の話を聴く(傾聴)必要に応じて質問をする	会話・傾聴・必要に応じて質問や自己開示を行う
聴き手に必要な姿勢	立場に応じた姿勢が求められるが，時と場合によって応じられないこともある	受容・共感的理解・自己一致・ケアリング・肯定的な見方がプロとして求められる	クライアントが目標地点に到達するまで可能性を支持しながら自発的な行動をプロとしてサポートする	診断や治療に必要な情報を得るために，患者が話しやすい受容的な雰囲気をつくる	患者の心身の状態を把握しながら感情を理解し，その人らしく生きるための支援をする
聴き手に必要な技術	なし	カウンセラーとして必要なカウンセリングスキル	コーチとして必要なコーチングスキル	情報収集能力傾聴想像力	想像力情報収集能力傾聴

がいい)」と認めてもらえなければ，話はしてもらえないのです。とくに言語障害がある患者さんの場合，言葉にできない感情を受け止めてもらえるかどうか，伝わるまで辛抱強く関わってくれるかどうかが見られています。自分が相手の話を聴かせていただく人間として認めてもらえるかどうか，まずそこからがスタートです。あなた自身は，どんな人に自分の話を聴いてもらいたいと思いますか？

Work 23 聴き手として認めてもらえる自分づくり(グループワーク)(所要時間：15 分)

　「この人に自分の話を聴いてもらいたい」と思ってもらえる人になるには，どんな自分になることが必要だと思いますか？3〜4 人でグループになり，以下の内容について話し合いながら，「聴き手」として必要な条件を5つ，挙げてみて下さい。

① あなたが誰かと話をしていたとき，突然その人と話をしたくなくなってしまったことはありますか？
　それはどうしてですか？

あなたが自分に正直であれば，人はあなたに正直に打ち明けるでしょう。

② 誰かに話を聴いてもらっているとき，「もっと話したい」と思えるのは，どのように聴いてもらえて
いるときですか？

③ あなたは人から相談事を持ちかけられるほうですか？

④ 誰かが自分の話をあなたにしているとき，あなたはどのように聴いていますか？（どのようなこと
に気をつけて聴くようにしていますか？）

4. 聴くことは相手を理解すること

　相手が話をしているとき，あなたはどのように聴いているでしょうか？　自分にとって興味のない話だったり，話が長くなってきたりすると，相手の話を集中して聴き続けるのはなかなか難しいものです。また，話を聴きながら自分の話もしたくなってくると，もはや相手の話を聴く情態ではなくなります。しっかり聴くためには自分の心の声をとめ，相手の話に集中する必要があります。たとえ相手の話そのものに興味をもてなくても，「この話の背景にあるものは何か？」「なぜこの人はそのような受け取りかたや感じかた，考えかたをするのか？」といったことに興味をもって聴くことで，相手を理解することにつながる聴きかたができます。聴くという行為は受け身的なように思えますが，相手を理解するためには聴くことが不可欠であり，そのためには積極的な聴きかたが求められるのです。

Work 24 ｜「聴く」(ペアワーク)(所要時間：10分)

① 2人一組になってAさん，Bさんを決めます

② AさんはBさんに，「Bさんはどうしてこの道を選んだのですか？」と質問します

③ Bさんは答えられる範囲で答え，AさんはBさんの話をよく聴きます(2分)

④ Bさんの話が終わったら，AさんはBさんに「Bさんがこの道を選んだ理由は○○ということですね」と確認する(リフレージング，Column 9 参照)

⑤ 終わったら2人で振り返ります(AさんはBさんの話を聴けていましたか？)(1分)

⑥ 役割交替して行います(終わったら2人で振り返ります：BさんはAさんの話を聴けていましたか？)

⑦ 2人とも終わったら，「聴く力チェックリスト」(表3-8)をやってみましょう

Column 9　リフレージング

　誰でも自分の言ったことが正確に相手に伝わったかどうか，気になるものです。伝えた内容が重要なことであればなおさらです。聴き手から「あなたのおっしゃったことはこういうことですね」と，話し手が言ったことを確認することを"リフレージング"(rephrasing)と言います。飲食店などで注文した際に，店員が「それでは，ご注文を繰り返します。ナポリタンがお1つ，シーフードピザがお1つ・・・」などと言うのがそれです。つまり，話し手が言ったこと(phrase：フレーズ)を繰り返して(re-：再び)確認することで，ミスを防ぐ意味合いがあるのです。同時に，聴き手に伝わったことがわかるので，話し手も安心感を得ることになります。確認のためのリフレージングは必ず行いましょう。

表 3-8　聴く力チェックリスト

段階	能力	番号	チェック項目	○×
非言語での反応	聴くための基本的な態度	1	開いた姿勢（腕や足を組まない）で聴いている[*1]	
		2	相手の話に興味をもって聴いている	
		3	話をする相手の方に，顔だけでなく身体も向けている	
		4	相手と目の高さを同じにして聴いている[*2]	
		5	相手を見ながら聴いている	
		6	相手の話をさえぎらずに最後まで聴いている	
	聴くための基本的技術	7	相手が話をしやすいように，自分がリラックスした状態をつくっている	
		8	アイコンタクトをしながら聴いている	
		9	頷きながら聴いている	
		10	相手のペースに合わせて聴いている	
		11	相手に共感しながら聞いている	
心での反応	感じ取る力	12	相手の心の声（本音）を感じながら聴いている	
	読み取る力	13	言語情報だけではなく，準言語情報を読み取りながら聴いている[*3]	
		14	相手の物語（184 頁参照）を聴いている	
言語での反応	聴くための基本的技術	15	相づちを打ちながら聴いている	
		16	「あなたの言ったことはこういうことですか？（リフレージング，91 頁参照）」と相手の言ったことを確かめている	
		17	聴くだけでなく，時折質問して（訊いて）いる	
		18	相手の話を聴くだけでなく，自分の話もしている[*4]	
自己内対話への反応	メタ認知能力	19	自分の心の声に耳を傾けるのではなく，集中して相手に注意を向け続けながら聴いている	
		20	聴きながら判断や評価することに忙しくなるのではなく，相手の情報をしっかり受け取りながら聴いている	

＊1　腕組みや足組みは防衛反応の 1 つです。つまり，相手を警戒していたり自分を知られたくなかったりしたときに無意識に取っている行動なのです。話を聴く際に聴き手が閉ざしていると，話し手は聴いてもらえないと思ってしまうため，人の話を聴く際には心も身体も開いた状態であることが大切です。

＊2　車椅子に座っている人，ベッドに寝ている人には目線が同じ高さになるようにします。

＊3　声の大小や高低，話の速度などの音声上の特徴（表 3-1，73 頁参照）。

＊4　相手に対して自分のことを自由に表現すれば，相手も自分のことを語りやすくなるという相互作用があります（自己開示の返報性，27 頁参照）。心理学者のトマス・ゴードン（Thomas Gordon）博士は，著書の中で医療専門家が患者に対して自己開示することで，患者の自己開示を促すことについて述べています。

　ただし，カウンセリング場面でプロがクライアントの話を傾聴する際や，セラピストが患者の話を傾聴する場面では，聴き手は自分の話はせず，聴くことに徹します。

❷ 聴きかた

1．言葉以外の情報をいかに聴くか

　準言語は「周辺言語（paralanguage）」ともいわれ，声の大小，高低，話のスピード，抑揚など，音声上の性質や特徴のことです（表 3-1，73 頁参照）。私たちは元気のないときには声が

小さくなったり，緊張すると声が上ずったり，興奮すると早口になったりします。相手が話をしている内容だけではなく，どのように話をしているのかという，話をしている相手の"状態"にも気を配ると，さまざまな情報が聴こえてきます。とくに話のしかたには話し手の本人も気づいていない心の情態が反映されるため，音声から受け取ることができる相手の気持ちを丁寧に感じながら聴くようにしましょう。

2. 頷き（うなずき）
◪ "頷く（うなずく）"とは
　"頷く（うなずく）"という行為は，相手の話を聴いているというサインであり，話の内容を肯定的に受け止めているという意思表示です。もしも自分が相手に何かを話しているのに，相手が全く頷かないままだとしたら，どのように感じるでしょうか？　通常は，「この人，私の話をちゃんと聞いてくれているのかな？」と不安な気持ちになってくるものです。

◪ 頷きの効果
　相手が見えるコミュニケーションでは，頷くという行為そのものが話し手に安心感を与えるとともに，肯定的に受け止めていることを伝える役割をしています。聞き上手は頷き上手でもあります。頷くことは話し手の話を促進する効果があります。頷く際のポイントは，しっかりと相手を見て頷くことです。これによって，言葉によるコミュニケーションがなくても，聴き手の考えや気持ちが伝わりやすくなります。

◪ 効果的な頷きの方法
　「頷き」と「相づち」を合わせて行うことで，話し手の視覚と聴覚の両方に"あなたの話を聴いていますよ"と訴えることができ，より表現力豊かに話し手に対して伝えることが可能になります。

Work 25 ▶ 頷き（ペアワーク）（所要時間：8分）

①2人一組になってAさん，Bさんを決めます
②AさんはBさんに，「Bさんのこれまでの人生で一番嬉しかったことは何ですか？」と質問します
③Bさんは答え，AさんはBさんの話をよく聴きますが，頷きません（相づちはOK）（2分）
④終わったら直ちに役割交替して同じように行います（2分）
⑤2人とも終わったら，2人で振り返ります（お互いに相手の話を十分聴いていましたか？聴いてもらえましたか？）（3分）
⑥頷きについて感じたこと，考えたことをまとめてみましょう

3. 相づち
◪ 相づちとは
　相づちとは，相手の話に対する聴き手側の反応です。聴き手が話し手に関心をもち，理解していることを示すものであり，聴き手の相づちは話し手を安心させたり話を促進させたりする効果があります。実際に相手の話をよく聞いていないと相づちは打てないため，話し手に「あ

表3-9　相づちの種類

	反応状態	相づちの例
1	同意	はい・うん・ああ・ええ・そう・そうですね・なるほど・いかにも・たしかに・やはり(やっぱり)・そのとおりですね
2	促進	それで?・それからどうなったんですか?・次は?・というと?
3	共感	大変でしたね・難しいですね・厳しいですね・面白いですね・興味深いですね・良かったね・困ったね
4	驚き	へえ～!・えっ!?・何ですって?・ホントに!?(マジで!?)・本当ですか?・そうなんですか?
5	感嘆	すごい!・え～っ!?・すごいですね!・すばらしい!!
6	転換	ところで・話は変わりますが・それでは・そう言えば

なたの話をよく聴いていますよ」と伝える最良の方法は，相づちを打つことなのです。

2 相づちの種類

　相づちにも種類があり，どのような反応をするのかで使う相づちも変わります。あなたはふだん，どのような相づちをよく使っていますか。**表3-9**に示す相づちのうち，よく使うものを○で囲んでみましょう。

3 相づちのバリエーションを増やす

　自分が使う相づちは，だいたい決まっているものです。**表3-9**に示した相づちの中で，あなたが使わない“反応状態”の相づちも意識して使えるようにしていきましょう。

　一番多く使われるのは「同意」の相づちです。これらは会話にリズムをつくる効果がありますが，たとえば「そう」や「うん」しか使わないとしたら単調な聴きかたになってしまい，「話聴いてる?」と思われてしまいかねません。たとえば以下のようなバリエーションをもたせることで，聴きかたにも変化をつけることができます。

　「そう」→　「そうそう」「そうなんですか」「そうなんですね」

　「うん」→　「うんうん」「ええ」「へえ」「はあ」「なるほど」

4 相づちを打つときのポイント

　“感情を込めること”であり，これにより共感性を高めることができます。

5 相づちはタイミングが大切

　「相づち」は，もともと鍛冶(かじ)の職人が2人で息を合わせて交互に槌で刀を打つことが語源になっており，タイミングが大切です。聴き手が話し手の話のテンポをよく感じ取って相づちを打つことができれば，話し手も話がしやすくなります。反対にタイミングを逃してしまうと話の流れを止めてしまったり，逆の意味に受け取られてしまったりということが起こります。

　パターン1　患者　：「昨日の晩は，肩の痛みが強かったんです」

人から批判されることを恐れてはならない。それは成長の肥やしとなる。（トーマス・エジソン：米国の発明家）

OT ：「そうでしたか」

パターン2　患者　：「昨日の晩は，肩の痛みが強かったんです」

OT ：「…そうでしたか…」

患者 ：「…今日は（リハビリ）やらないほうがいいですか…？」

　一方，相づちのタイミングがずれるときは，何かを考えていて言葉にはまだできない状態であったり，感情が沸き上がってきてすぐさま反応するのは困難な情況であったりすることがあります。そこには何らかの情報が表現されているため，会話の際の"間"を敏感に感じ取り，必要に応じてその意味情報について相手に確認するようにしましょう。パターン2では，患者さんのほうがOTに確認をしています。

6 注意したい相づち

1) 同じ言葉を連発する相づちはNG

落ち着かない軽い印象になりやすいので，使わないようにしましょう。

【例】 「はい，はい，はい，はい，はい」
　　　「なるほど，なるほど，なるほど」

2) 目上の方に「うん」「ええ」は失礼

　相づちは無意識に打っていることも多いため，気づかず使ってしまうことがあります。年齢や立場が上の方には「はい」と言えるように注意しましょう。

3) 「わかる」は要注意

　口癖のように使われていることがありますが，これは聴き手側が自分なりの解釈でわかって

Column 10　　　相づちは文化である

　日本人が中国人やアメリカ（とくに北米）人と会話をしていると，彼らがこちらをじっと見つめたまま，あまり相づちを打たないことに気づきます。言葉の壁の問題もあり，自分が言っていることが本当に相手に伝わっているのか不安になってくるのですが，とにかく，最後まで話すよう促されます。そして話し終わると丁寧な答が返ってくるので，『ああ，ちゃんと伝わっていたんだ。聴いてくれていたんだ』と思うのです。

　日本語における会話の特徴の1つは，相づちが多いことです。これに対して中国や北米では"人の話は静かに聴くものである"と考えられているため，相づちを頻繁に打つことは失礼なこととされているのです。しかしながら，日本人同士であっても，人によって相づちをよく打つ人と打たない人がいるのも事実です。相づち1つをとっても個人個人の聴きかたのスタイルには違いがあり，相手のスタイルが自分のスタイルと合わなければ，誤解が生まれることも考えられるのです。対人コミュニケーションにおいて，相手の聴きかたのスタイルを相手の文化としてとらえ，理解することも相手理解のためには必要なことといえるでしょう。

いるという勝手な判断によるもので，相手のことが真にわかることはありません。相手への共感を示す意味で「わかります」と言ったことが，かえって相手から「あなたは経験していないのだから，私の本当の気持ちがわかるはずがない」などと反感を招いてしまうこともあります。安易に「わかる」と言っているときはないか，気をつけましょう。

4）電話での相づち

やりとりが相手に見えないため，頷く代わりに「相づち」を効果的に使う必要があります。見えない相手に「あなたの話を聴いています」ということを伝えるためには，「なるほど」「そうなんですか」など，できるだけわかりやすい言葉ではっきりと伝えることが必要です。

まとめ

1. 「きく」には，「聞く(hear)」「聴く(listen)」「訊く(ask)」があり，意識していなくてもきこえてくるものが「聞く」，意識して自分から注意しながらきくことが「聴く」です。
2. カウンセリングやコーチング，医療面接やリハビリテーション場面で「聴く」ということは相手の話を「専門家として聴く」ことであり，それぞれに聴きかたの特殊性があります。
3. 話をしている相手が何を話しているかだけではなく，"どのように話をしているのか"(準言語コミュニケーション)にも気を配ると，さまざまな情報が聴こえてきます。
4. "頷く"ことは相手の話を聞いているサインであり，話の内容を肯定的に受け止めているという意思表示です。タイミングのよい頷きは話し手の話を促進する効果があります。
5. "相づち"とは，相手の話に対する聴き手側の反応であり，タイミングが大切です。しかし，タイミングがずれるときには何らかの情報が隠されているため，会話の中の"間"の示す意味情報については敏感に感じ取る必要があります。

問題

19. 聴くための基本的態度(表3-8，92頁)で誤っているものはどれか，1つ挙げよ。
    ① 開いた姿勢(腕や足を組まない)で聴く。
    ② 話をする相手の方に，顔だけでなく身体も向けて聴く。
    ③ 相手と目の高さを同じにして聴く。
    ④ 相手を緊張させないように相手を見ないで聴く。
    ⑤ 相手の話をさえぎらずに最後まで聴く。

20. 相づちについて示した以下の中から誤っているものを挙げよ。
    ① 相づちには話し手の話を促進する効果がある。
    ② 相づちには反応状態によって色々な種類がある。
    ③ 相づちは感情を込めることで共感性を高める効果がある。
    ④ 相づちは，タイミングを逃してしまうと話の流れを止めてしまったり，逆の意味に受け取られてしまったりすることが起こる。
    ⑤ 「わかる」は相手への共感を示す意味で積極的に使う。

解答 19：④　20：⑤

言ったなら言ったなりの，黙っているなら黙っているなりの，自分の行動の結果に責任を持つこと。

第11回 伝わる伝えかた

- **学習内容** 「伝える」とはどのようなことか，自分の伝える力にはどこに課題があるのか，伝わる伝えかたとはどういうことなのか，体験を踏まえながら学ぶ

- **学習目標** 1. 伝えるプロセスを理解し，自分の課題はどの段階にあるのかを明らかにできる
  2. 伝わるための確認ポイントを説明できる
  3. 「つうでんけいアプローチ」について理解し説明できる

- **キーワード** 伝える　伝える力　ノイズ　伝わる　ほうれんそう
  つうでんけいアプローチ

- **あなたへの質問** ①あなたは伝え上手ですか？
  ②あなたは「伝わる」ためにどのような工夫をしていますか？

❶ 伝える

　"伝える"という行為は，①送り手から，②受け手に，③伝えたい情報（メッセージ）を，移動させることです（**図3-1**）。①〜③のうちのどれが欠けても伝えるという行為は成り立ちません。私たちはさまざまな方法で自分がもっている情報（メッセージ）を他者に伝えることを日々行っているのと同時に，他者がもっている情報を自分が受け取ることもしています。ここでは伝えるためのプロセスについて考え，自分自身の伝えかたの課題を知り，"伝わる伝えかた"について学んでいきましょう。

❷ 伝えるための3つのステップ

　人に何かを伝えた結果，うまく伝わらなかったり，伝えた内容が誤って受け取られたりすることがあります。どうしてそのようなことが起こるのでしょうか。実際に人に何かを伝える際

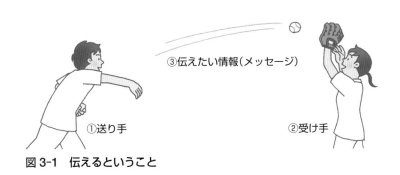

図3-1　伝えるということ

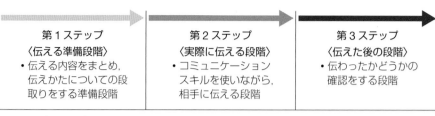

図 3-2　伝えるプロセス

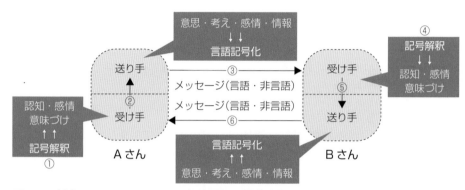

図 3-3　対人コミュニケーションの伝達過程と構成要素

には, **図 3-2** に示す 3 つのステップがあります。もしも伝えたいことがうまく伝わらなかった場合, これら 3 つのうちのいずれかの段階に問題があることが考えられます。

Work 26　名画制作(全体ワーク＊教室で一斉に全員で行うワークです)(所要時間：10分)

＊教員は単純な絵を準備し, 受講生に白紙(A4〜B4 程度の大きさ)を配布する

① 教員は全員に口頭で絵の説明を行い, 受講生は言われた通りにその絵を描く(約 3 分)

　注)教員が絵の説明をしている最中, 受講生が教員に質問することはできません。

② 描き終わったら周囲の仲間と自分の描いた絵を見せ合う

③ 教員はもとになった絵を全員に見せる

④ 教員の絵と自分の描いた絵を比較して, 異なる点について確認する

⑤ 振り返りを行う　a.教員の伝え方の問題となる点は何か　b.自分の受け取り方の問題となる点は何か

(Work に関するコメントは 105 頁にあります)

❸ 伝えることを妨げる「ノイズ」とは

　伝えたいことが相手に上手く伝わらないとき, **図 3-3** に示した, コミュニケーションの送り手と受け手の間で交わされるやりとりの伝達過程で, 何らかの障害が起こっていることが考えられます。このようなコミュニケーションの送り手と受け手に存在する, "正確な伝達を妨げる障害"のことを「ノイズ(noise)」と言います。ノイズには **1** 物理的ノイズ, **2** 心理的ノイ

正しいこと言うときは，相手を傷つけやすいものだと知っておこう。

ズ，**3**意味的ノイズの 3 つがあります。

1 物理的ノイズ

　周囲の音がうるさくて声が聞こえなかったり，相手との距離が遠かったり，部屋が暗くて相手の顔が見えなかったりといった，物理的な要因を「物理的ノイズ」といいます。

2 心理的ノイズ

　相手や物事に対する偏見や先入観によって，認知や思考の歪みが起こり，適切な意味の伝達が妨げられるといった心理的な要因を，「心理的ノイズ」といいます。

3 意味的ノイズ

　送り手と受け手に共通言語がなかったり，共通認識が欠けていたりすることで起こるものが「意味的ノイズ」です。医療現場で専門の異なる職種間で理解できない専門用語によりコミュニケーションが上手くいかなかったというような状況はこれにあたります。

　このような"ノイズ"によって，正しく伝わらない環境が生まれることができるだけないように，ふだんから意識して起こりやすいノイズへの対策をしておくとよいでしょう。

❹ 自分の「伝える力」を知ろう

　あなたは伝え上手ですか。「話が長くて何を言いたいのかわからない」「言っている意味がわからない」「言いたいことを整理してからまた出直して」などと，誰かから言われた経験はありませんか。ここでは，ゲームを行いながら自分自身の「伝える力」についてみてみることにしましょう。

Work 27	図形ゲーム（ペアワーク）（所要時間：10 分）

＊白紙を 1 人 1 枚用意し，表面に○△□を 1 つずつ使って自由に図形を描く

① 2 人一組になり，教卓側を向いて前後になって座る

② 後ろの人が前の人に自分が描いた図形を全く同じに描いてもらうよう説明する（2 分）

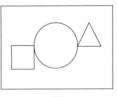
例

＊ルール①：このとき後ろの人は前の人が描いている絵を見てはいけません。

　ルール②：会話をしてはいけません。（後ろの人が説明するのみ）

③ 前の人は後の人を見ないで声だけを聴きながら説明された図形を紙の裏面に描く（会話は NG）

④ 描き終わったら前の人は自分の描いた図を後ろの人に見せる

⑤ 2 人で振り返りを行う

　a. 何があればさらに上手く伝えることができたのか？

　b. 上手くいったことは何だったか？

　c. 自分（相手）の「伝えかた」に問題となる点があるとすれば，何だったか？

---

　　d．自分（相手）の「受け取りかた」に問題となる点があるとすれば，何だったか？

⑥ 役割を交替して行う

　＊この Work はもう１回，今度は図形を難しく描いて，"会話を OK"にして行うこともできます。

　図形ゲームはいかがでしたか？あなたの伝えかたにはどのような課題がありましたか？

　それでは次に，対人コミュニケーション場面における自分の伝えかたについて確認してみましょう。**表3-10** に示すチェック項目を読み，当てはまる内容には○を，当てはまらないものには×を入れてみてください。

❺ 「伝わる」ための確認ポイント

　あなたは伝わるためにどのような工夫をしていますか。伝えるための３つのステップを確実に踏んで「伝わる」伝えかたをするためには，**表3-11** の確認ポイントについて考え，具体的にどのように伝えたら相手に伝わりやすいのかを明確にしておくことです。

　これらの確認ポイントは，伝える相手のことを考えながら，自分自身への確認作業として活用してください。これを踏まえて伝えることで，単に「伝える」という意識から脱して「伝わる」という意識になり，自分の伝えかたに対する意識の変化が起こります。

❻ 伝わる伝えかた

　伝わるように伝えることへの意識が高まると，自分なりに伝わるための工夫ができるようになり，結果，正確に伝わる確率が高まります。以下を参考に，伝わる伝えかたができるように取り組んでみてください。

■ 伝えたいという"意志"をもって伝える

　何事も成し遂げるためには"意志"が必要です。伝わることへの意識を高くもち，意志をもっ

Column ⑪　「ほうれんそう」とは？

　「ほうれんそう」とは，報告・連絡・相談の略で，ビジネス用語です。３つの言葉には以下のような意味があり，これらを適切なタイミングで適切な相手に伝えられる判断と行動ができる人が「仕事ができる人」と評価されます。

- 報告：仕事の進捗状況や結果について上司（指導者）に伝えること
- 連絡：仕事の情報や業務予定などについて関係者や上司（指導者）に伝えること
- 相談：問題や課題がある際に，アドバイスをもらったり話し合ったりすること

　学生のうちから「ほうれんそう」に取り組みましょう。その際，以下の内容にも注意しておくとよいでしょう。

　①良くない内容ほど早く伝える，②伝える際には結果から伝える，③事実と私見は分ける

自分のさまざまな感情を言葉にして伝えられるようになろう。

表 3-10　対人コミュニケーション場面における「伝える力」チェックリスト

段階		番号	チェック項目	○×
心の準備段階		1	自分から何かを人に伝えるのは得意である。	
		2	どんな相手でも伝えるべきことは伝えることができる。	
		3	伝わらなかったときのことを考えて，過度に心配したり不安になったりするようなことはない。	
		4	相手に遠慮したり，反対意見を恐れたりして，言いたいこと・言うべきことが言えないということはない。	
		5	親しい間柄でも，「言わなくてもわかってくれる」とは考えず，必ず言葉にして伝えている。	
第1ステップ	伝える準備段階	6	話をする前に伝えたいことを明確にして，言いたいことをまとめている。	
		7	話をする順序を考えている。	
		8	話す相手のことを考えて，どう伝えたら伝わるかを考えている。	
		9	相手が聴くことができる状態であるか，確認している。	
第2ステップ	実際に伝える段階	10	伝えるときは，相手の反応をよく観察しながら伝えるようにしている。	
		11	一方的に言いたいことを言うようなことはしない。	
		12	要点を整理してわかりやすく話をするようにしている。	
		13	相手の理解力を考えて，相手にわかる言葉（方法）で伝えるようにしている。	
		14	自分が伝えたい意味と相手が受け取っている意味が同じかどうか，話が伝わっているかどうかの確認を時折しながら伝えている。	
		15	相手が聴くことに集中できていないような状況に気づき，対応している。（場合によっては別の機会に改めるなど）	
		16	言うべきことは，相手に遠慮をして十分に伝えられないというようなことなく，相手を思いやりながら伝えている。	
		17	言いにくいことであっても，遠まわしな言いかたになったりすることなく，相手を尊重しながら率直に伝えることができる。	
		18	自分の気持ちも載せて伝えるようにしている。	
		19	伝わらないときは，伝わるまで諦めずに伝えようと努力している。	
第3ステップ	伝えた後の段階	20	伝え終わった後，相手に伝わったかどうかの確認をしている。 例）「今お伝えしたことは，おわかりいただけましたか？」	
		21	伝え終わったことに安心して，相手のことを考える余裕がないということはない。	
		22	たとえ上手く伝えられない状況があったとしても，後悔の気持ちでいっぱいになり，相手のことを考える余裕がないようなことはない。	
		23	相手が予期しない反応をしても，怒ったり不満に思ったりするようなことはない。	
		24	伝えた後，相手の反応を観察しながら，意見や気持ちを聴いている。	
		25	相手に伝えた後，お礼を言葉にして伝えている。 例）「聴いていただいてありがとうございました」	

注）×を入れたチェック項目が自分の伝えかたの課題です。心の準備段階から第3ステップまでの中でどれに一番多く×が入りましたか。自分の課題が○になるように取り組んでいきましょう。

表 3-11　伝わるための確認ポイント

番号	確認ポイント	✓
1	何を伝えたいのか，伝えたいことは明確か	
2	伝える事柄の順序は明確か 　例：①概略 ⇒ 詳細 　　　②結論 ⇒ 理由(プロセス) 　　　③観察 ⇒ 解釈 ⇒ 行動 　(③の例：歩行を見て⇒1本杖では不安定と判断したので⇒多点杖で歩行させた)	
3	伝えた結果，どのような状況になることを予測しているか	
4	伝えたい相手はどのような状況の人か，把握しているか (相手の能力も含む。この場合の能力とは，その人の年齢・言葉の理解力・得意とする分野・コミュニケーション能力などを指す)	
5	伝えたい相手が，あなたの話を受け取ることができる状況かどうか確かめたか (＊1)どうやって確かめることができますか？	
6	伝えたいことは，伝えたい相手にとってどのように伝えられたらわかりやすく伝わるか，相手の立場になって考えているか	
7	伝えながら相手を観察しているか	
8	伝えながら，相手が理解しているか確認しているか　(＊2)どのように確認できますか？	
9	相手に伝えたことが伝わったかどうか確認したか　(＊3)どのように確かめますか？	

(＊1)(＊2)(＊3)は105頁の例文を参照のこと。

て伝えることが，伝わる確率を高めます。

❷ クッション言葉(申し訳ございませんが，お手数ですが)を使う

　相手が話を受け止めることができる状態をつくるのが，クッション言葉です。忙しくて時間がないときほど，必ずクッション言葉を使って伝えるようにすることが，結果的に伝わる近道になります。

【クッション言葉の例】　「今，少しお時間いただいてもよろしいでしょうか？」
　　　　　　　　　　　　「お忙しいところ申し訳ございませんが」「ねえ，今ちょっといいかな？」
　　　　　　　　　　　　「すみません，今ちょっとよろしいでしょうか？」「失礼ですが」

❸ 指示を伝える場合は，"依頼"で伝える

×「ここに横になってください」(言いかたによっては命令調になりがち)
○「ここに横になっていただけますか」(依頼のかたちで伝えると，相手は「お願いされた」というかたちになるため，受け入れやすくなる)

❹ お願いごとは前もって伝えておく

×「明日この書類を提出するんですが，今，見ていただいてもよろしいですか」
○「お手数ですが，先週お願いしました提出書類，目を通していただけますか」

自分のためにも，他人のためにも，有害なことには沈黙する。

5 たくさん伝えたいことがある場合，3つに絞る

「○○さんに，お伝えしたいことが3つあります」

3つくらいだと人は受け入れやすいため，話を聴いてもらいやすくなります。話す側も3つに絞る過程で，言いたいことがまとまってきます。

6 報告は結果から伝える

報告は，まず結果を伝えてから経過や意見，感想などを伝えるようにします。

7 悪い報告は早く伝える

悪い報告は，伝えるのに勇気がいります。しかし，そのままにしておくと状況が悪くなる場合もあるため，できるだけ早目に伝えるようにしましょう。そして自分に落ち度がある場合は，「素直に謝る」ことが大切です。

❼ 伝え上手になるために

1 伝わったかどうかの確認をする

伝え上手とは，相手やその場・状況に合った「伝えかた」ができることです。どのようにしたら伝わるのかは，伝える内容や相手によっても違います。受け取る相手の解釈によって，伝わ

Column 12 — つうでんけいアプローチ

"つうでんけい"とは，通じる(つうじる)・伝わる(つたわる)・繋がる(つながる)の略です。相手に伝わるように伝えるポイントについてまとめたもので，話し手が話す内容は，次の8つの公理によってその会話の目的や方向に沿いながら，そのとき求められていることに従って話をしなさいというものです。

(1)意志の公理　：伝えたいという気持ちは十分あるか。

(2)相手の公理　：伝える相手は誰が適切か？伝えたい相手はどのような状況の人か，相手の理解力を把握する。相手は受け取る情態にあるのか？

(3)時の公理　：いつ伝える必要があるのか，いつ伝えるのが効果的か。

(4)場の公理　：どの場が伝えたいことを伝える場としてふさわしいか。

(5)関連性の公理：話題に関連する内容だけを言い，関連のないことは言わない。

(6)作法の公理　：曖昧な表現は避け，できるだけ短く言う。順序よく並べる。

(7)量の公理　：必要以上に多くの情報は出さない。会話の中で目的となっていることに必要な情報を提供する。

(8)質の公理　：うそ偽りを言わない。証拠が不十分なことは言わない。

上記はグライス(Paul Grice)が提唱した"協調の原理"をもとに，筆者が作成したものです。人に何かを伝わるように伝えるということは，さまざまなことに注意や配慮をする必要があることがわかります。伝え上手になれるよう，日々取り組んでいきましょう。

りかたが変わる可能性もあります。したがって，どう伝わっているかの確認を相手にすることが大切になります。

❷ 伝わらないのは自分の責任だと考えること

　伝わっているかどうかに気を配っていると，「言った・言わない」「聞いた・聞いていない」「わかりにくい」「確認不足」「勘違い」などのミスコミュニケーションを回避しやすくなります。伝わらなかった理由を相手や状況のせいにしていると，上手な伝えかたは身に着きません。あくまでも伝えた自分の責任としてとらえていれば，自分の伝えかたもうまくなっていくのです。

 先生に，伝わるために気をつけていることや工夫について聞いてみよう！

 まとめ

1. 伝わるプロセスには，第1ステップ（伝える準備段階），第2ステップ（実際に伝える段階），第3ステップ（伝えた後の段階）があります。自分の伝えかたはどのステップに問題があるのか，課題を明確にしておきましょう。
2. 伝えかたの順序には，概略 → 詳細，結論 → 理由，観察 → 解釈 → 行動などがあります。
3. ほうれんそう（報連相）とはビジネス用語で，報告・連絡・相談を略したものです。
4. 伝わっていないことを相手の責任にしていると，上手な伝えかたは身に着きません。
5. 「つうでんけいアプローチ」とは，相手に伝わるように伝えるポイントについて説明したもので，①伝えたい気持ちは十分か，②伝える相手は適切か，③いつ伝えるのが効果的か，④伝える場は適当か，⑤話題に関連することだけを言う，⑥短く，順序よく言う，⑦必要な量の情報を話す，⑧うそ偽りを言わない，の8つです。

 問題

21. 「伝える力」として大切なことを記した次の文章の中で間違っているものを2つ選べ。
　　①　親しい間柄でも，必ず言葉にして伝えるほうがよい。
　　②　話をする前に伝えたいことを明確にして，言いたいことをまとめておくとよい。
　　③　話をする順序は，話をしながら考えるとよい。
　　④　相手の理解力を考えて，相手にわかる言葉で伝えるようにするとよい。
　　⑤　伝え終わったあと，相手に伝わったかどうかの確認をするのは失礼なのでするべきではない。

22. 伝わる伝えかたについて，以下の文章の中から正しいものを選べ。
　　①　クッション言葉とは，クッションのように柔らかい言葉遣いのことをいう。
　　②　指示を伝える場合は，「〜してください」とはっきり伝えると受け入れてもらいやすい。
　　③　たくさん伝えることがあるときは，3つくらいに絞ると受け入れてもらいやすい。
　　④　報告は，経過を丁寧に説明してから結果を伝える。
　　⑤　悪い報告は最後に伝えるほうがよい。

　　　　　　　　　　　　　　　　　　　　　　　　　　　　　　　　　解答 21：③⑤　22：③

誉め言葉は，伝えた人も聞いた人もハッピーにする。「オードリーになれる50の小さな習慣より」[17]

Work 26 に関するコメント （98頁）

この Work のねらい：①伝えかたや受け取りかたはそれぞれ違うことに気づく

②一方通行の伝えかたの問題点に気づく

教員の伝えかたの問題：紙の向き，絵にあるものの位置関係，大きさの情報，説明のしかたなど

受け取る側の問題　　：固定観念がないか，疑問点への対処（今回は質問ができない）

■ 表3-11「伝わるための確認ポイント」の例文（102頁）

（＊1）の例	「今，お話しさせていただいても大丈夫でしょうか」 「すみません，少しお話しさせていただいてもよろしいですか」
（＊2）の例	「ここまでの話で，何かわかりにくいことなどございますか」 「ここまでで，ご質問などございますか」
（＊3）の例	「これまでお伝えしたことをどうご理解されたか，お話しいただいてもよろしいですか」 「今までの話でおわかりいただいたことについて，お話しいただけますか」

第12回　自分も相手も大切にした伝えかた

学習内容　言いにくいことであっても相手を傷つけないように伝える方法，自分も相手も大切にした自己主張について学ぶ

学習目標　1. アイメッセージとユーメッセージについて理解できる
2. アサーティブネスについて理解できる
3. アサーティブな自分で伝えるための課題を明確にできる

キーワード　アイメッセージ　ユーメッセージ　アサーティブネス

あなたへの質問　①あなたは言いにくいことでも伝えることができますか？
②あなたは自分の要求を相手に伝えることができていますか？
③あなたは"No"と言える人ですか？

❶ 受け取ってもらえる伝えかた

　誰かに何かを伝える際，何も気にすることなく何でも伝えられて，どんな言いかたをしても100％大丈夫，ということは，親しい間柄であってもなかなかあるものではありません。コミュニケーションの結果は受け取った相手が判断するものなので，伝える側がどれだけ配慮した伝えかたをしても，伝えたいことが100％伝わることは難しいからです。

　しかしながら，こう伝えると自分自身が伝えやすくなるとか，受け取ってもらいやすくなるという伝えかたがあります。ここではそんな伝えかたについて具体的に学んでいきます。

❷ "アイメッセージ"と"ユーメッセージ"

アイ（I：私）メッセージとユー（You：あなた）メッセージとは，アドラー心理学で使われる表現方法で，臨床心理学者，T. ゴードンが提唱した"伝えかた"のコミュニケーション技法です。

1．アイメッセージ（I message）とは
「わたし」を主語にして，<u>"自分自身がどう感じているかという思いや考えかたを伝える話しかた"</u>です。

> 【例】　①重い荷物を運んでくれて，（私は）とても嬉しかった
> 　　　　②間に合わなくなってしまったので（私は）正直とても困った
> 　　　　③そのように言われると，（私は）辛い

アイメッセージは，自分の感情を相手に伝えることにとどまっており，関わった相手に対して要求しているものはありません。自分の状況や感情のみを相手に伝える話しかたになっているため，自分も相手も尊重したコミュニケーションになり，相手の心に届きやすいメッセージだと言われています。

2．ユーメッセージ（You message）とは
「あなた」を主語にして，<u>"相手がどうなのか，自分の判断や評価を伝える話しかた"</u>です。

> 【例】　①（あなたは）重い荷物を運んでくれたね
> 　　　　②（あなたは）遅刻しないでよ！
> 　　　　③（あなたの）言いかたキツイよね

ユーメッセージは，相手の言動に言及しており，相手に対しての要求や断定が含まれます。否定的な内容をユーメッセージとして伝えると，相手の考えかたや行動を破壊するような影響を与えることが多いため，相手をやっつける話しかたになりやすいと言われています。

3．アイメッセージとユーメッセージの特徴
アイメッセージは"私がどう思っているのか"を率直に伝えるメッセージです（**表3-12**）。あくまでも「私の意見」や「感じかた」として<u>"私はこう思う"と伝える</u>ため，相手はそれに対して否定しにくくなります。したがって，たとえ相手にとって厳しい内容を伝えたとしても，責めずに伝えることができれば相手は受け取りやすくなります。

> 【例】　スーパーバイザー：「①<u>レポートを今日提出してくれないと</u>，②<u>私は明日から出張</u>
> 　　　　　　　　　　　　　　<u>で来週まで見ることができないから</u>，③<u>このままだと無事実習</u>
> 　　　　　　　　　　　　　　<u>が終われるかどうか，心配なんだよ…</u>」
> 　　　　学　　　生　：「すみません。…今日中に提出します」

「できなくてもしょうがない」は，終わってから思うことであって，途中にそれを思ったら絶対に達成できない。
（イチロー：元プロ野球選手）

表3-12　アイメッセージとユーメッセージの例と特徴

		アイメッセージ	ユーメッセージ（＊）
例	①	わたし，いつも待つの大変だから，時間どおりに来て貰えるとうれしいな	どうしていつも遅刻するの？（▼）
例	②	連絡くれると，オレ助かるんだけどな	おまえって本当に連絡してくれないよな（▼）
例	③	あなたがリーダーシップを取らないことを，私は残念に思っています	あなたはリーダーシップを取らなかったわね（▼）
例	④	A君がもう少しゆっくり説明してくれたら，私も理解できると思うんだよね	A君の説明，早すぎ！（▼）
例	⑤	帰る前に一言声を掛けてもらえると，私も終わりにできるからうれしい	君はいつも挨拶しないで帰るよね（▼）
例	⑥	Bさんが自分の教科書をもってきてくれれば，僕は自分の教科書で集中できるから助かるんだよね	Bさんはよく教科書忘れるよね（▼）
例	⑦	Cさんの仕事が速いから，私のほうも作業が進んで本当に助かります	Cさんは仕事が速いよね（●）
例	⑧	Dさんは姿勢が良いから，私も姿勢良くしなくちゃって，刺激受けます！	Dさんは姿勢が良いですね（●）
メリット		柔らかい表現で伝えられる 相手を尊重した伝えかたができる 自分の状況や気持ちを伝えられる	相手にダイレクトに伝わる 指示・命令が伝えやすい
デメリット		遠回しな言いかたになる 指示・命令の表現にはならない	支配的な言いかたになる 言ったほうも言われたほうも否定的な感情が残りやすい コミュニケーションが上手くいかなくなることがある

ユーメッセージは肯定的な内容を伝える際に使う（●）のは問題ありませんが，否定的な内容を感情的に伝える（▼）と，相手が不愉快に思ったり，傷ついたり，怒りを感じたりする可能性があります。

アイメッセージは，①相手の言動によって，②自分が具体的にどのような影響を受けたのか，その結果 ③何を感じたのか を率直に相手に伝えます。否定的な内容を伝えるときであっても，相手に何をわかってもらいたいのかを正直に伝えることができると，言われた相手は「責められた」という感情を抱きにくく，素直に受け取ってもらいやすくなります。

　一方，ユーメッセージは"相手がどうなのか"を伝えるメッセージです（**表3-12**）。自分の判断や評価として"あなたはこうだよね"と相手に伝えるため，相手への決めつけがあり，これに対して相手が同意しなければ，コミュニケーションはぎこちないものとなります。肯定的な内容を伝える際に使うのであれば大きな問題はありませんが，否定的な内容を感情的に伝えると，相手を落ち込ませてしまったり，言い合いになったりと，お互いに嫌な感情が残るやりとりになる可能性があります。

【例】 スーパーバイザー：「君ね，レポートは今日提出って言っておいたでしょう？私は明日から出張で見られなくなるからって，あれほど言ったのに，まったく…！このままじゃ実習終わらないよ（激怒）！」

学　　　生　：「…………」

　非難，説教，評価，指示などは基本的にユーメッセージです。
　「あなたのせいで私は不快になっている」という思いを，相手を非難しながら（感情的に）伝えると，受けた相手は萎縮したりすねたり怒ったりするので，互いに嫌な思いをしてコミュニケーションがうまくいかなくなります。

4. アイメッセージが効果的に使える場面
❶ 感謝を伝えるとき
　ただ「ありがとう」と伝えるだけでなく，相手がしてくれたことが自分にどのような影響があったのかを具体的に伝えることで，感謝の気持ちがより明確に伝わり，相手も喜びが大きくなります。
　【例】① M さんが忙しいのに届けてくれたから，間に合って本当に助かりました！
　【例】② 急なお願いだったのに快く引き受けてもらえたから，お陰様で無事受診できて，本当にありがたかったよ！

❷ 言いにくいことを伝えるとき
　アイメッセージは，言いにくいことを相手に伝える際にも役に立ちます。たとえば相手の言動に困っていたり，怒りの感情が湧き起こってきたりした場合，そんな自分の状態を正直に伝える方法として活用できます。**この場合，感情管理が大切になります**（127 頁参照）。
　【例】① 電気をつけっぱなしにしておくと，電気代がかかって我が家の家計にも響くから，消すように気をつけてもらえるとありがたいな。
　【例】② 何回も同じ間違いが続くと，私も確認しなければならなくなるので，正直どうしたらよいのか，困っているんだ。

Work 28	「アイメッセージ」（セルフワーク） （所要時間：10〜15 分）〔Web 付録：ワークシート⑧アイメッセージ〕	

ワークシートに取り組んでみましょう。

 先生に，言いにくいことを言わなければならなかった経験について聞いてみよう！

❸ アサーティブネス

1. アサーティブネスとは？
　アサーティブネス（assertiveness）とは「相手にも配慮した自己主張（自分の意見を押し通すと

過去と他人は変えられない。自分と未来は変えられる。

表 3-13　私たちの権利

その 1.　私たちは，誰からも尊重され，大切にしてもらう権利がある
その 2.　私たちは誰もが，他人の期待に応えるかどうかなど，自分の行動を決め，それを実現し，その結果について責任を持つ権利がある
その 3.　私たちは誰でも過ちをし，それに責任を持つ権利がある
その 4.　私たちには，支払いに見合ったものを得る権利がある
その 5.　私たちには，自己主張をしない権利もある

〔平木典子：三訂版 アサーション・トレーニング―さわやかな〈自己表現〉のために. pp87-105, 日本・精神技術研究所, 2021 を参考に筆者作成〕

いうことではありません）」という意味で，自分も相手も尊重してお互いの権利を大切にしながら，誠実で率直で対等に自己表現をするコミュニケーションの方法です。アサーティブネスは1949 年に出版された A. Salter の著書「Conditioned Reflex Therapy」に始まり，1960～1970 年代の米国における人権擁護の思想や女性解放の理論を土台に発展しました。日本には 1982 年に平木典子氏が著書「アサーション・トレーニング」で紹介したのが始まりで広まりました。

2．自己表現のための基本的権利

　アサーティブネスは，"私が自分らしく生きることは基本的人権である"という思想に基づいています。誰かに何かを頼んだり，自分の意見や感情を人に伝えたりすることは，私たちがもつべき基本的な権利です。この権利を自分にも他人にも認めることは，自分と相手を尊重してアサーティブで対等な人間関係をつくるために大切なことなのです（**表 3-13**）。

3．アサーティブネスの 4 つの柱

　アサーティブネスでは，相手と向き合うための「心の姿勢」として 4 つの柱を掲げています。

1 誠実

　自分と相手に対して誠実に，自分の気持ちをごまかさない。いやなことはいや，やりたくないことはやりたくない，好きなことは好きと，自分の気持ちを認めてあげることが大切で，その気持ちをどのように表現するかは自分の責任で決めていく。

2 率直

　伝えたいことを遠まわしにせず，率直に伝える。どのように伝えると伝わるか，相手に伝わる方法で気持ちや要求を伝えることが大切である。

3 対等

　立場や価値観が異なる相手であっても，その人を 1 人の対等な人間として見ること，自分を卑下したり相手を見下したりせず，自分も相手も尊重して対等に扱うことが大切である。

4 自己責任

　自分の言動には自身で責任をもつこと，何も言わないことや行動しないことにも，自分が選択した行動としてその結果を自ら引き受けることが大切である。

表3-14　3つのタイプの自己表現の特徴

タイプ	特　　　徴	こんな人
①非主張的	引っ込み思案・卑屈・消極的・自己否定的 依存的・他人本位・承認を期待・服従的・黙る 弁解がましい （私はOKでない，あなたはOKである：35頁参照）	自分よりも人を優先し，自分のことは後回しにしてしまう，自分を大切にしていない人
②攻撃的	強がり・尊大・無頓着・他者否定的・操作的 自分本位・相手に指示・優越を誇る・支配的 一方的に主張する・責任転嫁 （私はOKである，あなたはOKでない：35頁参照）	自分のことを第一に考え，人への配慮がない人
③アサーティブ	正直・率直・積極的・自他尊重・自発的 自他調和・自他協力・自己選択で決める 歩み寄り・柔軟に対応する・自分の責任で行動 （私はOKである，あなたもOKである：35頁参照）	自分のことを大切に考えるが，人への心遣いも忘れない人

〔平木典子：三訂版 アサーション・トレーニング―さわやかな〈自己表現〉のために．p35，日本・精神技術研究所，2021を参考に筆者作成〕

4．3つのタイプのコミュニケーション

　アサーティブネスでは，コミュニケーションのタイプを3つに分けています（**表3-14**）。あなたの自己表現のしかたは，これら3つのうちのどれに当てはまりますか？

　アサーティブである人には歩み寄りの精神があり，多少時間がかかることがあってもお互いを大切にした心遣いのある自己表現ができます。それでは3つのタイプの理解を深めるために，大学1年生の鈴木さんを例に挙げて見てみましょう。

事例 1　大学1年生の鈴木さんの場合

　鈴木さんはまじめな学生で，授業中はノートをしっかり取り，よく勉強しています。ゼミ仲間や先生から一目を置かれ，頼りにされている存在です。後期試験が間近に迫ったある日，同じゼミ仲間の佐藤君から「ノートを取っていないから試験勉強ができないので鈴木さんのノートを貸してほしい」と頼まれました。鈴木さんはその日，帰宅したら貸してほしいと言われたノートの科目の勉強をしようと思っていたところでした。

① 非主張的な鈴木さんの場合

　佐藤君からの要求を断ると佐藤君も困るだろうからと，自分の勉強の計画が変わることに不安を覚えながらも「見にくいかもしれないけど……」と，ノートを渡してしまう。佐藤君は「サンキュ！やっぱ鈴木さん親切だよねっ！」と調子よく言いながらノートを持って行ってしまった。その晩鈴木さんは試験勉強の計画を変更したことを悔やみながら，佐藤君に断れなかった自分を責めて勉強が手につかなかった。

② 攻撃的な鈴木さんの場合

　「何を今頃言ってるのよ！自分がノートをとってないから人のものを借りようなんて，虫が良すぎるんじゃないの？　いい加減にしてよ」と，バッサリ佐藤君を切り捨てた。しか

まず，自分の心に打ち勝とう。そうすれば，あらゆる煩悩を退散させることができる。まず，自分の気持を平静にしよう。そうすれば，あらゆる誘惑から身を守ることができる。(菜根譚より)[19]

し後になってから，同じゼミの仲間でもある佐藤君にもう少し別の言いかたがあったのではないか，もっと大人になって発言したほうがよかったのではと後悔して，試験勉強に身が入らなくなる。佐藤君はそこまで言わなくてもと腹立たしく思いながらも，鈴木さんの言っていることも間違ってはいないと情けない気持ちになる。2人とも心にしこりが残る。

③ アサーティブな鈴木さんの場合

「今日と明日はその科目の勉強をする計画なんだよね。だから貸してあげられないな。明後日だったら大丈夫だけど……」と，誠実にはっきりと要求には応じられないことを佐藤君に伝えた。鈴木さんは，正直に自分の状況と意思を大人の自分で伝えられたので良かったと感じていた。佐藤君は鈴木さんに言われたことに納得し，明後日でもいいので貸してほしいと内心思いながら，自分の甘さに気づいた。

Work 29 要求について(グループワーク)（所要時間：10分）

グループで，以下の内容について意見交換（1人ずつ発表）してみましょう。

① あなたが鈴木さんなら，どのように佐藤君の要求に対応しますか？

② あなたは"No"が言える人ですか？

③ あなたは自分の要求を相手に伝えられなかった場面（あるいは現在においても伝えられないこと）がありますか？その場面で，実際どのように対応しましたか？

④ ③について，本当はどうしたかった（どうなりたい）と思っていますか？

Work 30 自分の課題を見つける（所要時間：5分）

それではここで表3-15アサーティブ度チェックリストに取り組み，あなたのアサーティブ度をチェックしてみましょう。

●結果のみかた

①ⅠとⅡの両方の「はい」の数が10個以上あれば，あなたのアサーティブ度は普通以上。

②「いいえ」に○がついた項目が，自己表現できていない内容。

●課題を見つけて取り組む

「いいえ」に○がついた項目が「はい」になるように，目標を決めて具体的な取り組みを始めてみましょう。

5. アサーティブな自分になるために

あなたはアサーティブな自分で要求を人に伝えることができますか？要求を伝えられないとき，実際にどう伝えてよいのかわからないという場合が多いものです。アサーティブな自分になるためには，人によって存在する心の中の障壁への取り組みが必要です。表3-16に具体的な対処方法を示してありますので，活用してみてください。

表 3-15　アサーティブ度チェックリスト

		Ⅰ. 自分から働きかける言動		
(1)	誰かにいい感じをもったとき，その気持ちを表現できますか？		はい	いいえ
(2)	自分の長所や，なしとげたことを人に言うことができますか？		はい	いいえ
(3)	自分が神経質になっていたり緊張したりしているとき，それを受け入れることができますか？		はい	いいえ
(4)	見知らぬ人たちの会話の中に，気楽に入っていくことができますか？		はい	いいえ
(5)	会話の場から立ち去ったり，別れを言ったりすることができますか？		はい	いいえ
(6)	自分の知らないことやわからないことがあったとき，そのことについて説明を求めることができますか？		はい	いいえ
(7)	人に援助を求めることができますか？		はい	いいえ
(8)	人と異なった意見や感じかたをもっているとき，それを表現することができますか？		はい	いいえ
(9)	自分が間違っているとき，それを認めることができますか？		はい	いいえ
(10)	適切な批判を述べることができますか？		はい	いいえ
		Ⅱ. 人に対応する言動		
(1)	人から誉められたとき，素直に対応できますか？		はい	いいえ
(2)	あなたの行為を批判されたとき，受け応えができますか？		はい	いいえ
(3)	あなたに対する不当な要求を拒むことができますか？		はい	いいえ
(4)	長電話や長話のとき，あなたは自分から話を終える提案をすることができますか？		はい	いいえ
(5)	あなたの話を中断して話し出した人に，そのことを言えますか？		はい	いいえ
(6)	あなたはパーティーや友達からの誘いを，受けたり，断ったりできますか？		はい	いいえ
(7)	押し売りを断れますか？		はい	いいえ
(8)	注文したとおりのものが届かなかったとき，そのことを言って交渉できますか？		はい	いいえ
(9)	あなたに対する人の好意がわずらわしいとき，断ることができますか？		はい	いいえ
(10)	あなたが援助や助言を求められたとき，必要であれば断ることができますか？		はい	いいえ
		合　計	個	個

〔平木典子：三訂版 アサーション・トレーニング—さわやかな〈自己表現〉のために. pp17-18，日本・精神技術研究所，2021 を参考に筆者作成〕

6. アサーティブな自分で要求を伝える方法

　言いにくいことを相手に伝えるときは，以下のことに気をつけながら伝えてみましょう。

1 的をしぼる

　自分の言いたいことは何なのか，相手に対しての要求は何かをはっきりさせる。話は具体的に，要求は 1 つにしぼり，単刀直入に伝える。要求は，相手にとって可能な内容であること。

2 自分の言いたいことは最後まで伝える

　途中で諦めたりせず，必要があれば何度でも繰り返して伝える。たとえ話がそれても，落ち

自分も親も「未熟な魂」だと認めて"こうあるべき"を手放す。(並木良和:スピリチュアル・カウンセラー)[28]

表 3-16　心の中の障壁への対処方法

心の中の障壁	あなたへの質問	具体的な対処方法
①自分の要求そのものがよくわかっていない	あなたの要求は何ですか?	自分の気持ちや欲しい状況を書き出してみましょう
②そもそも人に助けを求められない(経験したことがない)	人に助けてもらうことはダメだと思い込んでいませんか?	人に自分から助けを求めることを自分に経験させてあげましょう
③能力がない・できない人と思われたくない	a.それはあなたの思い込みではありませんか? b.人にどう思われるか,気にし過ぎていませんか? c.能力がない・できないと実際思われたとして,どんなデメリットがありますか?	a.できていることを書き出して「見える化」してみましょう b.実際にどう思われているのかの"フィードバック"を求めてみましょう c.不得意を隠さない自分でいることを心掛けましょう c.実際にできるように努力しましょう
④批判されたくない(批判を受け入れられない)	a.あなたが恐れているのは誰からのどのような批判ですか? b.批判されると,あなたはどのように反応しますか? c.「〜されたくない」と思うことで自ら行動できなくなっていることが,他にもありますか?	a.批判から学べる自分になりましょう b.批判が自分を全否定するものではないことを覚えておきましょう b.批判は受け入れるのではなく,受け止めることに留めましょう c.守りに入ることによるデメリットについて書き出してみましょう
⑤伝えたとしてもその後が怖い(関係が悪くなることへの懸念など)	私たちの権利(**表3-13**,109頁)を理解していますか?	伝えた場合と伝えない場合のメリット・デメリットを具体的に書き出してみましょう

着いて自分の言いたいことは繰り返し伝えること。このとき,アイメッセージ(106頁参照)を使うとよい。また,「〜べき」論は使わない。

3 気持ちを言葉にする

　その場で感じた自分の気持ちをそのまま言葉で表現する。なぜ伝える必要があるのかを伝えること。感情的になるのではなく,理由となる感情を冷静に言葉で伝えることは,相手に自分を理解してもらうために大切な方法である。「困ったから」「辛かったから」「疲れたから」「嬉しかったから」「不安だから」「悲しかったから」

4 言語・準言語・非言語コミュニケーションを一致させる

　①言葉 ②準言語(言い方)③非言語(表情・態度)が一致していると,伝えたいことが明確に伝わりやすくなる。相手と向き合い,目を見て(苦手な場合は相手の鼻や顎あたりでもよい),語尾まではっきりと声に出して伝えること。

5 相手を理解する

　自分が理解されたいのであれば,まず相手を理解すること。お互いの状況がわかり,要求や問題点がはっきりすることで,解決策も見つけやすくなる。

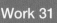
 Work 31 アサーティブな自分で伝えてみる（セルフワーク）（所要時間：10〜15分）[Web付録：ワークシート⑨アサーティブな自分で伝えてみる]

112頁，113頁の6**1**〜**5**に気をつけながら，ワークシートに取り組んでみましょう。

 まとめ

1. アイ（I：私）メッセージとユー（You：あなた）メッセージとは，アドラー心理学で使われる表現方法で，臨床心理学者，T. ゴードンが提唱した"伝えかた"のコミュニケーション技法です。

2. アイメッセージとは「わたし」を主語にして，自分自身がどう感じているかという思いを伝える話しかたで，相手の心に届くメッセージと言われています。

3. ユーメッセージとは「あなた」を主語にするか，「あなた」がどこかに入っている話しかたで，"相手がどうなのか"，自分の判断や評価を伝えるメッセージです。

4. アサーティブネスとは「相手にも配慮した自己主張（自分の意見を押し通すということではありません）」という意味で，自分も相手も尊重してお互いの権利を大切にしながら，誠実で率直に対等に自己表現をするコミュニケーションの方法です。

5. アサーティブな人の特徴は，正直・率直・積極的・自他尊重・自発的・自他調和・自他協力・自己選択で決める・歩み寄り・柔軟に対応する・自分の責任で行動，などがあり，自分のことを大切に考えながらも，人への心遣いも忘れない人です。

？ 問題

23. アイメッセージとユーメッセージについて書かれた以下の文章で正しいものをすべて選べ。

① アドラー心理学で使われる表現方法で，臨床心理学者，T. ゴードンが提唱した"伝えかた"である。

② アイメッセージは"私がどう思っているのか"を「私の意見」や「私の思い」として伝えるため，相手は否定しにくい。

③ ユーメッセージは"相手がどうなのか"を伝えるメッセージなので，否定的な内容を感情的に伝えると，お互いに嫌な感情が残る可能性がある。

④ アイメッセージは遠回しな言いかたになる。

⑤ ユーメッセージは指示・命令が伝えやすい。

24. アサーティブネスについて書かれた次の中から誤っているものはどれか。

① 相手に配慮しながら自分の意見を押し通すことである。

② アサーティブネスは，"私が自分らしく生きることは基本的人権である"という思想に基づいている。

③ 心の姿勢として掲げている4つの柱とは，誠実・率直・対等・自己責任である。

④ コミュニケーションのタイプを，攻撃的・非主張的・アサーティブの3つに分けている。

⑤ アサーティブな自分で要求を伝える場合，言いたいことは何なのか，相手に対しての要求は何かをはっきりさせることが大切である。

解答 23：すべて　24：①

愛とは，育てなくてはならない花のようなもの。（ジョン・レノン：ミュージシャン）

 人の目を見て話すことができないのですが，どうすれば見られるようになりますか？

　まず最初にお伝えしておきたいことは，「無理に目を見ようとしなくても大丈夫」ということです。目ではなく，相手の"おでこ"とか"あご"あたりを見ることで，相手にとっては目を見られているように感じてもらえます。

　また，現実的にはずっと目ばかりを見続けることは，お互いに負担になるものです。数秒目を見て，少し視線を外すなどを繰り返してみてください。あなただけでなく，相手の方にも目を見られるのが苦手という方がいるかもしれません。

　いずれにおいても，少しずつやってみて慣れていくことです。

 どうしたら聴くことや話すことが上手になれますか？

　聴くことや話すことが上手になるためには，多くの人と関わる機会を増やし，経験を積み重ねていくことが大切です。以下の4つが上達のためのポイントです。

　　　　1. その場での自分の立場や役割，目的を明確にすること
　　　　2. 相手に興味をもつこと
　　　　3. 質問をすること
　　　　4. 練習をすること

　私たちは人と関わり，対話を通して他の人の聴きかたや話しかたからも多くを学ぶことができます。そして体験や失敗からさまざまなことを学びます。失敗を恐れず，人と関わることに臆病になるのではなく楽しみながら，自分に多くの経験をさせてあげてください。本書も大いに活用してください。（聴きかた：92頁参照，話しかた：198頁参照）

 人前で話をしたり発表したりするときに緊張しない方法はありますか？

　人前で話すというのは，社会的に何らかの評価を受ける場面です。したがって，自分自身がどう評価されるのかが気になり，「よく見せたい」とか「できない人だと思われたくない」といった思いが緊張を引き起こします。

　過度な緊張を引き起す理由には，4つあります。

　　　　　1つ目：自信がない
　　　　　2つ目：周囲の目を気にし過ぎる
　　　　　3つ目：過去のトラウマがある
　　　　　4つ目：経験がない（少ない）

　過度な緊張への対策として以下を参考に取り組んでみてください。

1. 深呼吸する（ゆっくりとした深い呼吸をする）
2. 緊張しても良いと自分を許す
3. 自分に向いている意識を周囲に向けてみる（「メガネを掛けている人は何人いるかな？」）
4. ありのままの自分でいることに正直になる（「緊張しているんです」と言える自分であること）

自律した自分になるために

第13回 自己管理①（時間管理と健康管理）

- **学習内容** 自己管理に大切な時間管理と健康管理ついて学び，自分自身の状況について確認し，課題と具体的な取り組み方法を明確にする

- **学習目標** 1. 時間管理について理解し，自身の課題と取り組みを明確にできる
  2. スケジュール管理について自身の課題と取り組みを明確にできる
  3. 健康管理について自身の課題と取り組みを明確にできる

- **キーワード** 自己管理　時間管理　スケジュール管理　健康管理　レジリエンス

- **あなたへの質問** ①あなたは自分自身の舵取りができていますか？
  ②あなたは自分のスケジュール管理ができていますか？
  ③あなたが取り組んでいる健康管理にはどのようなものがありますか？

❶ 自己管理

　あなたは自分の人生のリーダーです。自分の人生をリードするということは，自分の生きかたの舵を取ることです。そのためには進みたい方向を定め，自分をよく知り，上手に自身を操縦していく力を身につけて自分を管理していくことが必要です。ここでは，自己管理（self-management）のための基本的な方法として，時間管理・健康管理について学んでいきます。

❷ 時間管理

1．時間管理（time-management）とは

　私たちには1日24時間（1,440分），1週168時間（10,080分），1年8,760時間（525,600分），世界中の誰にでも共通に与えられている時間があります。時間管理とは，これからの1日，1週間，1年間の時間をどのように使っていくか，計画・実行することをいいます。何かをしていても何もしなくても時間はどんどん過ぎていくものですが，自分がその時間に何をするのか行動を決め，自分の意志で管理していくことは可能です。小さな時間も，積もり積もれば大きな人生という時間になります。日々の行動を計画して時間を管理していくことは，自分の人生を管理することにつながります。

愚痴をやめると時間が増える。（千田琢哉：イノベーション・クリエーター）[29]

	緊 急	緊急でない
重要	**〈第1領域〉** ● 締め切りのある仕事 ● クレーム処理 ● せっぱつまった問題 ● 病気や事故 ● 危機や災害	**〈第2領域〉** ● 人間関係づくり ● 健康維持 ● 準備や計画 ● リーダーシップ ● 真のレクリエーション ● 勉強や自己啓発 ● 品質の改善 ● エンパワーメント
重要でない	**〈第3領域〉** ● 突然の来訪 ● 多くの電話 ● 多くの会議や報告書 ● 無意味な冠婚葬祭 ● 無意味な接待や付き合い ● 雑事	**〈第4領域〉** ● 暇つぶし ● 単なる遊び ● だらだら電話 ● 待ち時間 ● 多くのテレビ ● その他の意味のない活動

図4-1　時間管理のマトリックス
〔S.R. コヴィ（著），J.J. スキナー，川西茂（訳）：7つの習慣―成功には原則があった！．p215，キングベアー出版，1996より〕

Work 32 ▶ **あなたへの質問（セルフワーク）**（所要時間：5分）

問1. あなたの日常生活の質をよりよくするために，日頃から取り組んでいるとよいと考えられる活動や生活習慣があるとすれば，それはどのようなものだと思いますか。

問2. あなたの学業成績を，今以上によいものにするための現実的な方法があるとしたら，それは具体的にどのような方法だと思いますか。

2. 時間行動における4つの領域

　図4-1は時間の過ごしかたを4つの領域で表したもので，緊急度と重要度の2つの軸をもとに分類しています。ここでいう“緊急”とは「すぐに対応しなければならないように**見えるもの**」であり，私たちに対して即時対応を要求されるものですが，実はそれほど重要ではないものもあります。もう一方の“重要”とは結果に関連しているものであり，具体的にいえば「ミッション（使命）・価値観・優先順位の高い目標の達成に結びついているもの」です。

　それでは，4つの領域について説明していきましょう。

1 第1領域

　緊急かつ重要な領域です。即時対応を必要とされ，「問題」「危機」と呼ばれるものです。この領域に費やす時間が多くなると常に緊急な問題への対応に追われた生活になり，ストレスがたまり，燃え尽き症候群が起こる可能性が高くなります。

2 第2領域

　緊急ではありませんが，重要な事柄の領域で，大切であることを多くの人が理解していながら，緊急でないために取り組みが疎かになりがちな領域です。「Work 32 あなたへの質問」で

答えとなった活動は，この領域だったのではないでしょうか。大切でありながら後回しにしていたり，取り組んでいなかったりするのは，緊急性を感じていないからです。しかし，もしこの領域の活動に具体的に取り組んだとしたら，あなたの毎日の生活は今より満足したものになるかもしれません。

3 第3領域

緊急ですが重要ではない領域で，第1領域だと錯覚して行っている活動があることが特徴的です。ここに占める割合が多くなると他人のための行動が多くなり，常に周りに振り回されることになるため，結果的に無責任な生きかたになってしまうことがあります。

4 第4領域

緊急でも重要でもない領域です。第1領域に多くの時間を費やしている人が逃げ込むのがこの領域です。無駄が多く生産性は高くありませんが，ストレス発散の活動として費やされることも多い領域です。

| Work 33 | わたしの時間管理（セルフワーク）（所要時間：15分）
[Web付録：ワークシート⑩私の時間管理] | |

あなたの「時間の使いかた」を明らかにするために，**図4-1**を参考にしながら日常的な過ごしかたを4つの領域に分けて記入し，分析してみましょう。

4つの領域の中で，あなたが最も多くの時間を使っているのはどの領域ですか。時間を効果的に使う人の多くは，重要ではない第3領域と第4領域にそれほど時間を費やしません。当然のことながら，第1領域に多くの時間を費やすことも健康的ではありません。できるかぎり第

✎ Column 13

走る日本人!?

あなたが「走る」ときは，どんなときでしょうか。駅のホームで，電車の扉が閉まりそうになるのを見て電車に飛び乗るとき…？ それとも，閉まりかけのエレベーターに乗れそうかもしれないと思ったとき…？ はたまた授業に遅刻しそうになって，走ってはいけないとわかってはいるけれど，背に腹は変えられぬと教室に駆け込むときでしょうか。

日本人の誰もが「走る」ことが習慣であるわけではないでしょう。しかしながら，海外から来た人の多くは，日本人が走ることを不思議に思うそうです。なぜなら，彼らの国々では公の場で走るという行為はかなりの緊急事態であり，よほどのことがないかぎり，見られない行為だからなのだそうです。もし遅刻などの理由で走っている人がいるとしたら，時間管理ができない人というマイナスの評価をされてしまう…というのは，ドイツから来た留学生の話です。あなたは走る日本人ですか。あなたが静かに過ごしているとき，バタバタ走っている人がいたらどのように感じると思いますか。

2領域の活動時間を増やす時間の使いかたを工夫してみましょう。

☞ **先生に,時間管理で気をつけていることについて聞いてみよう!**

3. スケジュール管理
◼︎1 スケジュール

スケジュール(schedule)とは予定や計画のことで,決められた試験日程や友だちと約束した時間など,前もって定めた事柄やそれらを記した予定表(日程表)のことです。スケジュールには,変更可能なものと変更不可能なものがあります。

◼︎2 スケジュール管理

スケジュール管理とは,計画(予定)された勉強や仕事が予定通り行われるようにすることであり,スケジュール作成時に計画した内容に変更が生じた場合は必要な調整をして修正し,計画した目標が達成されるようにすることです。

Work 34 スケジュール管理チェックリスト(セルフワーク) (所要時間:3分)

スケジュール管理に関する以下の項目の中で,自分に当てはまるものに✓を入れてチェックしてみましょう。
- ☐ ① 自分の予定はスケジュール帳(スマホ)に記入している。
- ☐ ② 毎日スケジュール帳(スマホ)を見て,その日の予定を確認する習慣がある。
- ☐ ③ 課題(仕事)が出されたら,提出期限(締め切り)を確認して記入している。
- ☐ ④ 忘れずにもっていく必要のある「もち物」などの情報を記入している。
- ☐ ⑤ 誰かとの待ち合わせや約束の日時・場所をスケジュール帳に記入している。
- ☐ ⑥ 定期試験の勉強計画を立て,いつ何をやるか日時を決めて記入している。
- ☐ ⑦ 予定している日から逆算して,準備などの計画を立てて記入している。
- ☐ ⑧ 行動に必要な時間を予測して,ゆとりのあるスケジュールを立てている。
- ☐ ⑨ 予定の変更があった場合はすぐ見直して,新たな内容を更新して記入している。
- ☐ ⑩ やるべきことの優先順位を決めて計画を立てている。

あなたはいくつチェックが入りましたか? チェックが入らなかった項目が,あなたのスケジュール管理能力を具体的に高める内容です。

◼︎3 スケジュール管理項目

スケジュール管理は内容によって管理される項目も異なりますが,課題や仕事で期限が決められている場合を例にすると以下のような項目が挙げられます。
① 計画段階で必要な管理項目
  A. 目標期限(提出期限・締め切り)の把握
  B. 目標期限当日(提出日・締め切り日)のスケジュールの確認
  C. 成果物として何ができ上がっている必要があるか(何を提出すべきか)の確認

D. 目標期限から現時点までを逆算して，いつまでに何ができている必要があるか，具体的な行動計画の立案(何月何日何時までに○○ができている)

E. 自分自身の能力についての把握(知識・技術・体力・精神力・経験)

F. 必要な資源(物品・人的資源・環境など)の確認

G. 計画通りにいかなかった場合の予防策

H. 関係者との連絡調整方法の確認など

I. その他(必要に応じてほかとの情報交換・情報収集など)

② 実行段階で確認が必要な項目

A. 予定通りに進んでいるか

B. 自分にとって無理がないか

C. 周囲との連携・バランスはどうか

D. 報告・連絡・相談をしているか

E. さらによい内容にするために工夫はできないか

F. 計画の見直し(スケジュール変更)は必要か

G. やらなくてもよい内容，延期する内容，切り捨てる内容はあるか

❹ スケジュールの立て方

レポート課題作成のためのスケジュールを立ててみましょう。**図 4-2** に参考例を示してみました。あなたなら提出までどのようなスケジュールを立てますか。

❺ スケジュール管理能力を高めるために

スケジュールを管理するためには，自分のスケジュールは自身で管理するのだという自覚と意志が必要です。そして計画している行動を可能なかぎり予定通り行うために，実際の行動段階において大切になってくるのは「展望記憶」です。展望記憶とは，未来にやろうとしている行為の記憶のことをいいます。タイミングよくやるべきことが想起されないと，展望記憶の失敗が起きる可能性があります。つまり，行動するのを忘れてしまうということです。では，展望記憶の失敗を起こさないためにはどのようにしたらよいのでしょうか。これには，やるべきことの時間と場所を特定すると，想起される可能性が高まるという実験結果があります。さらに

Column 14　　　　うっかりミスは何のせい !?

「失敗学」で有名な芳賀繁氏は，自身の著書の中でマンチェスター大学の J. リーズン博士の行った「うっかりミス」の種類と頻度に関する研究結果を紹介しています[3]。これによると，うっかりミスには「記憶因子」と「注意因子」の 2 つがあり，記憶因子と関係するのは何かをやり忘れたり置き忘れたりするミスであり，この得点が高い人は"オミッション・エラー：やり忘れる失敗"が多いことがわかりました。また注意因子は動作の注意深さに関係したミスが多く，この得点が高い人は"コミッション・エラー：やってしまう失敗"が多いことが明らかになりました。さて，あなたはどちらでしょう？

暇なときでも，ぼんやり時を過ごしてはならない。その効用は，多忙になったときに現れてくる。休んでいるときでも，時間をムダにしてはならない。その効用は，仕事にかかったときに現れてくる。人目につかないところでも，良心をあざむいてはならない。その効用は，人前に出たときに現れてくる。（菜根譚より）[19]

■レポート課題作成のためのスケジュール立案の流れ（例）

＊課題内容：評価実習授業で使う「評価表」を各自で作成する。（A4 で 2 枚）
提出期限：〇年 10 月 30 日午後 5 時
提出場所：教員室前レポートボックス

ポイント：スケジュールは逆算して立てるとよい！

① 提出期限（〆切）の把握　⇒　〇年 10 月 30 日（月）午後 5 時
② 提出日当日のスケジュールの確認（重要！）
　AM：授業（座学）　PM：授業（実習）
　→ 朝はバタバタしそうだし，昼休みは昼食＋教室移動＋着替えがあるし，実習授業は延長になる可能性あり！
　　　　　　　　　　↓↓
　提出日時を決める　⇒　〇年 10 月 28 日（土）にする

> 提出期限は数日，前倒しに設定するようにしましょう

　　当日のスケジュール
　　　AM：授業（座学）　PM：授業なし
　　　→ 午前の授業終了後，すぐに提出しに行こう！
③ 提出内容の確認：「評価表」を作成する。A4 サイズ 2 枚で作成
　　　　　　　　　表紙をつけて，左上 1 か所ホチキス閉じで提出！

> ホチキスの芯がなくなっていた！「今日，帰りに買って帰ろう！」

④ 完成までのスケジュールを立てる（逆算法）
　3 日前：〇年 10 月 27 日　完成させる
　↑↑ 手直し期間
　1 週間前：〇年 10 月 21 日　先生に仮提出→アドバイスをもらう
　　↑↑ 試用期間 →放課後，クラスメートと評価実習の練習をしながら，作成した評価表を実際に使ってみる
　2 週間前：〇年 10 月 14 日　友人と作成した内容についての情報交換
　↑↑ 作成期間
　3 週間前：〇年 10 月 7 日　友人と評価項目や形式などの情報交換
　　↑↑ 情報収集期間 →放課後，図書室で情報収集
　4 週間前：〇年 9 月 30 日　本日　計画立案

〈10 月のスケジュール〉

日	月	火	水	木	金	土
24	25	26	27	28	29	30
1	2	3	4	5	6	7
8	9	10	11	12	13	14
15	16	17	18	19	20	21
22	23	24	25	26	27	28
29	30	31				

> 今日はココ！計画立案！

図 4-2　スケジュールの立て方

「書く」という行為によって記憶に残りやすくなるため，具体的な行動時間計画を場所とともにスケジュール帳に記入するのが有効な方法といえるでしょう。

Work 35	エラーパターン診断テスト[31]（セルフワーク→グループワーク） （所要時間：12分）[Web付録：ワークシート⑪エラーパターン診断テスト]	

ワークシートに取り組んでみましょう。

チェックできて結果が出たら，グループでお互いの結果について話をしてみましょう。

③ 健康管理

健康管理とは，各自それぞれが自らの身体と精神とを健康状態にあるよう積極的に努力することです。あなたはどのようなことに気をつけていますか？

1. 健康管理の3ステップ

健康管理の基本は以下の3ステップです。ふだんから，予防に力を入れるようにすることが大切です。

(1)予防 ………………… 睡眠・栄養・運動・良い生活習慣・感染症対策

(2)早期発見と早期対応 … 健康診断・休養・ストレスチェック・早めの相談・早めの受診

(3)治療と再発予防 ……… 治療を受ける・再発予防に取り組む

　　　　　　　　　　　＊治療に専念できる環境を整える

2. 医療者に必要な健康管理

医療者は，患者さんの治療に関わる以前に自分の心身の健康管理に対して責任をもつ必要があります。「夕べは友だちと夜遅くまで遊んでいて身体がしんどいから，今日は午前中休む」などということは，医療者でなくとも社会人として無責任な行動です。また，朝食抜きで出勤して集中力が続かず，「患者さんのトランスファーの際に力が入らずに転倒させてしまった…」などということもあってはならないことです。健康管理は，もはやあなただけの問題ではないのです。自分が心身ともに健康な状態を保つことによって，あなた自身も安定して他者に関わることができます。

しかし医療者には，自分のことよりもまず人のことを優先させるような思考や行動習慣をもっている人が多いので，「少し体調が悪かったが，無理して仕事を続けてしまったために，とんでもないことになってしまった…」という人がいるのも事実です。まず自分自身を大切にすることをして，はじめて人に関わることができるのだということを心に刻み，今から健康管理に対する意識を高くもつようにしていきましょう。

今日の自分が10年後の自分を作る。

わたしの健康管理法（グループワーク）（所要時間：10分）

　あなたが自分自身で取り組んでいる「健康管理法」はありますか。グループで，それぞれが行っている健康管理について話をしてみましょう。誰かの取り組みで，自分もやってみたいと思う内容はありますか？

3. 臨床実習中の心身の健康問題

　臨床実習は，慣れない場所や新しい人間関係の中で行われるため，人によってはかなりのストレス状態になり，体調を崩す人も出てきます。連日遅くまで勉強に追われて睡眠時間が短くなったり，初めての1人暮らしで栄養のバランスが崩れた食生活になったりすると，風邪もひきやすくなります。なかでも辛い状況は，実習が思うように進まず，臨床実習指導者（スーパーバイザー）との人間関係がうまく築けない場合です。何をどのようにしたらよいのかがわからず，自分自身の能力に自信がもてず，落ち込む学生も少なくありません。

　また，あまり正直に自分を表現しすぎると評価が落ちてしまうという不安から，指導をしてくださる先生にどこまで伝えてよいのかわからない，などの本音も聞かれます。

　ほかにも実習時期に就職活動が重なり，思うように結果が得られず精神的に不安定になる人もいます。このようなときに大切なのは，**自分だけで考え込んでしまわないことです**。状況に応じて誰かに助けを求めましょう。困難な状況は嫌なものですが，永遠に続くわけではありません。困難を脱する手段として人に援助を求めることができるのも能力です。何といってもリハビリテーションはチームで行われるものなので，何事も自分自身で抱え込みすぎないことを学びましょう。また，この辛い現状から何を学ぶことができるのか"メタ認知"（6頁参照）を働かせ，"自分の成長の機会"と割り切って物事に対処していくことが，社会を渡っていくうえで必要であることを知りましょう。

わたしの立ち直り法（ペアワーク or グループワーク）（所要時間：8分）

　あなたは落ち込んだとき，自分だけで抱え込んでいませんか。自分が落ち込んだときにどのようにして脱しているか，友人とそれぞれの体験について話をしてみましょう。あなたが立ち直るために，最も効果的な方法は何ですか。

4. 生活習慣が及ぼすプラスの影響

　あなたにはどのような生活習慣があるでしょうか。毎日十分な睡眠時間を確保していますか。バランスの良い食事をとっていますか。樋口ら[32]の大学生の生活習慣に関する研究によると，好ましい生活習慣を守っている者ほど"自己肯定感"が高い傾向にありました。とくに自己肯定感に関連が高い生活習慣項目には，「自力で起床する」「朝食をほぼ毎日とる」「夕食は複数人でとる」「食前に"いただきます"，食後に"ごちそうさま"と言う」などが挙げられています。日々の生活の中で習慣として行うことを自分で決めて実行することは自分との約束を守ることであり，これを継続できれば自分への信頼，つまり自信にもつながるということなのです。

> **Work 38** わたしの生活習慣（グループワーク）（所要時間：10分）

あなたは毎朝自分で起きていますか。グループで，4（前項）に出てきた 自己肯定感に関連が高い生活習慣項目 に関して，それぞれの状況について話をしてみましょう。あなたにとっての課題は何ですか。

5. 生活習慣が及ぼすマイナスの影響（図4-3）

悪い生活習慣が学業生活にマイナスの影響をもたらす場面は多く見受けられます。

例えば，授業に遅刻してくることや授業中の居眠りなどは，必要な睡眠時間の確保ができていなかったり就寝時刻が遅かったりするサインです。

❶ 睡眠負債とは

「睡眠負債」とは，スタンフォード大学で睡眠医学の研究を行っている W. デメント氏によって提唱された概念で，長い期間睡眠不足が続き，その負債が蓄積されることで健康状態が悪化することです。睡眠負債の症状には①日中の眠気，②あくびが多い，③疲れが取れない，④記憶力が落ちる，⑤注意力が散漫になる，⑥うつ症状・イライラ感が出現する，などがあり，負債を返済するためには多くの睡眠が必要になります。

Column 15　レジリエンスとは？

「レジリエンス（resilience）」とは心理学用語で，精神的な回復力のことであり，「折れない心」「逆境力」とも表現されています。ストレスに対する心が強い人はレジリエンスが高い人であり，精神疾患にかかりにくい，あるいはかかっても早く治りやすいといわれています。レジリエンスが高い人の心理的特性には，次の3つが共通していることがわかっています。

　　　（1）肯定的な未来志向性　未来に対して常に肯定的な期待をもっていること
　　　（2）高い感情調整能力　　感情のコントロールが適切に行えること
　　　（3）興味・関心の多様性　興味・関心をさまざまな分野に向けていること

この他にも，自尊心が高い人，ユーモアセンスのある人，家庭環境や親子関係が安定している人などは，レジリエンスが高い傾向にあります。レジリエンスはトレーニングによって高められるので，近年企業や教育現場などでもその方法が取り入れられるようになってきています。

　　　　　●レジリエンスを高める方法●
　　　（1）メタ認知能力を向上させる
　　　（2）感情のコントロール力を向上させる
　　　（3）趣味など，自分の好きなものをもつ
　　　（4）将来に向けた目標をもつ
　　　（5）頼りになる人・相談できる人をもつ
　　　（6）柔軟な考えかたをもつ（何とかなる）

良い習慣も悪い習慣も身に付くものである。

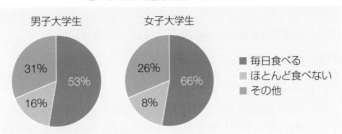

Q：あなたは何時間寝ていますか？

◆大学生の平均睡眠時間◆
男子学生：6.50 時間
女子学生：6.40 時間
大学生の理想的な睡眠時間は➡7〜9 時間

Q：あなたは運動をしていますか？

◆運動習慣のある大学生◆
男子学生：67.77%
女子学生：53.61%

Q：あなたは朝食を食べていますか？

男子大学生：53%、31%、16%
女子大学生：66%、26%、8%

■ 毎日食べる
■ ほとんど食べない
■ その他

図4-3　日本の大学生の生活習慣
〔一般社団法人国立大学保健管理施設協議会：学生の健康白書, 2015 より〕

2 睡眠負債の影響

1）脳が休息できない ➡ 物忘れが多くなる・集中力や記憶力の低下・勉強効率の低下

2）疲れが取れない　➡ 老化が早まる原因になる

3）病気になりやすくなる ➡ 免疫力が低下するので，感染症にかかりやすくなる，生活習慣病のリスクが高くなる

4）メンタル面で問題が生じる ➡ マイナス思考やうつになりやすくなる

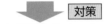 対策

しっかり睡眠を取ること
＊寝る前のスマホ（ブルーライト）は NG

　健康管理がうまくいっていないと，授業に集中しにくくなったり，体調不良で欠席が続いたりして，勉強についていけなくなる場合があります。他にも，家庭の事情や人間関係などでストレスがたまり，食欲がなくなってやる気が落ちてしまうこともあるでしょう。いずれにしても，食事と睡眠は生活習慣の基本です。規則正しい生活を習慣化し，無理をしてストレスをためることのないよう，自分の健康を管理する力を身につけましょう。

📖 まとめ

1. 時間管理とは，自分の行動を管理することです。時間管理のマトリックスの4領域の中で自分がどのような時間の使いかたをしているのかに自覚的になり，第2領域（緊急ではないが重要な事柄）の活動時間を増やすよう，時間の使いかたを工夫してみましょう。

2. スケジュールに沿った行動をするためには，未来にやろうとしている行為を記憶していること（展望記憶）が大切です。展望記憶を想起するために，やるべきことの時刻と場所を決めて行動を計画しましょう。

3. 医療者は，自分の健康管理ができてはじめて患者さんにも関わることができるのだという

ことを自覚し，自身の健康管理ができるようになりましょう。

4. レジリエンスとは心理学用語で，精神的な回復力のことです。レジリエンスが高い人の心理的特性には①肯定的な未来志向性，②高い感情調整能力，③興味・関心の多様性，があります。

 問題

25. 時間管理について以下の文章の中から正しいものを 3 つ選べ。
① 自分で時間を管理していくことは，自分の人生を管理することにつながる。
② 時間管理のマトリックスとは，緊急度と重要度の 2 つの軸をもとに分類された，時間の過ごしかたを 4 つの領域で表したものである。
③ マトリックスの第 2 領域の活動は，毎日の生活を満足させる可能性がある。
④ マトリックスの第 3 領域とは，重要でかつ緊急度の高い領域で，病気や事故，危機や災害などがある。
⑤ マトリックスの第 4 領域は絶対に使ってはならない領域である。

26. 健康管理について次の中で誤っているものはどれか。
① 医療者は患者に関わる以前に，自分の心身の健康管理に対して責任をもつ必要がある。
② 医療者自身が心身ともに健康な状態を保つことで，安定して他者に関わることができる。
③ 臨床実習中の心身の健康問題については，必要に応じて人の助けを求めることも大切である。
④ レジリエンスとは身体的な回復力のことであり，この力が高い人は精神疾患にかかりにくい(かかっても早く治りやすい)と言われている。
⑤ 好ましい生活習慣を守っている者ほど自己肯定感が高い傾向にあるという研究結果がある。

解答 25：①②③　26：④

第14回 自己管理②(感情管理)

学習内容 私たちが生きていく上で大切な感情について知り，なかでも重要な「怒りのコントロールのしかた」について学ぶ

学習目標 1. 感情に対する基本姿勢について理解できる
2. 感情をコントロールするためのプロセスについて理解できる
3. 怒りのコントロールについて理解できる

キーワード 感情管理　感情労働　マインドフルネス瞑想　ABC 理論
怒りのコントロール　メタ認知的コミュニケーション

あなたへの質問 ①あなたは自分の感情のコントロールができていますか？
②あなたは自分の感情に気づくことができますか？
③あなたは怒りを誰かのせいにしていることがありますか？

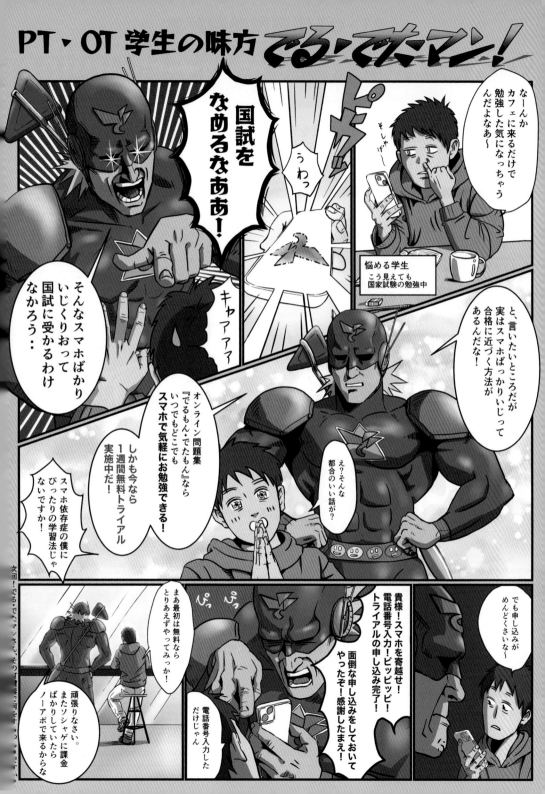

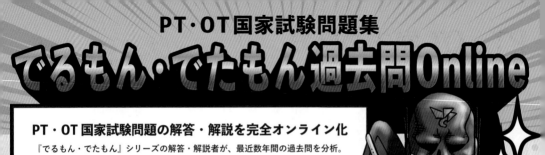

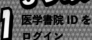

楽しい仕事はない。楽しそうに仕事をしている人はいる。

① 感情管理

1. 医療者に必要な感情管理

　医療者の仕事は「**感情労働**」であるといわれています。患者さんやその家族は，人生や生命の危機に直面して感情的にとても傷つき，不安定な精神状態になっていることがあります。医療者は，時に怒りとなって表現される患者さんの不安・心配・恐れなどの感情を受け止めたり，悲しみや辛い気持ちに寄り添ったりと，相手の負の感情に対応することを求められます。したがって，医療者自身が感情的なストレスに押しつぶされることなく，自分の感情をコントロールしながら相手の感情を扱うコミュニケーション力と精神力が必要になります。対人援助者として，まず自分自身の感情をコントロールできることが，仕事を行っていくうえで大変重要なことなのです。

2. 自分の感情をコントロールする

　ここでいう「自分の感情をコントロールする」とは，感情について理解し，感情に振り回されるのではなく，自身の心の情態を把握して調整できるようになること，そしてそのうえで新たな方法で他者とのコミュニケーションが良好に行えるようになることを意味しています。そのための方法を順番に見て行きましょう。

■ 感情に対する基本姿勢を身につける

1）自分の感情に責任をもつ（感情は自分自身のもの）

　「あいつのせいでイライラする」などと自分の感情の原因を他人のせいにしていると，相手に変化がないかぎり自分の感情が変わることは望めません。つまり，常に相手によって自分の気持ちが左右される人生になってしまうということです。たとえ誰かがきっかけになって湧き起こった感情だったとしても，それは自分の受け取りかたや解釈のしかたによって生み出された

Column 16　　**感情労働について知っておこう**

　労働には大きく分けて3種類あります。

　　　　① 肉体労働：肉体を使って行う労働（仕事）

　　　　② 頭脳労働：主として知識や思考力を使って行う労働（仕事）

　　　　③ 感情労働：感情（心）を使って行う労働（仕事）

　感情労働という概念は，1980年代に社会学者のA.R. ホックシールドが初めて使用しました。この労働の特徴は，労働者に高度な感情のコントロールが必要とされることです。職種としては，旅客機の客室乗務員，医療職，介護職，ホテルのフロント係，苦情処理係，冠婚葬祭業などが挙げられます。ホックシールドは，現代とは感情が商品化された時代であり，とくにサービス・セクターや対人的職業の労働者は，客に「心」を売る必要があり，感情管理は不可欠だとしています[33]。

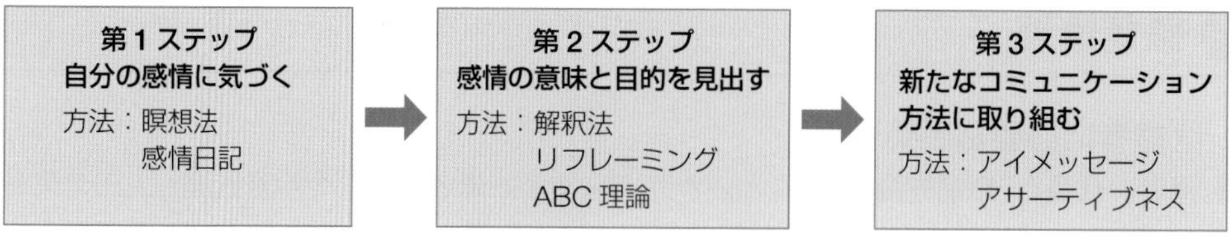

図 4-4 感情をコントロールするためのプロセス

ものなのです。「自分の感情には自分で責任をもつ」ということが，自分の感情をコントロールするうえでの第一歩になります。

2）自分の感情を変えようとしない(感情には意味と目的がある)

あなたは相手の様子やその場の状況によって自分が抱いた感情を別の感情に置き換えたり，そんなことは思っていないことにしたりすることはありませんか。自分の感じかたに自信がもてないと，自分の抱いた感情を否定したり無視したりすることがあります。しかし，すべての感情には意味と目的があるため，自分自身がその感情を抱いた意味と目的を見出していくことが，自分の感情を理解することになり，上手く付き合っていくことにつながります。

3）自分の感情を評価しない(感情に良い悪いはない)

自分が抱いた感情に対して大人気ないとか，そんな風に感じるのは最低だなどと自己評価して落ち込んでも，自分の心の成長にはつながりません。感情はその人それぞれに自然に湧き起こってくる心の反応であり，感情自体に良いも悪いもありません。自分が感じる感情を評価しない習慣をもちましょう。

4）自分の感情を受け止める

心の中では相手に対して怒りを感じているのに，笑顔で接している状況を「表層演技」といいます。これに対して心のなかでさえも怒りの感情すら抱かないようにすることを「深層演技」といいます。例えば「自分は医療者だから」「相手は患者だから」と，自分の感情に蓋をして深層演技を続けていると，自分の本当の気持ちがわからなくなってしまいます。つまり，自分の感情に鈍感になってしまうのです。そしてその結果，自分ばかりでなく相手の感情さえもわからなくなるといったことが起こります。他者の感情や気持ちに気づくためには，自分の感情を偽らず，自分の感じかたに評価を下さないでありのままに感じ，受け止めることが大切なのです。

2 感情のコントロールのしかたを身につける

実際に自分の感情をコントロールするためには**図 4-4** にある 3 つのステップが必要です。

1）第 1 ステップ：自分の感情に気づく

「今ここ」における自分自身の感情に気づくためには，メタ認知能力が不可欠です。「今ここ」の自分自身を客観的に見ること，そして自身の感情を冷静に感じ取るために，自分の感情を観察する体験を積み重ねていきましょう。ここではそのための方法を 4 つ紹介します。

① 瞑想法

瞑想は「今ここ」で自分の内側に起こっていることに気づくための練習です。自分の感情に気づく力を高めることができるので，日々の習慣として実践するとよいでしょう。集中力が高ま

る，ストレスが軽減することなどをはじめ，多くの効果が期待できます。

【手順】　a. 静かな場所で楽に座る

b. 目を閉じる

c. お腹の膨らみ・縮みに意識を向ける

d. 身体に感じる変化（しびれ・暑さなど）に気づいていく

e. 感情に意識を向け，それを感じている自分に気づいていく

今ここで感じていることに意識を集中させ，まずは毎日10分くらいから行ってみましょう。

② 感情日記をつける

自分の感情体験を書くことは，出来事の意味やそのときの感情をより深く理解するのに役立ちます。自分の感情が出来事を通してどのように変化したのか，出来事と感情の関係をはっきり記すように日記をつけてみましょう。自分のパターンが見えてきます。

③ 小説を読む・映画を観る

描かれている登場人物のさまざまな感情に触れることで，過去の自分の感情体験を思い出すことがあります。その当時の感情の記憶を思い返すことによって，自分の感情に気づく力を高めることができます。

④ 身体の反応に注意を向ける（心臓の鼓動・身体の緊張など）

「怒りを感じているときは心臓がドキドキする」「あの人の前にいるときは全身に力が入る」など，身体の生理的変化は今どんな感情が起こりつつあるのかを知らせてくれます。場面や状況に応じた自分の反応のしかたを知り，自分の感情に気づけるようになりましょう。

> **Column 17**
>
> ### マインドフルネス瞑想
>
> マインドフルネス（mindfulness）とは，「気づいていること」という意味で，日本マインドフルネス学会では「今，この瞬間の体験に意図的に意識を向け，評価をせずに，とらわれのない状態で，ただ観（み）ること」と定義しています。この瞑想法は1970年代に米国の研究者が仏教の瞑想をもとに「マインドフルネス低減法」を開発したのが始まりで，うつや不安障害，心的外傷後ストレス障害（PTSD）や摂食障害，医療従事者の燃え尽き症候群に効果があるといわれています。脳科学的には，前頭前野の働きを高める作用があるため，扁桃体が抑制され，興奮が治まり心が鎮まることがわかっています。米国のグーグルやインテルの研修プログラム，オリンピック選手のメンタルトレーニングにも採用されており，わが国でもストレス解消を目的とした講習やうつ病などの治療に使われ，この効果が期待され拡がりをみせています。

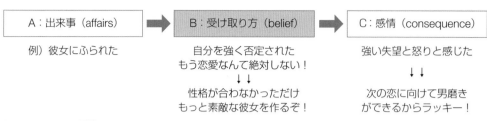

図 4-5　ABC 理論
ABC 理論は，米国の心理学者，A. エリスによって提唱されたものです。

2）第 2 ステップ：感情の意味と目的を見出す
① 解釈法（感情の意味と目的に気づく）

　どの感情にも必ず意味と目的があります。「自分がこの感情を抱いた目的はどこにあるのだろう？」「この感情を抱くことによって自分は何を求めているのだろう？」と自分に問いかけてみましょう。感情に振り回されてしまっていると，これらの問いから遠ざかってしまい，自分の感情の奴隷になってしまいます。しかし自分の感情にはどういった意味や目的があるのかを考え，気づくことで自分の気持ちを整理することができます。

　　【例】　なかなか連絡をくれない彼にイライラしている私
　　　　　　　　↓↓（このイライラにはどんな意味があるのだろう？）
　　　　大好きな彼に会えなくて寂しいと感じている
　　　　　　　　今すぐ彼に会いたい!!

　感情の解釈のしかたを学び，理解できるようになると，自分だけでなく相手の感情への理解も深まるようになり，結果として人と対立することが少なくなります。

② リフレーミング（認知の再構成）（223 頁参照）

　同じ物事でも，見かたや考えかたを変えることによって，たとえ否定的な出来事であっても肯定的な要素を見出すことができます。

　　【例】　試験が不合格になって再試になってしまった
　　　　　　　　↓↓　もう一度しっかり勉強し直すチャンスだ
　　　　不合格になったお陰で勉強の機会が得られたし，今後の取り組みへの意識も高まった

③ ABC 理論（自分の感情に影響を及ぼすのは，自分の受け取りかたである）

　私たちは出来事から感情が引き起こされたと思いがちです。しかしながら，同じ出来事が起こっても，その場にいる人によって反応が異なることがあります。その人の性格や考えかた，受け取りかたの違いによって，私たちの感じかたには違いが出てくるということです（図 4-5）。考えかたや受け取りかたは「信念・価値観」と関係しており，自分の感情を生み出している源となっています。自分のもっている信念や価値観に気づくこと，そしてこれまでとは異なる考え

青春とは人生のある時期ではなく，心も持ち方をいう。(サムエル・ウルマン)[34]

かたや受け止めかたの可能性を考えてみることは，自分の感情を好ましい方向に変えるきっかけになります。

3) 第3ステップ：新たなコミュニケーション方法に取り組む
　　① アイメッセージ(106頁参照)
　　② アサーティブネス(108頁参照)
　どちらも自分の気持ちを正直に表現する方法です。初めは躊躇するかもしれませんが，勇気をもって新しい方法に取り組んでみてください。1回1回練習だと思って取り組んでいると少しずつ上手になり，自分のものとして定着していきます。

Work 39　わたしの気持ち(セルフワーク)（所要時間：10分）

　あなたが体験した「過去の辛い出来事」について書いてみましょう。何が起こったのか事実を書くとともに，その出来事の結果どのような感情を抱いたのか，事実と感情のつながりをできるだけ明確に書いてください。「だから」「したがって」「なぜならば」という接続詞を多く使うようにするとよいでしょう。書き出すことによって，過去の出来事の受け取り方に気づいたり，今になって別の受け取り方ができるようになったりすることがあります。

 先生に，臨床での感情のコントロールのしかたについて具体的に聞いてみよう！

② 怒りのコントロール

　ここでは怒りについて具体的に見ていきます。まず，Workに取り組んで自分自身の怒りについて考えてみましょう。

Work 40　わたしの怒り(ペアワーク)（所要時間：12分）

　2人一組になり，以下の6つの質問を相手にインタビュー形式で訊いてみましょう。
Q1.　あなたは怒ることがありますか？(1週間に何回くらい怒りますか？)
Q2.　どんな時に怒りが出ますか？
Q3.　誰(何)に対して怒りを感じることが多いですか？
Q4.　怒りをどうしていますか？(対処方法)
Q5.　自分の怒りの感情を，本当はどうしたいと思いますか？
Q6.　あなたは他人の怒りに振り回されることがありますか？

1. 怒りについて理解しておく
　怒りをコントロールするためには，まず怒りについて理解する必要があります。怒りについての知識として知っておくべき事柄を以下にまとめてみました。順番に見ていきましょう。

> ① 怒りは人間に必要な感情であり，怒りを感じてはいけないということではない
> ② 怒りの感情のピークは6秒程度
> ③ 怒りは連鎖するもの
> ④ 怒りは後悔を生むことが多い
> ⑤ 怒りの背景には価値観がある
> ⑥ 身近な人ほど怒りを感じる
> ⑦ 怒りはエネルギーになる
> ⑧ 怒りの感情は適切に表現することが可能
> ⑨ 怒りは第二感情

1 怒りは人間に必要な感情であり，怒りを感じてはいけないということではない

怒りの感情そのものは，自分の大切なものを守るために生まれる大切な感情です。動物が怒るときは，自分の命が脅かされた時であり，身を守るために必要な感情であるということがわかります。私たち人間の怒りも自分の大切にしているものが脅かされたり，認めてもらえなかったりすることで生まれます。例えば自分や大切な家族，仲間の尊厳が守られないような状況が起こったとしたら，あなたが怒るのは当然のことでしょう。

2 怒りの感情のピークは6秒程度

この時間を過ぎれば，最悪の反応をする可能性は低くなるということです。感情的になって不用意な言葉を発するようなことは避け，時間が過ぎるのを待ちましょう。

3 怒りは連鎖するもの

怒りは自分から周囲の人へ，また，強い者から弱い者へと連鎖します。自分が及ぼす周囲への影響について考えるとともに，自分が受ける周囲からの影響についても冷静に対処できるようになりましょう。

4 怒りは後悔を生むことが多い

渦中にいると怒りは抑えられず，怒りを表わすことが正当であると信じて怒るものですが，たいがい後に残るのは「後悔」です。

5 怒りの背景には価値観がある

怒りを感じるとき，私たちは「自分が正しい」と思っています。その自分の正しさという価値観に気づくことが，自分の怒りの意味を理解するのに役立ちます。

6 身近な人ほど怒りを感じる

自分の身近な人ほど「自分のことをわかってくれていて自分の思い通りになる」と信じているからこそ，わかってもらえなかったり思い通りにならなかったりすると，怒りを強く感じます。

人生の最大の罪は不機嫌である。（ゲーテ）

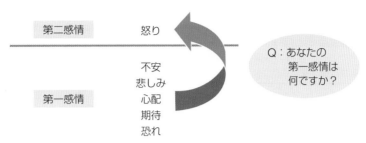

図4-6　怒りの感情のもとになるもの

❼ 怒りはエネルギーになる

怒りは何かを破壊する大きなパワーにもなりますが，うまく利用すれば生産的に活用することもできます。例えば，自分を認めてくれない人たちへの怒りのエネルギーが，仕事の成功に結びつくこともあります。怒りは良い方向にエネルギー変換をして，自分のためにも世の中のためにも上手に活用していくことです。

❽ 怒りの感情は適切に表現することが可能

怒りの感情をそのまま感情的に相手に伝えることは，ストレスを何倍にも増やすことになります。適切な方法で伝えることができるようなりましょう。

❾ 怒りは第二感情

怒りは第二感情であるので，怒りのもととなる第一感情（不安・悲しみ・心配・期待・恐れ）のなかから自分の本当の気持ちを探し出すことで，怒りの感情の本質を理解できます。

2．怒りを適切に伝える方法

誰かの言動によって自分が迷惑したり困ったりしたときに，腹立たしい気持ちを直接相手にぶつけても，よい結果は生まれません。また，イライラする気持ちを我慢してストレスをためるのも精神衛生上よくありません。まずは自分の不快な感情を落ち着いて見つめることが必要です。

怒りは第二感情（図4-6）なので，怒りのもととなる第一感情（不安・悲しみ・心配・期待・恐れ）のなかから自分の本当の気持ちを見つけ出し，言葉にしていきます。例えば，「期待していたので，残念に思った」「心配でどうしたらよいのか困った」「そのように言われると悲しい」などと，"アイメッセージ（106頁）"や"アサーティブネス（108頁）"を活用して自分の感情を言葉にして伝えるのです。このときに重要なのは，<u>相手を責めずに伝えること</u>です。怒りを抱えたまま何も言わないでいることはストレスを生み，気持ちの中で相手との溝を深めることになってしまいます。価値観が異なる相手を変えるのは難しいことですが，自分自身の立場や考えを相手に伝えることはできます。怒りはあくまでも自分自身の受け取りかたによって生まれる感情なので，「自分自身の問題である」と捉え，正直な自分で伝えていきましょう。

表4-1　コミュニケーションにおける2つの型

自己中心的コミュニケーション	メタ認知的コミュニケーション
自分の価値観にしたがい，自身の感情や思考を優先したものの見かたや言動をする	自分自身・他者・状況を客観的に見て，対等な視点で言動をする
相手の発言を自分の都合で受け止めて反応する	相手を受容し，全人的理解のもとに相手の感情にも寄り添う関わりができる
問題が起こっても，言い訳をして問題に向き合わず，自分の問題として捉えることをしない	生じる問題は学びの好機と捉え，他者と前向きにお互いを高め合う関わりができる
自分の正当性を主張するために，誰かのせいにして，相手を否定する	問題が起こっても誰かのせいにするのではなく，お互いの問題として協力して問題解決にあたることができる

3. 怒りとの付き合いかたのまとめ

1)そもそも怒りとは自分自身の感情・受け止め方であることを理解する

　これは，同じ状況下であっても怒らない人もいるということから説明できます。

2)怒りを爆発させないことを自分に約束する

　怒りを爆発させて後に残るのは，後悔です。

3)怒りの瞬間が通り過ぎるのを待つ

　怒りの感情のピークは6秒程度で，すぐに通り過ぎてしまいます。ここに対処することができれば，怒りのコントロールの50%以上ができたと思ってよいでしょう。

4)怒りの「第一感情」を探す

　「不安・悲しみ・心配・期待・恐れ」の中から，自分の本当の気持ちを見つけます。

5)自分の怒りの背景にある「べき」を探す

　これは，自分の「価値観」を知るということです。怒りを感じたとき，そこには必ず自分の「正しさ」が存在しています。この「正しさ」という自分の価値観に気づくことで，怒りから開放されることが可能になります。

6)相手にわかる言葉で話をする

　相手がわかる言葉を選ぶことができるのは，「メタ認知的コミュニケーション」(表4-1)をしているときです。相手を敵にするのではなく，互いに成長し合う関係として伝わる対話をしていきましょう。

まとめ

1. 労働には1)肉体労働，2)頭脳労働，3)感情労働，の3つがあり，医療職は主に感情労働者です。この労働の特徴は，労働者に高度な感情のコントロールが必要とされることであり，医療者にとっての感情管理は仕事を行っていくうえで大変重要です。

2. 感情は自分の受け取りかたや解釈のしかたによって生み出されたものなので，自分の感情には自分で責任をもつということが，感情をコントロールするうえでの第一歩になります。

3. 自分の感情をコントロールするためには，まず自分の感情に気づく ⇒ 感情の意味と目的を見出す ⇒ 新たなコミュニケーション方法に取り組む，の3つの段階が必要です。

努力する人は希望を語り，怠ける人は不満を語る。（井上靖：作家）

4. 怒りの感情をそのまま感情的に相手に伝えることはストレスを何倍にも増やすことになり，後悔を生むことにもなるため，適切な方法で伝えることができるようなりましょう。

5. 怒りは第二感情なので，怒りのもととなる第一感情（不安・悲しみ・心配・期待・恐れ）の中から自分の本当の気持ちを見つけ出し，相手を責めずに言葉にしていきましょう。

問題

27. 感情に対する基本姿勢について，以下の説明で誤っているものはどれか。
   ① 感情は自分自身のものなので，自分の感情に責任をもつことが大切である。
   ② 自分の良くない感情は変えていくことが必要である。
   ③ 感情自体に良い悪いはないので，自分の感情を評価しない習慣をもつことである。
   ④ 自分の感情を偽らず，受け止めることが大切である。

28. 怒りについて説明した次のうち，正しいものはどれかすべて選べ。
   ① 怒りは人間にとって良くないものなので，怒りを感じてはいけない。
   ② 怒りは連鎖するものである。
   ③ 怒りは後悔を生むことが多い。
   ④ 怒りの背景には価値観がある。
   ⑤ 身近な人ほど怒りを感じる。

解答 27：② 28：②③④⑤

第15回 自己存在と自己実現

○ **学習内容** 自己存在への意識について考えるとともに，自分の将来を具体的に描い
○ てみることに取り組む

○ **学習目標** 1. ニューロロジカルレベルとは何か理解し，活用法を説明できる
○ 2. 自分の将来のビジョンについて具体的に描くことができる
○ 3. 目的と目標の違いについて説明できる

○ **キーワード** 自己存在 ニューロロジカルレベル 自己実現 ビジョン 目的 目標

○ **あなたへの質問** ①あなたはどのような意識をもって生きている人ですか？
○ ②あなたの存在は，あなた自身や周囲にどのような影響を与えてい
○ ますか？
○ ③あなたは将来どのようなビジョンをもっていますか？

---

❶ 自己存在についての意識

"自己存在"といきなり言われても，とっつきにくい感じがするかもしれませんが，簡単に言

えば「自分が生きている」という意味です。つまり，自分が生きていることについてどんな意識をもっているのか，ここで改めて考えてみましょう，というのがここでのテーマです。

1. ニューロロジカルレベルとは

　ニューロロジカルレベルとは，神経言語プログラミング（Neuro-Linguistic Programming；NLP）というコミュニケーション技法・心理療法の体系をもとに開発された，自己存在についての意識の階層構造モデルです。この階層構造には6段階あり，上位レベルの変化は必ず下位レベルに影響し，何らかの変化をもたらすとされています。それではわかりやすいように，この6段階の意識の階層構造について，Aさんの事例で説明していきましょう。

 Aさん（21歳）無職

　Aさんはなかなかやりたいことが見つからず，仕事にも就かずに毎日不規則な生活を送っていました。そんなある日，交通事故に遭って瀕死の重傷を負いました。そして何もかもが絶望的になっていたときに，リハビリテーション治療が始まったのです。ここでAさんは初めて理学療法士に出会い，この職業を知りました。少しずつ回復していく中で，Aさんは自分も将来は同じようにけがをして苦しんでいる人の役に立つことができれば，どんなにすばらしいだろうと思うようになりました。退院するまでの期間，担当理学療法士との関わりは，Aさんにとって生涯忘れることのできないほど大切なものになりました。そして交通事故をきっかけとして，Aさんの意識は大きく変化しました。

 Aさんのニューロロジカルレベル

　図4-7を見てください。まず⑥段階目「スピリチャル・ビジョンの意識レベル」でAさんが考えたことは，『自分自身が理学療法士になることを通して，やる気をなくしている多くの若者に夢を与える存在になる』というものでした。このレベルは次のレベルに変化をもたらします。⑤段階目「自己認識・ミッション（使命）の意識レベル」です。ここでAさんは，『自分の人生の役割は，理学療法士になって多くの傷ついた人の役に立つこと』という意識をもつようになりました。そして次の④段階目「信念・価値観の意識レベル」では，『自分自身が理学療法士に出会い，救われたからこそ，救われた命に値する生きかたをすることに自分の人生の価値がある』という意識を生みました。この④段階目の意識の変化は，下位レベルである③段階目「能力・戦略の意識レベル」に影響をもたらします。『理学療法士になるための学校を探し，受験勉強をする』というのがこのレベルで起きた変化です。さらに，この③段階目は下位レベルの②段階目に変化をもたらします。②段階目「行動の意識レベル」では，『受験に合格するために予備校に通って勉強中心の生活にする』という変化です。そして②段階目の変化は，①段階目「環境の意識レベル」の変化をもたらします。以前はシェアハウスで暮らし，毎日不規則な生活を送っていたAさんでしたが，『親元に戻り，規則正しい生活をする』という変化が生まれたのです。

> 世界を変えられるわけではありませんが，あなた自身は変わることができるんですよ。
> （ホセ・ムヒカ：ウルグアイ第 40 代大統領）

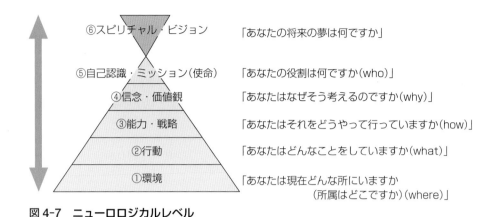

図 4-7　ニューロロジカルレベル
〔千葉英介：心の動きが手にとるようにわかる NLP 理論，pp148-160, 明日香出版社，2003 より改変〕

2. 自分のニューロロジカルレベルをチェックする

　ニューロロジカルレベルに沿った**表 4-2** にある 6 段階の意識について，現在のあなたの状態を書き出してみましょう。自分の中でこれまで考えていたことでも，あまり考えていなかったことでも，具体的に自分の言葉で書き出してみると，自分自身がどのような意識をもって今現在の状況にいるのか，改めて気づくことができるかもしれません。

　この階層構造を使った意識への問いかけによって，その人自身の目標や目的が明確になることがあります。人が目標に向かって進むためには，目的という名のビジョンが明確だと，やる気も出て前に進みやすくなるのです。この 6 段階の意識レベルを時折自分自身に問いかけて，自分の意識を確認してみましょう。

| **Work 41** | **6 段階の自己意識（セルフワーク）**（所要時間：15 分）
[Web 付録：ワークシート⑫ 6 段階の自己意識] | |

　ワークシートに取り組んでみましょう。

表 4-2　ニューロロジカルレベルに沿った 6 段階の意識

レベル	あなたへの質問
① 段階目	あなたはどこで（どんな環境で）活動（勉強・仕事など）していますか？
② 段階目	あなたは何（勉強・仕事など）をしている人ですか？
③ 段階目	あなたはどのような能力（得意なこと・現在もっている資格など）をもってその活動（勉強・仕事）をしていますか？
④ 段階目	あなたはなぜその活動（勉強・仕事）をしているのですか？ あなたの大切にしていること，信念・価値観は何ですか？
⑤ 段階目	あなたはどんな人ですか？　あなたの使命（役割）は何ですか？
⑥ 段階目	あなたの人生のビジョンは何ですか？　あなたの存在はあなた以外の存在にどのような影響を与えていますか？（家族・学校・職場・地域社会・国・世界）

3．ニューロロジカルレベルの活用法

　ニューロロジカルレベルは，人生のさまざまな場面で活用することができます。6段階の意識について考えながら書き出してみると，これまで考えていなかった自分自身の意識が活動につながっていることに気づけることがあります。また，これらの質問を誰かにすることによって，その人の生きかたに新たな気づきを与えることができます。以下のようなときに活用してみてください。

　　① 自分が何者なのか，何をしたいのか迷ったとき
　　② 自分自身の生きかたについて再確認したいとき
　　③ 相手を知るためのツールとして
　　④ 何を考えて生きているのかを明確にしたいとき
　　⑤ 初対面で人と知り合う際のツールとして

One Point 9

ニューロロジカルレベルの活用法
―初対面の人と会話をするときのヒント―

　あなたは初対面で人に出会うとき，まずどのような会話をしますか。自己紹介をして，相手を知るためにいろいろと質問するのではないでしょうか。そのような場合，**表4-2**の①～⑥のどの内容から聞きますか。おそらく特別な環境でもないかぎり，いきなり⑥の人生のビジョンを聞くことはないでしょう。まずは「どちらからおいでになりましたか①」または「どちらでお仕事なさっているのですか①」そして次に「お仕事は何をなさっているのですか②」さらに「それは何か資格の必要なお仕事なのですか③」というような会話の流れがあるのではないでしょうか。加えて，少し会話が進んだら「どうしてそのお仕事をしようと思われたのですか④」など，相手の価値観に踏み込んだ話になると，会話はいっそう深みを増してきます。誰でも，相手に興味がなければ相手の価値観などは知らなくてもよいことですし，聞かれて話したくない相手であれば適当な返事をするでしょう。ですから，もし価値観を語り合う会話になれば，お互いの興味がぐっと深まり，相手との距離が縮まります。そしてさらに「あなたはそのお仕事を通じて，どのようなことをしたいと思われているのですか⑤」，最後に「あなたは将来何かしたいと思われていることがありますか⑥」などと質問をすることで相手の考えを聞くことができれば，その人がどんな領域でどのような視野をもって生きている人なのかが明確になってくるのです。もしあなたが初対面の人と会話をするのが苦手だとしたら，この6段階の意識レベルを活用することで，相手との会話が進みやすくなるかもしれません。またこのニューロロジカルレベルは，患者さんとの医療面接場面にも活用できます。初対面の人に出会ったときや相手について良く知りたいときには意識して使ってみましょう。

---

❷ 自己実現

1．自己実現（self-realization）とは

　自己実現とは，現代においては「充実した幸せな人生を送る」と捉えられていますが，もとは心理学用語であり，自分の可能性を発見・発揮しながら自らの目的や夢の実現に向けて努力

> この世間で立派にやっている人物は，自分から立ち上がって望むような環境を探したか，あるいはそういう環境を自分で作り出したという人たちなのだ。（ウエイン・W・ダイアー：心理学博士）[35]

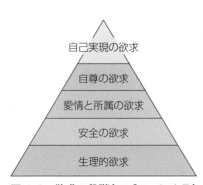

図4-8　欲求の段階（マズローによる）

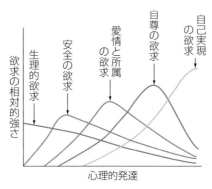

図4-9　欲求の段階と発達

〔図4-8，9ともに辰野千寿：系統看護学講座 基礎分野 心理学，第5版，p125，医学書院，1996より〕

し，成し遂げていくことです。米国の心理学者 A. H. マズローは，自身が唱えた欲求段階説の中で，最上位の5段階目に「自己実現の欲求」について記しています。マズローは，生存に必要な「生理的欲求」を最下位の欲求とし，私たち人間は下位の欲求が満たされるとその上の欲求を求め，年齢が上がり成長するとともに上位の欲求が発達すると考えました（図4-8，4-9）。最上位の自己実現の欲求とは，自分が潜在的にもっている可能性を十分に発揮したいという欲求なのです。あなたは自分のどのような力を伸ばして成長し，どんな自分になることを目指していますか。

2. ビジョンを描く

1 ビジョンを描くということ

　ビジョン（vision）とは「見ること」が原義であり，視力・視覚という意味があります。"ビジョンを描く"という意味で使われるビジョンとは，心に描く未来像や展望のことをいいます。つまり，将来の夢を描くということです。ここで大切なのは，原義通り視覚的に描いてみることです。言葉で「私は○○までに△△になりたい！」と言ったり書いたりすることに加え，実際に映像として想像してみたり，写真などでイメージを膨らませてみるということです。例えば，描いている将来に「卒業後は海外に留学したい！」と思っているとしたら，実際に留学したい学校の写真をパソコンの壁紙やスマホの待ち受け画面にして，日々目にできる環境にしておくなどはよい方法です。その写真の中で仲間とともにいる自分を想像することができれば，さらに具体的になります。ビジョンを描くことがうまくなると，それに向けての行動にもやる気が出てきます。達成したいことはできるだけ具体的に視覚化して描いてみましょう。

 先生に，学生時代にどんなビジョンをもっていたか聞いてみよう！

2 ビジョンを描いてみる

| Work 42 | ビジョンを描く（セルフワーク）（所要時間：20分）
[Web付録：ワークシート⑬ビジョンを描く] |

　あなたの将来について，14の設問に答えながら具体的に描くことに取り組んでみましょう。

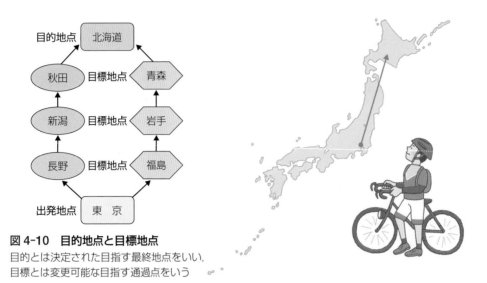

図 4-10　目的地点と目標地点
目的とは決定された目指す最終地点をいい，
目標とは変更可能な目指す通過点をいう

Work 43	**わたしの夢と目標（セルフワーク→ペアワーク）**（所要時間：20分）

[Web 付録：ワークシート⑭私の夢と目標]

　あなたの夢を書き出してみましょう。書いたら，誰かとお互いの夢について話をしてみましょう。

Work 44	**誰かの夢と目標（インタビュー）**

　あなたの身近にいる友だちや先輩，保護者や兄弟などに“将来の夢”や“目標”について聞いてみましょう。そして今現在，それに向かって具体的にどのような取り組みをしているのか，教えてもらいましょう。

3. 目的と目標の違い

　目的と目標はどう違うのでしょうか。「広辞苑（第7版）」では次のように示されています。

　　　　◆目的とは…成し遂げようと目指す事柄。行為の目指すところ。
　　　　◆目標とは…目じるし。目的を達成するために設けた，めあて。

　つまり，目的は目指す最終地点であり，目標は通過点だということです（**図 4-10**）。旅行を例に挙げて考えてみましょう。自転車で東京から北海道まで行く場合，目指す最終地点は北海道であり，北海道に行くことが目的ですが，そこに行き着くまでの通過点として，目標地点の長野，新潟，秋田があります。計画通り目標地点を通過できれば，北海道に到着できます。しかしながら，目標地点を福島，岩手，青森とルートを変更しても目的地点である北海道に到達することは可能です。最終地点にさえ到着できればよいのであれば，通過点はどこでもかまわないということです。つまり，目標地点は変更が可能だということです。突然の道路事故で別のルートに変更を余儀なくされる場合もあるかもしれません。立てた予定通りに行かなくても，状況によって変更すればよいのです。ただし，目標地点を通らなければ北海道に到達でき

小さな行動にも目標を立て，達成感を持つこと。（日野原重明：医師）[36]

ないような，何らかの理由があれば，確実に目標地点を通る必要があるでしょう。

4. 目的と目標をもつ

1 目的と目標をもつ意味

　リハビリテーションの目的とは，リハビリテーション対象者が失った身体運動機能を回復し，彼らが望む人生（生活）を再び取り戻すことです。患者さん本人や家族が何を望んでいるのか，そして実際にどのような可能性があるのかによって，それぞれ治療目標は異なってきます。目指している具体的な生活や取り戻したい人生を見据えて，可能なかぎりそこに向けた治療目標を立て，リハビリテーションが行われていきます。

　私たちの人生も同じであり，自分はどんな人生を送りたいのか，仕事を通してどんなことをしていきたいのかという方向性をもっていれば，そのための目標として何に取り組めばよいのかが見えてきます。しかし，どうしても目指す目的が見えないときもあります。そんなときは，目の前にある身近な目標に取り組みましょう。1つひとつの目標をクリアしていく過程で，少しずつ自分の目的が見えるようになってくることもあるものです。たとえ進む目的が今はまだわからない状況があっても，焦らずにいきましょう。

2 目的に向かう意識

　次に示す「3人のレンガ積み職人の話」を読んでみてください。

> **「3人のレンガ積み職人の話」（イソップ寓話より）**
>
> 　旅人がある街を歩いていたところ，同じ建築現場で3人のレンガ積み職人が仕事をしていました。旅人が「何をしているのですか」と尋ねたところ，1人目の職人は「見ればわかるだろ，ただレンガを積んでいるだけさ」と不機嫌そうに答えました。次に2人目の職人に対して同じく「何をしているのですか」と尋ねたところ，2人目の職人は「私はレンガを積んで壁を作っているのです」と作業をしながら淡々と答えました。さらに3人目の職人に同じ質問をしたところ，3人目の職人は「私は後世に残る大聖堂を造っているのです。多くの人たちがこの場で癒しと安らぎを得られることを願っています」と生き生きと目を輝かせながら答えました。

　あなたはこの話を読んで，どのように感じましたか。同じように勉強し，同じように病院に勤め，同じように医療者として専門性をもった仕事をしていても，どのような意識をもって仕事をしているかで，あなたの職業人生も大きく違ったものになるでしょう。誰のためでもなく，あなた自身が幸せな人生を送るために，あなたはどのような意識をもって自分の仕事をしていきたいと思いますか。ともに学ぶ仲間と，職業に向かうそれぞれの目的意識について話をしてみましょう。どのような意識をもって仕事をしたいのか，まだ考えにくい人は，仲間の話を聞きながら，少しずつ考えていきましょう。

Work 45　職業への意識（グループワーク）（所要時間：15分）

　ともに学ぶ仲間と，どのような目的をもってPT・OT・STを目指しているのか，またどんな医療者になりたいのか，お互いに話をしてみましょう。

わたしの長所(自分の長所を書き込もう)

 注意点

　将来のビジョンを描く際は，自分が達成できることを前提にして（達成できるかできないか
を考えるのではなく，達成できると考えてみること），前向きで肯定的な気持ちで描いてみま
しょう。ただ単に目的や目標をもつだけでなく，それを目指す自分にとっての前向きな意味づ
けがあると，たとえ大変な道のりであっても頑張ることができるかもしれません。

 まとめ

1. ニューロロジカルレベルとは，自己存在についての意識を6つの階層構造で表したもので
あり，各階層の意識レベルに問いかけることにより，その人が自分という存在について
もっている意識に気づいたり，目指している目標などを明確にしたりすることができるも
のです。
2. 自分の将来を描く際には，映像として具体的に想像してみることが効果的です。
3. 目的とは決定された目指す最終地点のことで，目標とは変更可能な目指す通過点のことです。
4. 目的と目標をもつことは大切ですが，それらをどんな意識でもっているかはさらに大切です。
5. 人にはさまざまな時期があります。今は目的や目標が定まらない状況があっても，焦ら
ず，いろいろな人の生きかたを知ることを通して，自分なりの目指す方向を見つけていき
ましょう。

?　問題

29. ニューロロジカルレベルについて以下の文章のうち誤っているものはどれか選べ。
　① 自己存在についての意識を5つの階層構造で表したものである。
　② 各階層の意識レベルに問いかけることにより，その人自身の目標が明確になることがある。
　③ 誰かの生きかたに新たな気づきを与えることができる。
　④ 自分が何者なのか，何をしたいのか迷ったときに活用できる。
　⑤ 相手を知るためのツールとして活用できる。

30. 自己実現に関して書かれた以下の内容で適切でないものはどれか。
　① 心理学者マズローが唱えた欲求段階説の中で，最上位に記されているのは「自己実現の欲
　　求」である。
　②「ビジョンを描く」のビジョン(vision)とは，「見ること」が原義である。
　③ 目的とは通過点であり，目標とは目指す最終地点である。
　④ 目的や目標はもつだけでなく，それを目指す自分にとっての前向きな意味づけがあるとよい。

解答　29：①　30：③

第 **II** 編

臨床編

どんな相手でもOKの
プロを目指そう

第5章

マナーとしての
コミュニケーション

第16回　挨拶 〜人との出会いかた〜

学習内容　挨拶の基本(言葉・表情・お辞儀)について学び，臨床現場における人との出会いかたについて理解する

学習目標　1. 挨拶の基本を理解できる
2. お辞儀(3種類)ができる

キーワード　挨拶　目配り・気配り・心配り　会釈　敬礼　最敬礼　目礼

あなたへの質問　①あなたはどんな挨拶をしている人ですか？
②あなたの挨拶のしかたは，相手にとってどんな印象になっていると思いますか？

❶ 挨拶は自分からする

　あなたは挨拶をするとき自分からするほうですか。それとも相手が挨拶してから返すほうですか。挨拶はコミュニケーションの第一歩。人との関係を築くきっかけは，できれば自分から

つくる習慣をもちたいものです。明るく気持ちのよい挨拶をされると，その人への印象がよくなったり，挨拶されたほうも元気が湧いてきたりするものです。医療者として多くの方々に接するうえで大切なことの1つは，どんな人に対しても自分から声をかけること(挨拶)ができることでしょう。できるかぎり心理的な抵抗なく誰にでも自分から人に声をかけることができるようになるためにも，日頃の挨拶を自分からする習慣をもちましょう。

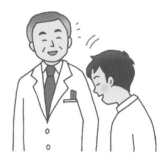

One Point **10**
「挨拶」の意味

挨　：　せまる，互いに近づく，接近する
拶　：　せまる

　どちらにも「近づく」という意味があります。自分から相手に近付き，挨拶をすることは，医療者としてとても大切なことです。

心からの笑顔は相手への歓迎の気持ちを表すと共に，自分の心を開かせる。

② 挨拶には心が表れる

挨拶には，相手に対する思いやりの気持ちが表れます。それはたとえ同じ相手であっても，その人の状況（情況）によってはこちらからの挨拶のしかたが変わることからも説明できます。例えば，いつも笑顔の患者さんが表情暗く深刻な様子でリハビリ室に入ってこられたら，あなたならどんな挨拶をするでしょうか。『どうされたのだろう？』と心配に思えば，元気よく満面の笑みで「おはようございます！今日もいいお天気ですね」と言うのではなく，静かに優しく「おはようございます。今日はどうされたのですか」と声をかけ，相手の様子を伺うかもしれません。大切なのは，「今ここ」での相手の状態を察知し，思いやりの心をもってその場その時に適切な態度と言葉を使って相手に関わることです。マナーを大切にした挨拶とは，相手への**目配り・気配り・心配り**の表れなのです。

One Point 11 「目配り・気配り・心配り」とは

目配り…自分のことだけでなく相手をよく見て気づき，察すること。
気配り…相手にとって必要なことに気づき行動すること（行動しないこと）。
心配り…相手への思いやりをもって接すること。

Work 46 挨拶・声がけチェックリスト（セルフワーク）（所要時間：1分）

＊次の状況で，あなたはふだんどうしているのかチェックしてみましょう。
□ ① 家族に対して「おはよう」など，自分から日常の挨拶をしている。
□ ② 食事のとき「いただきます」「ごちそうさま」と自分から声を出して言っている。
□ ③ 登校途中に仲のよいクラスメートを見かけたら，自分から声をかけている。
□ ④ 学校の廊下などで知り合いの先生を見かけたとき，先生がこちらに気づいていなくても自分から挨拶している。
□ ⑤ 人から何かしてもらったら，「ありがとう（ございます）」と相手を見て伝えている。
□ ⑥ 近所の知り合いの人に出会ったら，自分から挨拶している。
□ ⑦ 混んでいる電車やバスに高齢の人や障害をもった人が乗ってきて席がない場合，自分が座っていたら声をかけて席を譲る。
□ ⑧ 駅員さんや店員さんに何かを尋ねることは抵抗なくできる。
□ ⑨ 遊びに行った先などで出会ったまったく知らない人に対して，気軽に話しかけることができる。
□ ⑩ 自分が人より先にその場を去るときは，「お先に失礼します」などと周りの人に声をかけている。

＊あなたはいくつ当てはまりましたか。チェックが入らなかった項目にチェックが入るようになるために，あなたに必要なことは何ですか？

❸ 挨拶の基本＝言葉＋表情＋お辞儀

1．言葉（言語コミュニケーション）

　言葉を使った挨拶は，時間，季節，相手，場所，状況などに応じてさまざまな内容があり，挨拶する人の心を表現する方法として大変便利なものです。話し言葉としての外国語を学ぶ際にはまず挨拶から始まるように，対人コミュニケーションにおいて言葉による挨拶は人と人とをつなぐ大切な第一歩です。

〈基本の挨拶〉

●出会いの挨拶
「おはようございます」「こんにちは」
「こんばんは」「初めまして」
「ご無沙汰しております」

●時候の挨拶
「いい陽気になりましたね」「桜がきれいですね」
「毎日暑いですね」「木々が綺麗に色づいてきましたね」「お寒いですね」

●職場での挨拶
「お疲れさまです」「行ってまいります」
「ただ今戻りました」「お先に失礼します」

●別れの挨拶
「さようなら」「お疲れさまでした」
「失礼いたします」「お邪魔いたしました」

〈プラスアルファの言葉や声がけとして大切なもの〉

●お礼の言葉
「ありがとうございました」
「おかげさまでありがとうございます」
「ご指導ありがとうございました」
「大変助かりました」
「お気遣いいただきましてありがとうございます」
「ご尽力いただきましてありがとうございました」

●お詫びの言葉
「（本当に）申し訳ありませんでした」
「大変申し訳ございませんでした」
「ご迷惑をお掛けしました」
「私の不注意で申し訳ございません」
「お手数をお掛けしました」
「お手をわずらわせまして，本当に申し訳ございませんでした」
「大変失礼いたしました」
「至りませんで申し訳ございません」

●ねぎらいの言葉
「お疲れさまでした」
「お疲れさまでございました」
「お忙しいところありがとうございます」
「遠方よりお疲れさまでございました」
「お寒い（お暑い）中，ありがとうございます」
「ご足労おかけしました」

●相手の健康状態を気づかう言葉
「今日は（その後）体調いかがですか」
「夕べはゆっくりお休みになれましたか」
「お風邪はよくなりましたか」
「お加減はいかがですか」

〈特別な場面で大切なもの〉

●お悔やみの言葉
「このたびはご愁傷さまです」
「お悔やみ申し上げます」
「このたびは突然のことで…」
「ご冥福をお祈りいたします」
●家族をねぎらって
「（長い間）お疲れ様でした」

●相談やアドバイスに対して
「おかげさまで，気持ちが晴れ（楽になり）ました」
「おかげさまで，胸のつかえが取れました」

●頂き物へのお礼
「お気遣いありがとうございました」
「ていねいなお品を頂戴しまして…」
「大変重宝しております」

お辞儀のしかたはその人を表わす。

1) 会釈（15 度）　2) 敬礼（30 度）　3) 最敬礼（45 度）

1) **会釈（15 度）**
廊下や道などで人とすれ違うとき。

2) **敬礼（30 度）**
通常の挨拶や感謝の気持ちを表すとき。使用頻度は最も高い。

3) **最敬礼（45 度）**
お詫びや依頼，謝意が高いとき。また地位の高い人に対しても行われる。

• **その他：目礼**
お辞儀はせず，アイコンタクトで敬意を表わす。その場の状況からお辞儀を控える場合に使われる。

図 5-1　お辞儀の種類

2. 表情（非言語コミュニケーション）

　"表情"は非言語コミュニケーションの代表格です。人が誰かに出会ったときに見せる表情には，その人の心が表れます。よく言葉のやり取りをキャッチボールに例えますが，表情も同じです。友人が笑顔で挨拶をしてくれれば，あなたも笑顔で挨拶を返したくなるでしょう。その場その時の相手の気持ちや状態を瞬時に察知して，相手が一番受け取りやすい表情を投げれば，それは心に届くボールとなり，相手とのコミュニケーションは円滑になるのです。気持ちのよい挨拶には"明るい笑顔"がつきものですが，挨拶をする相手の状況によっては笑顔ばかりがいつでも通用する適切な表情にはなりません。例えば怒りモード全開で医療スタッフの対応にクレームを言っている人，手術が終わるのを不安いっぱいで待っているご家族など，相手の表情から心情を察し，配慮のある表情を心掛けることが必要です。どんなときでも相手の気持ちをおもんぱかることへの意識を高くもつよう，ふだんから心掛けましょう。

3. お辞儀

　お辞儀には，会釈，敬礼，最敬礼の 3 種類があります（**図 5-1**）。場面に応じた使い分けができるようになりましょう。心のこもったお辞儀は，相手に好感を与えることができます。

Work 47　お辞儀チェックリスト（セルフワーク）（所要時間：1 分）

　以下の内容について，ふだん自分はどうしているかチェックしてみましょう。

□ ① 頭だけを下げるのではなく，腰を支点に上体を前に倒すお辞儀になっている。

□ ② 顔を上げたまま，目礼だけになっていることはない。

□ ③ 相手を見下げた位置からのお辞儀はしていない。

□ ④ 相手を見ながらあごを前に突き出す"にわとりお辞儀"はしていない。

□ ⑤ 身体を動かしながら（くねらせたり，手を振ったり）お辞儀をすることはない。

- □ ⑥ ポケットに手を入れたままお辞儀はしていない。
- □ ⑦ ペコペコと何度も頭を下げるお辞儀はしていない。
- □ ⑧ お辞儀をするときは相手のほうを向き，よい姿勢で足を揃えて行っている。
- □ ⑨ 座敷でする座礼の際は，座布団に座らずに行っている。
- □ ⑩ お辞儀の始まりと終わりに相手の目を見ている。

*すべてにチェックが入るようになることが，望ましいお辞儀のしかたです。

Work 48 こんなときはどうしたらよい？(グループワーク)（所要時間：5分)

(1)臨床実習中，あなたの学校の先生が実習地訪問にいらっしゃいました。ちょうど先生がスタッフルームに入って来られたとき，あなたは座ってデイリーノートを書いている最中でした。あなたはどのように挨拶しますか。実際にやってみてください。

(2)臨床実習中の病院の廊下で，病院長とすれ違いました。あなたはどのように振る舞いますか。実際に立ってお互いに役割分担しながらやってみましょう。

（解答例は150頁にあります)

④ 臨床現場でのあいさつと声がけ

　臨床の現場では毎日さまざまな人が出入りしており，多くの人と顔を合わせる機会があります。臨床実習中はたとえ学生であっても，あなたは病院(施設)のスタッフとして見られています。つまり，その病院(施設)の顔なのです。当然のことながら，そこでは病院(施設)の職員と

Column 18　　　　名刺交換

　名刺は所属(職場名)，職位，氏名，連絡先を小さな紙に書いたコミュニケーションツールで，初対面の相手とお互いの情報を交換するために使われます。現在は同時にお互いの名刺を相手に渡す「同時交換」が主流です。名刺交換の際には以下のポイントに気を付けて行います。

　(1)名刺交換は，立って行う
　(2)テーブルを挟んで名刺交換するのはNG
　(3)名刺は両手で持つ(同時交換の際は片手)
　(4)名刺は自分の胸の高さで両手で受け取る(同時交換の際は片手)
　(5)相手の名刺を受け取る時，自分の指で文字が隠れることがないように気をつける
　(6)名刺入れは，相手の名刺を受け取る際の受け皿の機能がある
　(7)挨拶は，目下の人，訪問した側が先に名乗る
　(8)相手の名刺に気になる表記が合った場合には，質問してみる
　(9)名刺ばかり見るのではなく，相手の顔を見る
　(10)受け取った名刺は机の上に置き，大切に扱う(名刺はその人の分身という位置づけがあるため，丁寧に扱うことが礼儀になります)

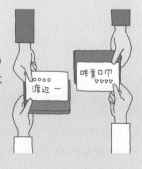

心のこもった温かな挨拶や声掛けには，相手の心をほぐす力がある。

しての振る舞いが求められます。もし病院（施設）の中で何かに困っている様子の方に出会ったら，「何かお困りですか？」「お手伝いできることはありますか？」などと声をかけることが一職員としての配慮でしょう。とくに患者さんや家族は，それぞれにさまざまなものを抱えながら不安な状況にあることが考えられ，笑顔での挨拶や温かな気遣いなどを欲している人が多いのです。まず，あなたが自ら人とのコミュニケーションを始める立場にあることを認識し，人に対して声をかけることができる自分になりましょう。あなたは自分が声をかけた相手に，どんな気持ちになってもらえる挨拶がしたいですか？

 注意点

挨拶は心を伝えるものです。形だけの挨拶は相手に伝わらないばかりか，不快な感情を引き起こす原因にもなりかねません。相手を敬う気持ちを大切に表現できるようになりましょう。

まとめ

1. 挨拶は自分からしましょう。
2. 挨拶の基本は，言葉＋表情＋お辞儀です。
3. TPO［time（時）・place（場所）・occasion（場合）］に応じた挨拶を心掛けましょう。

Advice

☐ ふだんの挨拶は自分からすることを習慣にしてみましょう。

☐ 登校途中によく顔を見かけるけれど知らない人，偶然席が隣り同士になった人，毎朝のジョギングで必ずすれ違う人など，あなたの日常生活の中で知らない人に自分から声をかけることをしてみましょう。

☐ 鏡を見て笑顔の練習をしましょう。

☐ お辞儀のしかたを練習しましょう。

☐ 挨拶や声かけの言葉を声に出して言ってみましょう。

☐ マナーのある挨拶とは小手先で行えるものではなく，自分自身の心のありようが自然と表現されるものです。ふだんから相手の立場になって考えることや，相手への気遣いや配慮（目配り・気配り・心配り）を心掛けましょう。

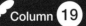 **Column 19**　　　　　**"ホスピタリティ"って？**

　病院を表す"hospital"は，ラテン語のhospes/hospit（主人・客）に由来しています。hostやhostess，hostel，hotelなども語源を同じくする言葉であり，「おもてなし・歓待」という意味があります。ホストやホステスは客をもてなす人であり，hostelやhotelは旅人をもてなす所，hospitalは病者をもてなす所なのです。この病者をもてなす場で，よいホストやホステス（医療者）がゲスト（病者）に提供するのが，"hospitality"（親切なおもてなし）です。

Work 48 の解答例 (148頁)

(1)席を立って敬礼(30度)でお辞儀をし，挨拶の言葉を添えましょう。

　「お疲れさまです。先生，お忙しいなかおいでいただいてありがとうございます」などとお伝えし，敬意と感謝の気持ちを表しましょう。このような場合，席に座ったまま会釈するだけではNGです。目上の方への挨拶が必要なときに座ったままお辞儀をするのは失礼にあたりますので，気をつけましょう。また，目上の方に「ご苦労さまです」と言うのも失礼になります（「お疲れさまです」が正しい）ので，憶えておきましょう。

(2)いったん立ち止まり，会釈しましょう。

　言葉を交わした経験があるような方の場合には，「お疲れさまでございます」と声をおかけしましょう。歩きながら会釈するのが通例になっている病院(施設)もありますが，正しいマナーは会釈のときでも"いったん立ち止まる"です。ただし，あなたが1人ではなく，誰か目上の方（スーパーバイザーなど）と一緒に歩いている際に院長にすれ違い，相手の方が歩きながら会釈しているようであれば，あなたもそれに合わせましょう。

第17回 訪問 〜相手の空間に入るということ〜

> **学習内容** 誰かを訪問する際に必要なマナーについて場面別に学ぶ
>
> **学習目標** 1. 教員室や研究室の訪問のしかたを説明できる
> 2. 臨床実習施設における他部門の訪問のしかたを説明できる
> 3. 病室や患者さんの自宅を訪問する際の注意点を説明できる
> 4. エレベーターを利用する際のマナーについて説明できる
>
> **キーワード** 訪問　席次　オフィスアワー　アポイントメント　クッション言葉
>
> **あなたへの質問** ①あなたは誰かを訪問する際，どんなことに気をつけていますか？
> ②誰かがあなたを訪問するとしたら，どのようなことに気を配ってほしいと思いますか？

❶ 教員室を訪問する

　教員室は教員の仕事場であり，授業の準備や教育についての管理・運営を取り仕切る「司令塔」のような場所です。教員はそれぞれに忙しく，次の授業で使用する資料の準備，外部機関との電話連絡，会議，学生との面談など，さまざまな業務に追われています。学生の皆さんは，先生への質問，呼び出し，係の役割などで教員室に行くことを，おそらく専門教育以前にも経験していることでしょう。教員室を訪問する際は各学校によって定められた独自のルールがあります。相手の空間に入る際には決められたルールを守り，その場にいる方々に対して失礼のないよう配慮する姿勢が大切です。

● 教員室を訪問する際に気をつけたいこと

(1)予告のない長時間の訪問はなるべく避け，面会を希望する先生には前もって訪問日時を相談したうえで訪問する。

(2)教員室の前に着いたら，スマートフォンはマナーモードにしておく。

(3)上着や帽子は，教員室の前であらかじめ脱いでおく。

清潔感のある身だしなみは，相手に安心感を与え，信頼を生む。

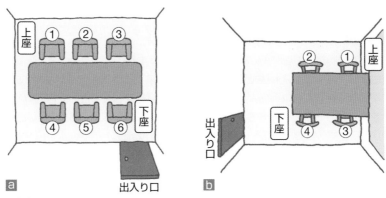

図5-2　席次のマナー
席次は，入口から遠い席（①）が上座，近い席（**a**：⑥，**b**：④）が下座になります。席について待って
いるようにと言われた場合には，⑥（**a**の場合），あるいは④（**b**の場合）に座って待つのが礼儀です。

(4)入室から訪問する先生と出会うまでの流れは各学校のルールに従うこと。

● 教員室を訪問する際の一例

(1)ノックをする

(2)ドアを開け，入り口で，学科名・学年・氏名を告げ，誰に用事なのかを全体に伝える。
「ST学科，2年の浜本です。田中先生にお聞きしたいことがあって伺いました」
（受付の方がいれば，田中先生に用事があることを伝え，取り次いでもらう）

(3)先生の指示に従う（自分のデスクまで来るように，座って待っているように，など）。

(4)「失礼いたします」と言って入室し，指示に従う。

(5)指導などを受ける際，教員室内の席に着く場合は席次に気をつける（**図5-2**）。

❷ 研究室を訪問する

　研究室はプライベート空間です。訪問する際は以下のことに気をつけましょう。

● 研究室を訪問する際に気をつけたいこと

(1)訪問を希望する際は，必ず先生の"オフィスアワー（*）"を確認し，アポイントメント（約束）
を取る。

(2)個別の学生指導を分刻みで入れている先生もいらっしゃるので，約束の5分前には研究室
の前に着くくらいの余裕をもって訪問する。

(3)自分から用事があって訪問する際は，話の要点を箇条書きにするなど，伝えたいことが明
確に伝わるように準備しておくとよい。

(4)訪問した際に何時まで時間をいただけるのかを確認し，約束の時間がきたら失礼する。

(5)たとえ考えていたような成果が得られなかった場合であっても，次の機会をまたお願いす
るなどし，貴重な時間を割いていただいたことへの感謝の気持ちを言葉にして伝える。
例)「お忙しいなか，ご指導ありがとうございました」

―――――
（＊）オフィスアワー：学生からの質問や相談に応じるために，先生があらかじめ設定した研究室に在室している時間帯の
こと。

> **Column 20** "クッション言葉"って?
>
> 　誰かに何かを尋ねたり忙しい人にお願いごとをしたりするとき,「駅ってどっちの方向ですか?」「先生,ハンコください!」などといきなり切り出すことは失礼にあたります。まずは相手の心の準備状態をつくる以下のような「クッション言葉」を伝えると,受け入れてもらいやすくなります。自分の都合を優先させてしまう勝手な人にならないよう,どのようなときでも相手の状況に配慮したコミュニケーションを心掛けましょう。
>
> ● クッション言葉の例 ●
>
> 「今,少しお時間いただいてもよろしいでしょうか?」「ねえ,ちょっと今いいかな?」
> 「お忙しいところ申し訳ございませんが」「お手数をおかけして申し訳ありませんが」
> 「おそれ入りますが」「お疲れのところ恐縮ですが」「突然で申し訳ありませんが」
> 「すみません,実はお願いしたいことがあるのですが」「失礼ですが」

　訪問の際は,その目的のために相手の大切な時間を"いただく"という意識をもちましょう。先生は自分ばかりに時間を割いてくださるわけにはいきません。いただいた時間を最大限活用できるよう,質問項目を書き出してメモしておくなど,訪問前にできるかぎり準備をしておきましょう。

❸ 臨床実習施設で他部門を訪問する

　リハビリテーションはチーム・アプローチであり,他職種との連携は不可欠です。そのため,実習中は職種理解を目的とした他部門への見学や,他職種の仕事内容についてのレクチャーなどが行われることがあります。また,実習で担当する患者さんに関する情報収集や担当医への質問などのために他部門を訪問し,指導していただく機会もあります。いずれにしても他職種の方々の職域に立ち入るわけですから,先方のご迷惑にならないよう,そして失礼のないよう心掛けましょう。他部門で情報収集をさせていただく際はスーパーバイザーから指導を受ける必要がありますが,以下のような点に注意しましょう。

● 他部門を訪問する際に注意すること

(1) 入り口で自分の所属部門(リハビリテーション科など),学生であること,氏名を伝え,訪問目的を明確に伝えるとともに,協力をお願いする。

(2) 業務中の忙しい時間にお邪魔させていただくことを考え,「申し訳ありませんが,○分ほどお時間いただいてもよろしいでしょうか」など,先方の負担に関する情報をあらかじめ伝えてお願いすると,相手も対応しやすくなる。
　※対応して下さる方の名前は必ず確認しておきましょう。

(3) 質問がある場合は,事前に何を質問するのかをまとめ,どのような流れでどなたに質問をするのか,段取りしておく。

(4) 情報収集のためにカルテを見せていただく場合,業務の邪魔にならない場所はどこかをお聞きし,対応していただいた方の指示に従う。

(5) 個人情報の取り扱いについては,実習先の方針に従って指導を守る。

信用は言葉で得られるものではなく，行動で得られるものだ。（守屋淳：作家）

(6)用事がすんだら，"お陰様で"という感謝の気持ちをもって，「お忙しいなか，お時間をいただきましてありがとうございました」とその場にいる方々に対してお礼を述べ，入口で一礼して退室する。

※情報収集が終わったら，スーパーバイザーにどなたに対応していただいたのか，報告しましょう。

One Point 12　　お世話になった方に院内で再会したら…？

実習中お世話になった他部門の方に，廊下や食堂などで再びお会いすることがあります。そんなとき，あなたならどうしますか。自分から積極的に「お疲れさまです。（リハビリテーション科の学生の○○です）先日はお世話になりましてありがとうございました」などと言って笑顔で挨拶しましょう。ちょっとした声かけと挨拶によってお互いに気持ちのよいコミュニケーションが生まれることで，また何かでお世話になるときには関係が一段と円滑になります。

❹ 病室を訪問する

　病室は患者さんのプライベート空間です。個室の場合と相部屋の場合があり，相部屋の場合はベッドとその周囲のカーテンで囲まれた範囲だけが個人のスペースになります。相部屋に訪問する場合は，1人ひとりの患者さんに対して配慮することが大切です。病室を訪問する際は以下のことに気をつけましょう。

●病室を訪問する際に気をつけること
(1)入室する際に病室の入り口で所属部門，氏名を伝えてから入室する。
(2)相部屋の場合は，どちらの患者さんを訪問しに来たのかを入り口で明確に伝える。
(3)相部屋の場合は，他の患者さんに対しても挨拶しながら訪問する患者さんのベッドに向かう。
(4)訪問する患者さんのカーテンが閉まっているときは外から声をかけ，返事があって入室が許されてからカーテンを開く（声をかけながらカーテンを開くことは失礼にあたるので，絶対にしないこと）。
(5)もし患者さんがベッドに寝ていれば，患者さんを見下ろすのではなく目線の高さを同じにして話がしやすいよう，腰をかがめるなどして自分の立ち位置や体勢に配慮する。

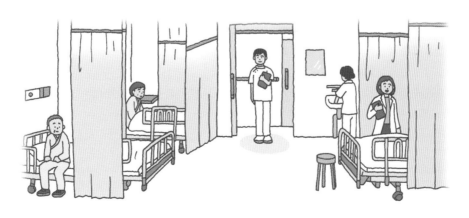

(6)パーソナルスペース(＊)を考えた対応を心掛ける。

⑤ 患者さんの自宅を訪問する

　臨床実習中には，在宅訪問リハビリテーションで患者さんのご自宅に伺うことも考えられます。病院(施設)と自宅の大きな違いは，自宅はそこが患者さんを含めた家族全員の生活空間であるということです。私的な空間にお邪魔させていただくという意識を高くもち，訪問にあたっての注意事項などは担当の先生から指導を受けましょう。基本的には以下のような点に注意しましょう。

● 患者さんの自宅を訪問する際に注意すること
(1)靴を脱ぐことになるため，靴下は清潔なものを着用する。
　　(靴下は，穴があいたりすり切れたりして薄くなっていないものをはく)
(2)靴を脱いで玄関に上がったら，靴をそろえて隅に寄せる。
(3)笑顔と気持ちのよい挨拶と心のこもったお辞儀を心がける。
(4)節度のある態度や言葉遣いに注意する。
(5)専門的な視点以外の興味で家の中をキョロキョロ見ない。
(6)不用意な言動は慎む。
(7)指導者に従って行動する。
(8)私的な空間に入らせていただくことへの感謝を示す。

⑥ エレベーターに乗る

　エレベーターは狭小空間の公共スペースであるため，乗り合わせた人同士がお互いに気持ちよくその場にいられるよう配慮することが大切です。病院(施設)では，乗り降りの際に患者さんが優先となることを心得ておきましょう。また，緊急で使用されている場合があるので，その際利用は遠慮しましょう。なお，エレベーターにも席次があるので図5-3を見て覚えておくとよいでしょう。利用にあたっては，以下のことに気をつけましょう。

● エレベーターを利用する際に気をつけること
(1)エレベーターが来るのを待っているときは扉の脇で静かに待つ。
(2)知り合い同士で乗る場合は，私語を慎む。
(3)降りる人が優先になる。
(4)乗るときは患者さんが優先，面会者などの外部から来られた方がその次，職員は役職の高い人や目上の人が先になる。
(5)患者さんや来客，役職の高い人などと一緒にエレベーターに乗る際は，「お先に失礼します」と一声掛けてから先に自分が乗り込んでエレベーターの操作を行う。
　　(開いたエレベーターにすでに操作をしている人がいた場合は，自分が最後に乗る)

(＊)パーソナルスペース：個人の身体を取り巻く目に見えない境界線で囲まれた領域であり，心理的な縄張りのこと。とくに精神疾患患者の場合，パーソナルスペースは広くなる傾向があり，対面距離として十分な距離(その人によって異なる)を確保する配慮が必要となる[37]。

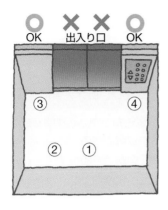

図 5-3　エレベーターを待つ位置とエレベーター内の席次

扉が開いたときに車椅子の人が降りて来ることも考えられます。扉の正面には立たないように気をつけましょう。操作盤の前が下座（④），エレベーターの中央が上座（①）になります。操作盤の前に立った際には安全確認を十分に行い，扉の開閉に気を配りましょう。なお，エレベーターの乗り降りは患者さんが優先です（学校などでは来客，役職の高い人が優先になります）。

(6) 操作する人がいない場合は，積極的に操作盤の前に立つ。

(7) 操作盤の前に立ったら，同乗者に「何階ですか」と声をかける。

(8) 自分が下座に立っていて，上座の人が先に降りたい場合は，自分が一旦外に出て，降りたい人が降りてから再び乗り込む。

(9) 降りる際は先に患者さんや来客，役職の高い人に降りていただき，最後に自分が降りる。（自分が操作をしているのではなくドアの前に立っている場合は，邪魔になるため自分が先に降りる。その際に会釈しながら「お先に失礼します」と伝えると丁寧な印象になる）

(10) 操作をしてもらったら，降りる際にお礼を言う。

⚠ 注意点

1. ここに記した内容は一般的なものです。相手の空間に入る際には各学校や施設のルール，指導者からの指導に従うようにしてください。

2. 相手の空間に入る際は，「お忙しいところ，申し訳ございません」などと"クッション言葉"を使いながら相手への配慮の気持ちを表し，敬意をもって訪問するようにしましょう。

3. クッション言葉は，ただ言えばそれでよいというものではありません。相手の状況に配慮した"**気づかいのある言い方**"と"**振るまい**"が何より大切です。

📖 まとめ

1. 教員室や研究室に訪問して面接や個別指導を希望する際は，必ずアポイントメントを取りましょう。

2. 私的空間にお邪魔する際は，相手の大切な時間をいただくという意識をもちましょう。

3. 相手の空間に入る際は，周囲の人たちにも気を配り，マナーのある振る舞いを心がけましょう。

Advice

☐ 学内で教員室や研究室に先生を訪問する経験を通して，訪問の際の礼儀を身につけましょう。

☐ 席次などの基本的なマナーを覚えておきましょう。

☐ エレベーターを利用する際は操作盤の前に立ち，ふだんから操作や同乗者への声かけを積極的に体験してみましょう。

第18回 電話のマナー

- **学習内容** 電話のかけかた・出かたについてのマナーを学び，臨床実習に備える

- **学習目標** 1. スーパーバイザーの先生に電話をかける方法について理解できる
  2. 実習先で電話に出るときの方法について理解できる
  3. 仕事場面における電話のマナーについて理解できる

- **キーワード** 電話 固定電話 取り次ぎ 受話器 伝言

- **あなたへの質問** ①あなたは目上の人に電話をかけることがありますか？
  ②携帯電話以外の電話に出る際に気をつけていることはありますか？

① 実習先への電話のかけかた

　実習先が決まり，開始が間近になると教員からの指導のもと，実習先のスーパーバイザー(臨床実習指導者)の先生に電話をかけてご挨拶をしたり，必要な情報をいただいたりします。スーパーバイザーの先生に電話をするときは，どのようなことに気をつけたらよいのでしょうか。ここでは，実習先に電話をかけるときの注意点や，電話をかける際のマナーについて学びましょう。

1. 電話をかける際の事前準備
　電話をかける際は，**表 5-1** の各項目について必ずチェックしておきましょう。

表 5-1　実習先への電話確認チェックリスト

✓	確認する内容	確認例
	1)相手の氏名，所属，立場(役職)などを確認する	○○○先生 ○○総合病院リハ科主任 40 代男性
	2)電話をかける先はどこなのか，番号を確認する ＊電話をかける相手の方がどこに所属しているのか，必ず<u>部門名を確認すること</u>。(例：リハビリテーション科なのか，リハビリ科なのか)	○○総合病院 リハビリテーション科 電話番号：03-1234-5678
	3)何時頃かけたらよいのか確認する	昼休み 12 時半〜 13 時
	4)電話の取り次ぎの状況がどうなっているか考える ＊病院(施設)の代表番号にかけてから所属の部署に取り次いでもらうのか，所属部署に直通の番号なのか	病院の代表番号から リハビリテーション科に回してもらう(**図 5-4** 参照)
	5)電話をかける目的を明確にする ①電話する目的　②確認事項　②伝えておきたいこと	①ご挨拶と確認事項 ②初日の出勤時間の確認 ③３週目に地元で就職試験があることを伝える
	6)電話をかけてからの流れの確認をする	**図 5-5** 参照

何事もふだんから準備しておくと，いざという時に役に立つ。

１ 相手はどのような立場の方なのか確認する

　電話をかける際に大切なのは，かける相手を知ることです。名前，性別，年齢，専門に始まり，どこで何をしている方なのか，その人の立場を把握することです。例えば，50代後半の男性でリハビリテーション科の科長職で多忙な先生と，20代後半の女性で同窓の先生という場合では，心の準備も変わってくるでしょう。

　多くの学校では実習前にスーパーバイザー会議(臨床実習指導者会議)を開催するため，スーパーバイザーの先生と学生の顔合わせがあります。この機会にスーパーバイザーの先生とお会いしていればどのような方かわかりますが，お会いできない場合は，学内の実習先担当の先生や，すでに同じ実習先で実習を終えた先輩，同級生から可能なかぎり情報を得ておくとよいでしょう。これからお世話になる相手がどのような方で，どんな仕事環境の中で自分を指導してくださるのか，相手の立場を想像してみましょう。

２ 電話をかける先はどこの部門なのか確認する

　電話をかけた際，話をしたい相手の先生の名前はわかっていても，所属がわからないということがないよう気をつけましょう。電話をかけたい相手の先生は何という診療科名の部署に所属されているのか，確認する必要があります。PT・OT・STであれば，多くの場合，以下のような診療科名に所属していることが考えられます。病院(施設)のホームページなどで確認するとよいでしょう。

　例)リハビリテーション科・リハビリ科・理学療法科・作業療法科・言語聴覚科

３ いつ頃かけたらよいのか時間を確認する

　電話をかける際は相手の都合を考えましょう。曜日によっては関連施設や訪問リハビリなどの業務で外に出て仕事をされていることも考えられます。不在になる曜日はないか，1日の勤務時間帯で何時くらいにかけるのがご迷惑にならないか，学内の実習施設担当の先生や，すでに同じ実習施設で実習を終えている先輩や同級生がいれば，確認しておきましょう。通常は昼休みか夕方，治療のない時間帯を選びます。極力，患者さんの治療中に電話をかけてしまうことがないよう気をつけましょう。

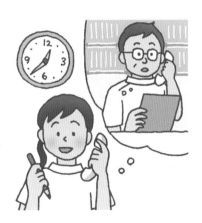

４ 電話の取り次ぎの状況がどうなっているか考える(図5-4)

　実習先に電話をかける場合，話をしたい相手が電話口に出るまでには，何回か取り次がれてようやく相手にたどり着くことがほとんどです。電話番号が病院(施設)の代表番号の場合，初めに電話に出るのは病院(施設)の交換手や事務職の方なので，取り次いでもらう状況をあらかじめ想定し，準備しておきましょう。また，所属部署への直通電話である場合も，話をしたい先生がすぐに電話に出られるとはかぎりません。これからお世話になる部署のどなたかが電話に出ることが予測されるので，失礼のないようにしたいものです。

例)病院交換手 → リハビリテーション科スタッフ → 話をしたい先生

交換手：「はい，○○総合病院でございます」

学　生：「もしもし，私，○○大学の学生の木村と申します。← 所属と氏名を名乗る
リハビリテーション科の岡田先生をお願いしたいのですが」

交換手：「はい，それではリハビリテーション科におつなぎしますので，
そのままでお待ちください」

…♪　メロディーが流れる　♪…

リハビリテーション科スタッフ：「はい，リハビリテーション科，田中です」

学　生：「もしもし，私，5月12日から臨床実習でお世話になります，
（取り次がれたら再び名乗る →）○○大学PT学科の木村と申します。お忙しいところ恐れ入りますが，← クッション言葉
岡田先生はいらっしゃいますでしょうか？」

▶いらっしゃる場合

リハビリテーション科田中：「はい，岡田ですね，少々お待ちください」

……

PT岡田：「はい，お待たせしました。岡田です」

▶不在の場合

リハビリテーション科田中：「申し訳ありません，岡田は今病棟に行っておりまして…」

学生：「そうですか，何時頃お戻りになるかおわかりになりますか？」← 相手が不在の際は戻る時間を確認する

リハビリテーション科田中：「あと30分くらいで戻ると思います」

学生：「わかりました。ではその頃改めてお電話させていただきます」← 何時頃に改めて電話するのかを伝える

リハビリテーション科田中：「申し訳ありません。岡田にそのように伝えます」

学生：「ありがとうございます。よろしくお願いします。それでは失礼いたします」

注：目上の人が電話を切ったことを確認してから電話を切る

図5-4　実習先にかける電話の流れ　その1(取り次ぎの例)

5 電話をかける目的を明確にする

1)電話をかけた目的を先方に説明できるようにしておく

どのような用件で電話をしたのか，先方に簡単に説明できるようにしておきましょう。

2)確認事項をメモしておく(次頁のOne Point 13参照)

先生や先輩から得られなかった情報や確認しておきたいことをメモしておきましょう。

3)伝えておきたいことをまとめておく

① 持病やプライベートな予定，就職試験などがある場合

② とくに学びたい内容や興味のある分野など

6 電話をかけてからの流れを確認する

電話をかける際は，相手に余計な時間をとらせないようしっかりとした準備をしてからかけましょう。電話を受ける相手の身になって，わかりやすく端的に，よい印象となるよう心掛けましょう。**図5-5**は実際に電話をかけてからの流れの一例です。参考にしてみてください。

> 変えられるものを変える勇気を，変えられないものを受け入れる冷静さを，そして両者を区別する賢さを与えてください。（ラインホルド・ニーバー：米国の神学者）

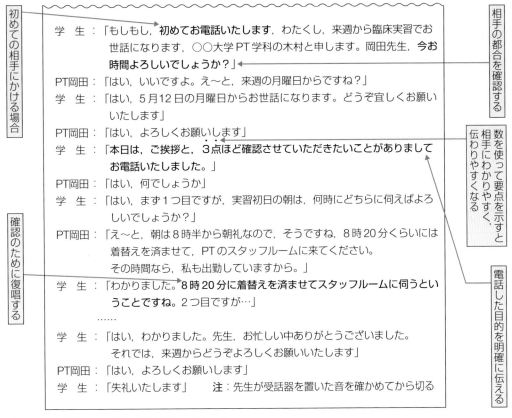

図 5-5　実習先にかける電話の流れ　その 2

🔳 電話を切る

　電話を切る際には，基本的にかけたほうが先に切ります。しかしかけた相手が目上の人の場合は，目上の人が先に切ったことを確認してから，自分が後から切ります。切る際には受話器をガチャンと置かないよう，静かに切りましょう。

One Point 13　確認事項の代表例

□ ①初日の出勤時刻と場所（実習初日の朝，何時にどこに行ったらよいのか）
□ ②着替えをする場所（ロッカーの有無，ロッカーの鍵の受け取りなど）
□ ③持ち物（検査器具や上履き，上着，マイカップ，箸など）
□ ④昼食について（病院食堂の昼食の申し込みなど）
□ ⑤宿舎の鍵の受け取り（宿舎を利用する場合のみ）
□ ⑥交通機関の利用について（駅から病院に向かうバスを利用する場合など）
□ ⑦駐車場の利用について（必要な場合のみ）
□ ⑧その他

事例 3　NG 電話の実例（あるスーパーバイザーの話）

　同じ学校から数人の学生さんが，何期かに分かれて実習に来ることがあるんです。ある
とき，実習に来る予定の学生さんたちが，どこか賑やかな所から携帯電話でかけてきたん
です。とても聞き取りにくいうえに，時折電波が途切れました。おまけに，代表でかけて
きたと思っていた学生さんが，「じゃあ，次の人に替わります」と言って次々替わって，結
局3人全員が同じことを聞いてきました…。固定電話でかけてきてほしいし，私はお友
だちではないし忙しいので，学生さんの1人が代表でかけてほしいと思いましたね。

② スタッフルームでの電話の出かた

　臨床実習施設では，実習生は"学生"という立場ではありますが，スタッフとしての振る舞い
を求められています。そして臨床実習の目標の中には，職場における医療職としての役割と責
任について理解し，その一員としての自覚をもった行動をとることが掲げられています。した
がって，リハビリスタッフとして院内（施設内）の業務に関わることも体験します。
　ここではスタッフルームでの電話の出かたについて学びましょう。学生は電話に出ないよう
に決めている実習施設もありますが，そうでない場合，実習中に所属する部門で電話に出る場
面も考えられます。各科で電話の出かたにはだいたい決まりがあるものなので，実際どのよう
に応対するのか，実習初日にスーパーバイザーに確認しておくとよいでしょう。

1. 電話応対のしかた

　電話応対では，声の調子や話しかた，言葉遣いなどが相手への第一印象を決めます。見えな
い相手であるからこそ，わかりやすくはっきりとした受け答えを心掛けましょう。

1 電話の出かたの流れ

電話に出る	・メモ用紙とペンを用意する 1）2回コールが鳴り終えるくらいで出ると心理的によいとされています。 ・3回コール以上で出た場合は「お待たせいたしました」，5〜6コール以上になってしまった場合は「大変お待たせいたしました」と一言添えましょう。 2）他のスタッフがいても忙しそうにしているときは，「私が出ます」と一言言ってから出ましょう。
所属と名前を名乗る	3）電話を受けたら，まず自分の所属と名前をはっきり言いましょう。 「はい，リハビリテーション科，○○です」 「はい，リハビリテーション科，実習生○○です」 ・受け手が「もしもし」と言って出るのは NG です。 ・何と言って出るかは，他の先生方が何と言っているかを聞いて覚えましょう。また，"実習生"と言うかなど，科内でのルールはスーパーバイザーに確認しておくとよいでしょう。

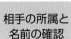
今から20年後，あなたはやったことよりもやらなかったことに失望する。ゆえに，もやいを解き放て。安全な港から船を出せ。貿易風を帆にとらえよ。探検せよ。夢を持ち，発見せよ。（マーク・トウェイン：小説家）[34]

memo
- 外線電話に出る際と内線に出る際の対応の違いがあれば，確認しておきましょう。
- 外線電話と内線電話では呼び出し音が異なりますので，その違いを確認し，早い時期に覚えておくようにしましょう。

▼

相手の所属と名前の確認

① 相手が名乗ったとき「○○の△△さまですね」

② 相手が名乗らないとき「失礼ですがどちらさまでいらっしゃいますか」

③ 聞き取りにくいとき「恐れ入りますが，もう一度お願いできますでしょうか」

▼

挨拶をする

- 午前10時30分までは　「おはようございます」
① 他部署からの電話の場合　「お疲れさまです」
② 外部からの電話の場合　　「お世話になっております」

▼

用件を伺う

▶取り次ぎが必要な場合は「**2** 電話の取り次ぎかたへ」
相手の話をしっかり聞きながら，メモを取る。
「それでは復唱させていただきます。……ということでよろしいでしょうか」

▼

自分を名乗る

「実習生の木村が確かに承りました」

▼

挨拶をする

「お電話ありがとうございました」

▼

電話を切る

基本的にかけたほうが先に切るのがマナーです。相手が受話器を置いた音を確かめてから自分も切るようにしましょう。

▼

報告・連絡

受けた電話の内容を必要に応じて報告・連絡をします。メモも残しましょう。

2 電話の取り次ぎかた

1）取り次ぐ人がいる場合

取り次ぐ人の名前を確認する

誰に取り次ぐのか確認する。
「OTの橋本ですね」
- 同じ部署の人は身内になるので，たとえ実習生であっても「OTの橋本先生ですね」とは言いません。目上の先生を呼び捨てにするのは抵抗があるかもしれませんが，ルールなので覚えておきましょう。

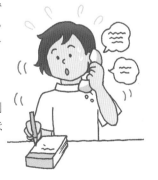

▼

お待ちいただく

「少々お待ちください」「しばらくお待ちください」
「しばらくお待ちいただきますが，よろしいでしょうか？」
- 待ち時間が長くなりそうであれば，相手に伝えて意向を確認する。
- 保留ボタンを押す

▼

| 取り次ぐ人に電話をつなぐ | 電話を取り次ぐ。その際「橋本せんせ〜，電話で〜す！」などと大声で叫ぶと，受話器を手でふさいでいても，相手には聞こえてしまうことがあります。必ず保留ボタンを押してからお呼びしましょう。
「橋本先生，○○病院のST の林さまよりお電話です」 |

2）取り次ぐ人が不在の場合

| 不在をお伝えする | 「申し訳ございません。ただ今ST 村上は席を外しております」
「申し訳ございません。本日PT 鈴木は休んでおります」
・「お休みをいただいております」はよく使われていますが，職場に対して敬語を使っていることになるため，正しくありません。 |

▼

| 必要な情報をお伝えする | 「16 時過ぎにはこちらに戻ってくると思いますが」
「ただ今別の電話に出ておりますが，まもなく終わると思います」 |

▼

| 相手の意向を伺う | 「いかがいたしましょうか」
「後ほど村上からお電話差し上げるようにいたしましょうか」
「よろしければご伝言を承りますが」 |

①相手がかけ直すと言われた場合	「申し訳ございません。○○さまよりお電話がありましたことを申し伝えておきます。恐れ入りますが，念のため，ご連絡先のお電話番号をお願いいたします」
②相手からかけて下さいと言われた場合	「承知いたしました。それでは念のため，お電話番号をお願いできますでしょうか？……復唱させていただきます。○○−○○○○−○○○○，□□大学病院PT の大西さまですね。村上が戻りましたら申し伝えます」
③伝言をお願いしますと言われた場合	伝言内容のメモを取る。終わったら復唱する。 「復唱させていただきます。……でよろしいでしょうか」

▼

| 自分を名乗る | 「私，実習生の木村と申します。確かに承りました」 |

▼

| 挨拶をする | 「失礼いたします」
「よろしくお願いいたします」 |

▼

| 電話を切る | 電話を受けたほうが後に切るのがマナーです。かけたほうが言い忘れていたことを切る間際に思い出した場合にも対応できます。 |

▼

| 報告する | 不在時に電話があったことを口頭で報告し，相手の情報や伝言などを書いたメモをお渡しします。 |

2. 伝言の受け方とメモの取りかた
❶ 伝言を受ける際のポイント
1）電話に出る際は，必ずメモを手元に準備する。

決断しないことは，しばしば間違った行動よりも悪い。（ヘンリーフォード：実業家）

> **memo**
>
> - 受話器を置くときは，できるだけ静かに音がしないようにしましょう。フックを押して切ってから受話器を置くと「ガチャン」と聞こえないので，覚えておきましょう。
> - 電話を切るときはかけた側から切るのがマナーですが，相手が上司や目上の方の場合，かけたのは自分であっても，相手が受話器を置いてから自分が切るようにしましょう。

2)受けた伝言は，必ず復唱して先方に確認する。

「それでは，復唱いたします。本日14時からのケース会議が延期で，新たな日程は後日ご連絡いただけるということで，看護課のモリタ様からのご伝言でよろしいでしょうか」

3)先方がかけ直しを求めている際には，電話番号を聞いてメモしておく。

（とくに外線電話の場合は，念のために聞いておくとよい）

4)伝言を受けた自分の名前を最後にもう一度伝える。

「それでは，鈴木に申し伝えます。○○が確かに承りました」

（注：同じ部門にいる職員には，通常"先生"などの敬称はつけません）

② 伝言をメモする際のポイント

1)①誰宛か（△△先生へ），②先方の所属，③先方の名前（漢字がわからなければ，カタカナ表記にしておく），④用件，⑤自分の名前，⑥電話を受けた時刻，の記載は必須なので，電話を受けながらメモする習慣を少しずつ身につける。

2)メモはわかりやすい字で書くように心掛ける。

3)用件は簡潔にまとめる。

> 鈴木先生
> 本日2時からのケース会議
> 延期のお知らせです。
> 新たな日程は後日ご連絡
> いただけるとのこと。
> 看護課，モリタ様より電話
> 連絡ありました。
> 　　　　6月27日 AM 11：30
> 　　　　　　受：実習生○○

 注意点

1. 病院の部門名については，未確認のまま電話をかけてしまうことがよくあります。必ず事前に病院（施設）のホームページなどで確認してから電話をかけるようにしましょう。
2. 電話をかける際は必ず固定電話から，静かで落ち着いた環境を選んでかけましょう。
3. 実習施設での電話の出かたについては，スーパーバイザーの先生の指導に従いましょう。
4. 電話に出る際は，必ずメモを準備するようにしましょう。
5. 伝言を聞きながらメモを取ることは簡単ではありません。一度で聞き取ることができなくても，もう一度お聞きして，聞き漏らさないように落ち着いて対応しましょう。

まとめ

1. 電話をかける際は，相手の情報（先方の氏名・所属部門名・立場など），かける時間，取り次ぎの状況，電話の目的，電話での会話の流れなどを事前に確認して，簡潔に話ができるよう準備しておきましょう。
2. 電話でスーパーバイザーに確認する内容の例としては，(1)初日の出勤時刻と場所（実習初日の朝，何時にどこに行ったらよいのか），(2)着替えをする場所（ロッカーの有無，ロッ

カーの鍵の受け取りなど），（3）持ち物（検査器具や上履き，上着，マイカップ，箸など），（4）昼食について（病院食堂の昼食の申し込みなど），のほかに，（5）宿舎の鍵の受け取り，（6）交通機関の利用について，（7）駐車場の利用について，などがあります。

3. 実習先の所属部門では，実習生が電話に出る場合はどのようにしたらよいのか，スーパーバイザーの先生から指導を受けましょう。

4. 電話の基本的な応対のしかたとして，（1）挨拶する，（2）取り次ぐ，（3）不在を伝える，（4）不在時の対応を伺う，（5）先方を確認する，（6）お待ちいただく，などの言いかたを覚えましょう。

5. 伝言を受ける際には，（1）メモする，（2）復唱する，（3）自分の名前を先方に伝える，を必ず行い，用件を簡潔にメモしましょう。また，先方がかけ直しを求めている際は，念のために相手先の電話番号を聞いておくようにしましょう。

Advice

☐ 電話は顔が見えない相手とのコミュニケーションです。かける相手に対する気配りを大切にすることを心掛けましょう。

☐ 目上の人に電話をかける際，適切な敬語が使えるよう，ふだんから自分が使う言葉に対する意識を高くもちましょう。

☐ 電話をかける際は目的を明確にし，要領よく簡潔に言いたいことが伝えられるように，話の流れを考えておく習慣をもちましょう。メモを活用するのはよい方法です。

☐ スタッフルームで電話に出ることを想定して，何と言うか実際に声を出して言ってみましょう。

☐ 電話応対のしかたについては，実際に現場で適切な敬語が使えるよう，声を出して練習しておきましょう。

☐ あなたは他の人がわかるようにメモを取ることができますか。伝言をメモする際のポイントをしっかり確認し，読みやすい文字を書くように心掛けましょう。

第19回 電子メールのマナー

学習内容 電子メールの基本構成について学び，ビジネスメールのマナーについて理解する

学習目標 1. 電子メールの基本構成を説明できる
2. 電子メールのマナーについて理解できる
3. メール作成課題に取り組むことができる

キーワード ビジネスメール　CC　BCC　添付ファイル　ネチケット

あなたへの質問 ①あなたは友達以外の人にメールを送ることがありますか？
②あなたはメールの中で正しい敬語表現が使えますか？

❶ 電子メールの基本構成とマナーを学ぶ意味

　若い世代の個人間コミュニケーションは電子メールよりも SNS の利用のほうが多くなっていますが，ビジネスシーンにおいては電子メールが一般的なコミュニケーション手段として重要な役割を果たしています。ビジネスメールはプライベートメールと書きかたが大きく異なるため，その基本構成とマナーを学び，仕事上で良識のあるコミュニケーションができることは，社会人としての信頼を得るためにも大変重要になります。

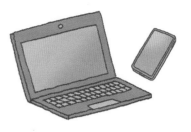

> **事例4　大学生のメールマナー問題　～都内大学教員の話～**
>
> 　「学生から送られて来るメールに，件名なし，『〇〇先生』という相手の名前なし，差出人の学籍番号や名前なし，というケースが結構あります。提出期限を過ぎているレポートについて，『もう遅いかもですが，一応送っときます！』と，ファイルが添付されていない（きっと上手く添付ができなかったのでしょう）メールが届いたこともあります。『りょーかいデス！』『まじですか!?』『遅刻します』とだけ書かれたものや，絵文字がついたものもありますね。SNS などの簡単なメッセージでのやりとりが普及して，そのままメールで使われてしまっている感じです。大学によってはメールマナーの講義を必修科目にしているところがあるようですが，きちんとした文章で基本マナーを学ぶことは本当に必要だと感じています」

❷ メールの基本構成

　ここではメールの基本構成について学びます。ビジネスメールでは，基本的な構成が決まっています。メールを受け取った相手に不快な思いをさせないためにも，基本をしっかりと押さえておきましょう。それでは順にみていきましょう。

■ 宛先（アドレス，address）

　宛先となるアドレスは，1 文字間違っただけでも相手に届かなくなるため，直接手入力をする場合は間違いがないよう注意しましょう。また，送られてきたメールにそのまま返信する場合は，送りたい相手個人のアドレスなのか，部署内の代表アドレスなのか，メーリングリストなど多くの人に一斉送信されてしまう設定になっていないかを注意する必要があります。相手に宛てた個人的な内容が他の多くの人に知られてしまい，重要な情報が漏れて迷惑をかけることがないように気をつけましょう。

1）敬称のつけかた

　宛名欄の敬称・役職名：メールアドレスを登録する際に，「〇〇様」「△△科長」などとしてあらかじめ入力しておくとそのように表示されるので，敬称を付け忘れることなくすみます。

（宛名欄の敬称・役職名には気を配らない人も多くいるようです）

2）CC と BCC

　宛先の人以外の人にも同じメールを送りたい場合，CC（カーボンコピー）と BCC（ブラインドカーボンコピー）が使われます。CC を使うと，メールを受け取った人は自分のほかにも同じメールを誰が受け取っているのかがわかります。一方 BCC のほうは，メールを受け取った人は自分以外に同じメールを誰が受け取っているのかがわかりません。お互いを知らない複数人に同時に送る場合は，個人情報保護のために BCC を使うようにしましょう。

❷ 件名（subject）

　相手がメールを開いた際に，内容がすぐわかる件名になるよう心掛けましょう。毎日多くのメールを受信している人にとって，件名はそのメールに何が書かれているのか，誰からなのかを判断する大切な情報になります。自分に必要なメールだけを選んで読んでいる人や，今すぐ読むのかどうかを判断している忙しい人もいます。同じ件名で複数の人が同一人物にメールを送る可能性がある場合は，自分の所属と氏名を書いておくと親切です。

例）件名「レポート課題（ST 学科 2 年，新谷悠斗）」

　　件名「臨床実習中の交通手段について（○○大学 OT 学科 4 年，林美咲）」

- 返信の際の件名は，「Re：レポート課題提出の際の注意事項」として，受信の際に使われていた件名をそのまま使ってもかまいません。ただし，連絡を受けたことへの返信ではなく，自分からメールを送る用件がある場合は，メールの主旨を端的に表した件名をあらためて記載するようにしましょう。

❸ 本文

1）まず，宛先となる相手の名前を入れる

　【例】　○○病院　リハビリテーション科　△△先生

　　　　　□□大学　○○○○先生

　　　　　○○リハビリテーションセンター　リハビリ科　関係者各位

　　　　　※同一部署の複数の相手にメールをお送りする場合などは"各位"とします

2）簡単な挨拶を入れる（メールでは，時候の挨拶などはあまり入れないのが通例）

　【例】　いつもお世話になっております（外部の人に対して）

　　　　　お疲れさまです（学内・同一所属内の人に対して）

　　　　　ご連絡が遅くなり，申し訳ありません。

3）自分を名乗る

　【例】　△△大学，作業療法学科の○○です

4）用件を簡潔に書く「奨学金について，先生にご相談があります」

5）1 行の文字数は，30〜35 文字くらいだと読みやすい

6）いくつかの用件がある場合，用件ごとに 1 行あけるなど，相手が見やすく読みやすくなるよう工夫する

7）添付書類がある場合は，その旨お知らせする

【例】　資料を添付しましたので，ご確認ください。
　　　　添付ファイル：卒業研究発表レジュメ（川口さくら）

▉ 署名（signature）

　本文の最後に，自分の所属と氏名，連絡先などを書いた署名を入れます。あらかじめ設定しておくと，発信する際に自動的に署名が入るので便利です。

▉ 添付ファイル

　ファイルを添付する際に気をつけたいのは容量です。大きすぎて相手が受け取れないことがあるため，分割して送るか，圧縮するなどの配慮が必要です。いずれにしてもあらかじめ先方に連絡し，圧縮したファイルを送る際には送り先の相手が解凍ソフトをもっているかを確認しましょう。"ファイル名"は，見てすぐにわかる内容にします。同じファイル名で何回かにわたって送る場合は，ファイル名の後に番号や日付を入れるのもよい方法です。

【例】　課題レポート（20231201）大橋 遼　　　グループ A 発表内容 No.2　佐藤優香

事例5　提出したはずのレポートが…!?

　学生の A さんは，科目担当の先生にメールで添付ファイルとして送信したはずだった課題レポートが，届いていないという連絡を先生から受けました。学校では提出期限について厳しく指導されていたので，ギリギリでしたが何とか提出期限内に送ることができ，ホッとしていたところでした。なぜ届いていなかったのか疑問に思った A さんは，"送信済みメール"を確認してみました。送信記録には，確かに提出日に担当の先生宛てにメールが送られた記録は残っていましたが，レポートが添付されていませんでした。期限内に提出しなければ単位は認めないと言われていたので，A さんはどうしたらよいのか途方にくれています。

Work 49　よく使われるフレーズを使ってメールを作成してみよう（セルフワーク）

　メールでよく使われる決まり文句（常套句：じょうとうく）について**表5-2**にまとめました。これらを参考にして，実際に以下の内容のメール文書を作成してみてください（作成例は 170 頁にあります）。

●送りたいメールの内容

① 所属学科の先生宛てに，卒業研究の指導をお願いするメールを送る
② 現在研究データがすべて出揃い，これから統計処理をするところである
③ できれば今週か来週中，授業終了後にお願いしたい

❸ メールのマナーと注意点

　ネットワーク上で行われるコミュニケーションのエチケットのことをネチケット［netiquette：

表5-2　よく使われるメールのフレーズ

	メールシーン	フレーズ
1	冒頭のあいさつ	・いつもお世話になっております（外部） ・お疲れさまです（学内・所属内）
2	初めて送る場合	・初めてご連絡差し上げます
3	久しぶりに送る場合	・ご無沙汰しております
4	お詫びをお伝えする場合	・ご連絡が遅くなりまして申し訳ありません ・急なお願いで失礼いたします
5	目的を伝える	・本日は○○についてご連絡申し上げます ・標記の件についてご報告申し上げます ・本日は2点ほど質問（お願い）があり，ご連絡いたしました
6	お礼を伝える	・先日はご多忙の中，〜いただき，ありがとうございました ・このたびは大変お世話になりましてありがとうございました
7	添付書類がある場合	・資料を添付しましたのでご確認ください ・レポートを添付にてお送りいたします
8	返信・検討をお願いする	・お忙しいところ恐れ入りますが，今週中にお返事いただけましたら幸いです ・ご検討いただけますようよろしくお願いいたします
9	最後のあいさつ	・今後ともご指導のほどよろしくお願い申し上げます ・それでは，あらためてご連絡いたします ・（以上）どうぞよろしくお願いいたします

ネットワーク（network：英）とエチケット（étiquette：仏）の造語］と言います。メールは顔が見えない相手とのやり取りになるだけに，基本的なマナーを守り，相手に失礼のないようさまざまな配慮が必要になります。

1．メール送信におけるマナーと注意点
(1)スパムメールやチェーンメールを送らない
(2)激情的なメッセージ（感情的な言葉や表現を含んだ内容）を送らない
(3)シーンに応じた書きかたを心掛ける　＊ビジネスメールでは顔文字や絵文字はNG
(4)正しい言葉遣いや表現を心掛け，相手に対して失礼のないように気をつける
(5)初めての相手に対して添付ファイルを送る際，容量の大きい画像などはあらかじめお知らせし，送ってもよいかどうか許可を得てから送る
(6)送信の際は件名・宛先名・自分の所属と氏名が書かれているかを確認する
(7)誤送信を避けるために，送信前にはすべてを見直して確認する

2．メール受信における注意点〜フィッシング詐欺に注意しよう〜
　フィッシング詐欺（phishing scam）とは，有名企業などを装ってメールを送りつけ，偽りのウェブサイトに受信者を誘導して個人情報やログイン情報を入力させて情報を盗み取るものです。受信したメールにリンク先や添付ファイルが含まれている場合，クリックしたり開いたりすることでコンピュータウイルスに感染するリスクがあるので注意が必要です。また，脅迫的な内容や緊急性を装った内容（アカウントの停止や期限付きのお得情報など）は心理的に誘導さ

れやすくなるため，受信したメールやメッセージの送信元が信頼できるものであるかどうかを判断する習慣をもつように心掛けましょう。フィッシング詐欺により流失した情報を悪用されて，銀行アカウントへの不正アクセスやクレジットカードの不正利用，身元の盗用などによる被害を受けることがないようにくれぐれも注意しましょう。

3. メール返信におけるマナーと注意点

(1) メールの返信はできるだけ早く行うようにする

(2) 返事をする際にはCC(166頁参照)の宛先に気をつける

(3) メーリングリストで届いたメッセージにそのまま返信すると，自動返信機能により全参加者にメールが送信されてしまうので，宛先に気をつける

(4) 感情的な応答をする場合は直ちに送らず，一晩待ってよく考えてからにする

(5) メッセージの重要性から判断して，即座に応答したほうが良いと考えられる場合は，後からまた長い返信をするにしても，直ちに短い返事を送り，送信者に受信した旨を伝えておく

(6) 返信メールでは，受信したメール内容から相手が何を求めているのかを把握して，明確な回答やフィードバックを漏れなく行うようにする

One Point 14　　　　　　　**"確認メール"の必要性を見極めよう！**

　SNSには既読がつく機能があるので，送ったメッセージを相手が見たかどうかがわかります。しかしながら電子メールは既読がつかないため，大切な連絡を送ったにも関わらず，相手から返信がないと読まれたかどうかがわかりません。そのような場合は，相手に「読みました」の"確認メール"をお願いしましょう。（例文：「このメールを読まれましたら，お手数ですがその旨お知らせください」）

　また，送られてきたメールの内容から判断して確認メールが必要な場合には，相手から求められていなくても，短くて良いので返信することを忘れないようにしましょう。（例文：「ご連絡ありがとうございました。内容承知しました」「メール読みました」）

! 　**注意点**

1. メールは，送信しても相手がすぐに読んでくれるとはかぎりません。急ぎの場合は電話にしたり，メールを送った後に電話でメールをお送りした旨を伝えたりするなどの配慮をするように心掛けましょう。

2. 送信する前に，もう一度全体を読み直して，誤字・脱字・変換ミスやおかしな日本語表現がないか，添付すべきファイルは添付されているか，アドレスや名前，日時(曜日)は間違っていないかなどを再確認しましょう。

3. 大事な用件のやり取りでは，送信後に無事送信されたかどうかを"送信済みメール"を見て確認し，送信した内容がエラーメールで戻ってきていないか，受信箱でも確認しましょう。

4. 返事はできるだけ速やかに出しましょう。

5. 個人宛のメールをメーリングリスト(ML)に返信しないように注意しましょう。

6. 目上の方へのお礼などは，メールよりも手書きの手紙や葉書のほうが印象に残り，喜ばれます。

まとめ

1. ネチケットとは，コンピュータネットワーク上で必要とされるエチケットやマナーのことです。

2. 仕事上でのメールには基本的な構成があり，a. 宛先，b. 件名，c. 本文（宛名），d. 本文（挨拶と自分の名前），e. 本文（用件），f. 署名，が一般的です。

3. 複数の相手に同じメールを送信する際は，宛先の入力のしかたに2種類の方法があります。1つは全員にすべての送信先がわかる「CC」で，もう1つは，同じメールを他の誰が受け取っているのかわからない「BCC」です。お互いを知らない複数人に同時に送る場合は，個人情報保護のためにBCCを使うようにしましょう。

Advice

☐ 電子メールは見えない相手とのコミュニケーションの場です。言い回しや敬語表現など，失礼のないよう気配りを大切にすることをふだんから心掛けましょう。

☐ ビジネスメールは，携帯電話のメール機能を使って友だちにメールするのとは形式がまったく異なります。社会人としての基本マナーとして，ここに書かれている内容は最低限の約束ごととして覚えておきましょう。

Work 49 のメール文書作成例 （167 頁）

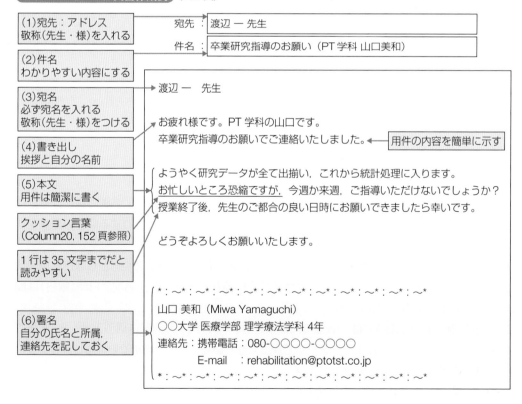

第20回 オンラインでのコミュニケーション

- **学習内容** オンラインコミュニケーションの基本を理解し，授業や面接などに必要なオンライン環境でのコミュニケーションにおける注意点について学ぶ

- **学習目標** 1. オンラインコミュニケーションの利点・欠点について理解できる
  2. オンライン授業での注意点について説明できる
  3. オンライン面接での注意点および効果的な環境設定について理解できる

- **キーワード** オンラインコミュニケーション　オンライン授業　タイムラグ
  ターンテイキング　オンライン面接　フィラー言葉

- **あなたへの質問** ①あなたがオンラインコミュニケーションで気をつけていることにはどのようなことがありますか？
  ②オンラインコミュニケーションで，あなたは自分が相手にどのように感じられている(見えている)と思いますか？

❶ オンラインコミュニケーション

　オンラインコミュニケーションとは，インターネットなどのデジタルネットワークに接続している状態で，テキスト・音声・画像・ビデオなどのメディアを使って他者と行うコミュニケーションのことです。とくに Zoom などのビデオを通して行われるオンラインコミュニケーションは，新型コロナウイルス(COVID-19)感染症の拡大により，学校ではオンライン学習や遠隔授業，企業や組織ではリモートワークによるオンライン会議などに広く活用され，急速に普及しました。遠隔地にいる人とリアルタイムで簡単につながることができることや，時間と場所の制約が少ないことなどの多くの利点があることから，便利なコミュニケーションツールとして今や社会で重要な役割を果たしています。ここではビデオによるオンラインコミュニケーションに焦点を当てて，非対面によるコミュニケーションについて考えていきます。

❷ ビデオによるオンラインコミュニケーションの利点と欠点

❶ 利点：物理的な距離を超えたコミュニケーションやサービスが可能

　画面を通して遠隔地にいる人とつながることが簡単にできるため，移動する必要がないこと，移動のために必要なお金や時間がかからないことが大きな利点となります(表5-3)。このメリットにより，忙しく時間に余裕のない人や海外にいる人とも，瞬時に非対面ではありながらも画面越しにつながることができます。ビデオ通話機能を用いたオンライン診療やオンラインリハビリテーションなどは，専門家のサービスを時間や場所の制約なく受けられるため，忙しい人や移動がしにくい状況にある人にとってありがたいサービスです。また，趣味の講座や各種講演などを始め，多くの催事がオンラインでも開催される機会が増えたことにより，家

表 5-3　ビデオによるオンラインコミュニケーションの利点と欠点

	利点	欠点
1	場所や時間の制約が少ない	出不精になる可能性がある
2	コストと時間が節約できる	雑談の機会が得られにくい
3	遠隔地にいる人と繋がることができる	出掛ける楽しみや人に会う楽しみが薄れる
4	多くの人と（同時に）繋がることが可能	インターネット接続や技術的な問題が発生することがある
5	学びや趣味などのさまざまな機会（サービス）に手軽に参加できる	人と直接出会うことが面倒になる（可能性がある）
6	顔出しをしなくてもよい場合は参加が気軽	参加の際の適度な緊張感が得られにくい
7	出掛けなくてよいので精神的な負担が少ない	オンラインばかり続くと孤独感を感じる
8	さまざまなデバイスを使用して行うことが可能	感情が伝わりにくい
9	レコーディングが可能なので後から活用可能	非言語情報が得られにくい
10	テレワークでの就業の機会がある	目の疲れや集中力の低下をきたしやすい

にいながら手軽に参加できるようになりました。これによって心身に障害をもっている人や高齢者にとっても，移動というハードルなくさまざまな社会参加や活動の機会が得られるようになっています。

2 欠点：非言語情報が相互に受け取りにくい

　オンラインコミュニケーションは物理的に距離があるため，「今」という時間の共有はできても，「ここ」という「場の共有」はできません。したがって「場の空気感」や「非言語情報」が受け取りにくいという欠点があります（**表5-3**）。なかでも触覚・味覚・嗅覚という非言語情報（74頁参照）は物理的な場の共有がなければ感じることは不可能であり，オンラインコミュニケーションではこれらの感覚情報を受け取ることは残念ながらできません。加えて重要なことは，議論や感情的な話題において，お互いの存在感や雰囲気から感じ合うことで通じる「感情」が伝わりづらいという特徴があるため，時に誤解を招くことが起こりえるということです。

❸ オンライン授業

　オンラインによる授業は，開講日時などのスケジュール管理が大切になります。授業に関する情報などを事前に確認し，必要な資料をあらかじめ印刷しておくなど，準備や参加方法について把握しておきましょう。また，授業開始5分前には準備を整えて待機しましょう。

1. 基本ルール

1 環境

　授業はネット環境が安定している静かな場所で受けるようにしましょう。周囲の騒音や他の人の話し声などが聞こえると，他の受講生や教員にとって邪魔になる可能性があるだけでなく，自分自身も集中できなくなります。

2 服装と身だしなみ

　授業を受けるという意識をもち，対面授業の際と同じように身支度を整えて参加するようにしましょう。どうせ顔出しをしないからと，パジャマのままだったり，髭を剃っていなかったりしたまま，突然顔出しが必要になるような場合があるかもしれません。身支度をするということは，教員や他の受講生に対するマナーでもあります。

3 言葉遣い

　教員や他の受講生に対して礼儀正しい言葉遣いと態度を心掛けましょう。どのような環境にあっても相手に敬意をもって関わることは，自分自身の心の姿勢に大きく影響を及ぼします。言葉は自分の心をつくるものです。自分の使う言葉を大切にしましょう。

4 参加態度

　授業に集中し，積極的に参加しましょう。積極的な参加は相互作用を生み，授業が活発になる助けとなります。他の受講生や教員とのコミュニケーションの機会を大切にして，授業内容に関心をもって取り組みましょう。

5 マイクとカメラ

　必要な場合を除き，マイクはミュート（無音）にしておくことが推奨されます。発信が必要なときはミュートを解除し，発言するようにします。カメラは授業の参加者の顔が見える状態であることが望ましい場合がありますが，学校や大学，担当教員の指示に従いましょう。

6 チャット機能

　授業中のチャット機能は，質問や意見の発信，授業中のトラブルに関する連絡などに使用できます。ただし，教員が授業の進行に集中している場合は個人的な連絡には対応しにくかったり，即時対応ができにくかったりする場合があることを理解しておいてください。

2. 対話の際の注意点

1 タイムラグ（通信の遅延）

　オンラインには若干のタイムラグがあるため，実際に対面で会話しているときのように相手が話終わるか終わらないうちにかぶせてこちらが話し始めてしまうと，相手が自分の発言を聞き逃す可能性があります。授業内でグループディスカッションや対話を行う場合，話し手がスムーズに交替（ターンテイキング）できるように，相手が話終わるのを待つことが必要になります。

2 話者交替（ターンテイキング）

　発言したい場合，「○○です」と自分の名前を言ってから発言するようにしましょう。画面を見ていれば誰が発言し始めたのかはわかりますが，参加者の数が多く，すべての人が画面上に見えていない場合や，たまたま画面を見ていなかったような場合，誰が発言し始めたのか把握しにくくなります。

　また，次の話し手に交替する際に，自分が話終わったら「私からは以上です」とか「では，次

に○○さん，いかがですか？（お願いします）」などと声をかけるとスムーズに交替できます。その場で対話が効率よく進むにはどうしたら良いのか，他の人も発言の機会を得られるように考えて行動するようにしましょう。

❹ オンライン面接

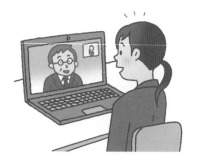

臨床実習指導者（スーパーバイザー）との事前面接や就職活動の際の面接などもオンライン（Web）で行われる機会が増えています。実際に面接をして下さる相手の方と，対面ではなく PC やタブレット，スマートフォンなどを使用して面接を受ける際の注意点や事前準備についてみていきましょう。

◼️ 環境設定

安定したインターネット通信環境が必要です。また，面接中には邪魔が入らず，騒音・雑音が聞こえない場所を選ぶことが大切です。マイク付きのイヤホンやヘッドセットがあると自分の声を伝えやすく，相手の声も聞き取りやすくなります。スマートフォンでの参加は可能ですが，画面が小さいため相手の表情がわかりにくくなります。顔を近づけて見ようとすると，相手の画面に自分の顔が大写しになってしまいますので注意しましょう。

オンライン用のツール（Zoom，Microsoft Teams，Google Meet，Cisco Webex など）は，起動するまでに時間がかかることがあるので早めに起動し，開始時刻に余裕をもって始められるようログインして，5分前には待機しておきましょう。

One Point 15　　　　　オンライン面接のポイント　その①

スマートフォンやタブレットで面接を受ける際は，横置きにして固定するようにしましょう。
面接の相手は PC を使用しているため，縦置きにすると相手から見て自分の画面の両端が切れた状態で映し出されてしまうため，暗い印象になります。自分の顔が相手からどのように映るのか，あらかじめ画面を映し出してカメラの高さや位置も調整しましょう。PC（スマホ・タブレット）などが机に置かれた状態でカメラを見下ろす位置関係にあると，顔の印象は暗くなりがちです。机の上に本や箱などを重ねた上に PC（スマホ・タブレット）を置き，自分の目の高さとカメラの位置が同じ高さになるようにすると，画面の向こうにいる相手にはあなたが見やすく自然な位置関係になるので，話がしやすい画面になるでしょう。

◼️ 身だしなみ

オンラインであっても対面と同じように身だしなみを整えましょう。上衣だけスーツのジャケットを着て下衣はいつものパンツなどと言うスタイルでは，気持ちのスイッチが入りにくくなります。適度な緊張感をもって臨むためにも，自分自身を演出する身だしなみは大切にしましょう。特にジャケットの中に見えるシャツやブラウスの襟にアイロンがかけられて形が綺麗

に整っていると，画面上での見た目がピシっときまります。ネクタイの結び方も見られるポイントなので，形よく，襟元のボタンが見えない位置までしっかりと締めましょう。

3 姿勢と表情・目線のポイント

背筋を伸ばして姿勢良く座りましょう。非言語情報として画面上で最も伝わりやすいのは，姿勢と表情です。明るく前向きな表情でカメラを見る練習をしておきましょう。相手の画面が写ると画面の相手を見がちですが，実際に相手方から見て目線が合うようにするためにはカメラを見る必要があります。これには慣れが必要ですが，話に集中していると忘れがちになるため，PCやスマホのカメラの横に大きく矢印を書いた紙を貼るなどして，自分でも気づけるようにしておくと役に立ちます。

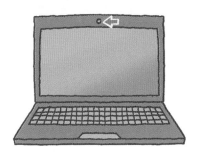

4 ボディランゲージ

実際に対面による面接では，頭の上から足先までその人を360度観察できますが，画面上のみではそうは行きません。そのため，ふだんよりも両手を使って表現することに取り組んでみましょう。また，「はい」はゆっくり大きく頷きながら言うと，画面の相手にわかりやすく見えます。頷きや相づちなどの際も表情を豊かに，表現するように意識してみましょう。

5 発声

滑舌よくはっきりと声を出すことを意識しましょう。口をあまり開けずに話をする習慣がある人は，とくに注意が必要です。口元にマイクがあると相手側に自分の声が聞こえやすくなりますが，音量が大きすぎたり小さすぎたりしないように音量チェックを行いましょう。声にも表情があるものです。抑揚のない声や調子が浮かない声は相手の関心を引きにくくなります。練習の際に録音をして自分の声を確認してみるといろいろと気づくことができるので，取り組んでみてください。

Column 21　　　　　　　　　**フィラー言葉って？**

フィラー（filler）とは英語で“埋めるもの”“詰物”の意味があり，発話の間に入れる「えー」「あのー」「そのー」「ええと」（英語では「um」「uh」）などのことです。話をしながら言葉を探している時に出てくるもので，フィラーを挟むことによって『今考えています』『時間が必要です』と相手に知らせることができます。話の流れを邪魔することなく自然に使用するのは問題ありませんが，あまりにも相手の待ち時間が長くなるようなものや，多用されるものは相手に良い印象を与えません。とくに「えっとぅ〜」「あの──」などの長く伸ばしたフィラーは，幼稚に聞こえます。フィラーを上手く使えると“大人の話しかた”ができたような気になることもあるかもしれませんが，多用は禁物です。人によって癖になっていながら自身では気づいていないこともあるため，注意しましょう。

6 話のしかた

①ゆっくりと簡潔に

　ゆっくりと話すことを心掛けましょう。相手が聞き取りやすくなります。また，質問に対する回答や自己紹介などを明確に伝えるために，簡潔に表現するようにしましょう。自分の経験や能力を言葉で説明するには，具体的なエピソードを交えることが有効です。その際には，起こった事実に対してどう感じたかという感情的な情報を盛り込むと，自分の人柄を伝えやすくなります。

②タイムラグに気をつける

　オンラインの対話には若干のタイムラグがあります。自分が話した内容は，ほんの少し遅れて相手に届きます。僅かなズレですが，どの程度のズレが生じるのかは環境によってその都度違うため，実際に対話を始めてから感じてみることが重要です（タイムラグ自体は慣れが必要です）。

③質問にすぐ答えられない場合はそのように相手に伝える

　相手の質問を受け取ってから答えるまでに時間がかかると，相手にとってはタイムラグの時間を含めてとても長い時間に感じられるため，相手に不安を生じさせることになりかねません。すぐに答えられないような状況にある場合は，そう伝えましょう。

④聞こえないときは聞き返す

　相手の声が良く聞こえなかったような場合，「申し訳ありません。今良く聞こえなかったので，もう一度お願いできますでしょうか？」と，お願いしましょう。遠慮して質問内容が十分わからないまま話を進めてしまい，見当違いなことを答えていると，相手側には「質問を正しく理解できない」「わからないことを伝えられない」と判断されてしまいます。正直に自分を表現できることは好印象につながります。わからないときははっきりと伝えるようにしましょう。

One Point 16　　**オンライン面接のポイント　その②**

　面接の際は自分の表情が明るく見える環境で行うと，印象がよくなります。スマートフォンには部屋の明るさを測定する無料アプリがあるので，活用すると便利です。オンライン面接における適切な明るさの目安は約 300〜500 ルクスとされ，顔が明瞭に見えて相手から詳細が捉えやすくなる利点があります。明るさの確保には，自然光を利用したり部屋の照明を用いたりすることができますが，窓や照明の位置により十分な明るさが確保できない場合もあります。また天候によっても明るさには違いが出てくるため，必要に応じてライトを使うなどの工夫をするとよいでしょう。これ以外に顔を明るく見せるには，白い紙を顔の下に置く方法があります。加えて，背景を明るくすることも有効で，明るい色の壁やカーテンなどが背景にあるとスッキリとした印象になります。そのような環境がなければ，白い模造紙を壁に貼るだけでも効果的です。模造紙は 100 円ショップで手に入るので，事前に準備をして本番前に実際どう映るか確認してみてください。

⚠️ 注意点

1. オンラインコミュニケーションを行う際は静かな場所を選び，周囲の騒音や他の人の話し声などが聞こえない，集中できる環境にしましょう。

自分を安売りする恋愛はしないこと。

2. オンライン授業のグループディスカッションなどでは，話者交替がスムーズにできるよう お互いに声かけをしましょう。その場における対話が効率よく進むにはどうしたらよいの か，他の人も発言の機会を得られるように考えて行動するようにしましょう。
3. オンラインにはタイムラグ（通信の遅延）があります。相手が話し終えてから自分も話し始 めるよう，タイムラグの影響による話のタイミングに気をつけましょう。

まとめ

1. ビデオによるオンラインコミュニケーションの利点は，物理的な距離を超えたコミュニケー ションやサービスが可能であること，欠点は非言語情報が相互に受け取りにくいことです。
2. オンライン授業は集中して積極的に参加しましょう。積極的な参加は相互作用を生み，授 業が活発になる助けとなります。
3. オンライン面接の際は相手に自分がよく見えるように，環境設定の準備をしましょう。

Advice

☐ オンラインによるコミュニケーションはデバイスの機能性や環境設定が重要です。十分な機能 で快適で便利に使用できるものを選びましょう。
☐ オンラインによるコミュニケーションは相手が目の前にいないので緊張感が薄れがちですが， 対面の際と同じように「人と出会う」ことを意識するようにしましょう。
☐ オンラインコミュニケーションで知り合った相手と，その後実際にお会いする機会があるかも しれません。出会いはリアルでもオンラインでも大切にするようにしましょう。

第21回 実習先へのお礼状の書きかた

学習内容 臨床実習終了後に実習施設に出すお礼状の書きかたを具体的に学ぶ

学習目標 1. 臨床実習終了後にお礼状を送る意味やタイミングについて理解できる
2. 手紙の構成について説明できる
3. 文例などを見ながら，時候の挨拶を入れたお礼状を書くことができる

キーワード 宛名　敬称　前文　頭語　時候の挨拶　主文　末文　結語　後付 差出人

あなたへの質問 ①あなたは誰かにお礼状を書いたことがありますか？
②あなたの書いたお礼状をもらった人は，どんな気持ちになります か？

① 実習先にお礼状を書く

あなたは臨床実習施設でどのような学びがありましたか。不安や緊張，期待や希望をもって臨んだ臨床実習は，あなたにとってどのような経験になったでしょうか。次の臨床実習に向けた準備や就職活動，卒業研究のデータ収集など，ひとたび臨床実習が終わってもやるべきことは目白押しでしょう。そんな心境も含めて，お世話になった実習施設の先生にお礼状を書きましょう。毎日が大変ながらも多くの学びに満ちていたこと，丁寧にご指導いただいたこと，患者さんとの思い出など，今振り返ってみてあらためて感じることを文字にして，感謝の気持ちをお伝えしましょう。

② お礼状（手紙）を書くタイミング

以下のようなタイミングで手紙を出します。
① 臨床実習終了後1週間以内（実習指導へのお礼）
② 就職が決まったとき（就職先内定のご報告）
③ 国家試験に合格したとき（国家試験合格のご報告）
④ 就職したとき（就職のご報告）

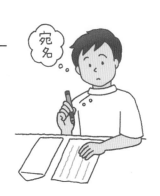

③ 気をつけたいこと

一般的に目上の方に手紙を出すときは，葉書ではなく封書にするのがマナーですが，お礼状は葉書でもよいことになっています。封書も葉書も手書きが基本なので，読みやすい字で丁寧に書くことを心掛けましょう。また，手紙には書きかたの基本ルールがあるので，先方に失礼のないよう基本をよく理解しておきましょう。お礼状は出すタイミングが大切です。あまり遅くなると感謝の気持ちも過去のものとなり，相手に伝わるものも半減してしまいかねません。とくに次の実習が始まると，手紙を書くという気持ちのゆとりも時間的な余裕もなくなります。お世話になったお礼は遅れないよう，実習終了後のお礼状は1週間以内に出すようにしましょう。そのための準備として，実習期間が決まったらお礼状を書く予定をスケジュール帳に書き込み，葉書（便箋・封筒）や切手を購入しておくとよいでしょう。

④ 宛名の書きかた

1. 宛先を明確にする

まず，宛先をどこにするのかを明確にしましょう。自分が書いた手紙を受け取ってほしい人がどこにいるのかを考えましょう。大きく分けて**表5-4**の3つが考えられます。

①の場合は，施設全体に対して出す場合です。実習施設が小規模で，全職員の方々と実習中に交流があったような場合は施設宛に出します。②はお世話になった部署のスタッフの方々に対して宛てる場合です。そして③はスーパーバイザー個人に宛てる場合です。多くの場合②を使いますが，実習施設の状況やお世話になった関係から決めるとよいでしょう。リハビリテー

表5-4　宛名の種類

①	病院（施設）宛にする場合	○○病院御中
②	リハビリテーション科宛にする場合	○○病院リハビリテーション科御中 ○○病院リハビリテーション科スタッフの皆様（各位）
③	スーパーバイザー宛にする場合	○○病院リハビリテーション科○○○○先生

ション科のスタッフ全員に宛てて出したいのに，宛名を病院（施設）名だけにすると，誰に向けたものなのかがわからず，せっかく書いた手紙が病院（施設）内で迷子になる可能性もあるので注意しましょう（図5-6）。

2．敬称に注意する

　敬称とは，相手に対する敬意や尊敬を表すために用いられる表現のことです。日本語の手紙における敬称には以下のような決まりがあります。

　（1）個人宛 ……「様」「先生」

　（2）企業・団体 ……「御中」

　（3）同一の手紙を多数に宛てる場合 ……「各位」

❺ 本文の書きかた[39)]

　手紙は，基本的に「(1)前文，(2)主文，(3)末文，(4)後付」の4つで構成されています。図5-7，5-8 の例を参考にして，自分の言葉で今の気持ちを表す文章を作ってみましょう。とくに主文となる部分は実習中を思い出し，具体的なエピソードなどを盛り込むと，よりいっそう自分らしさが相手方にも伝わり，心のこもったお礼状になります。

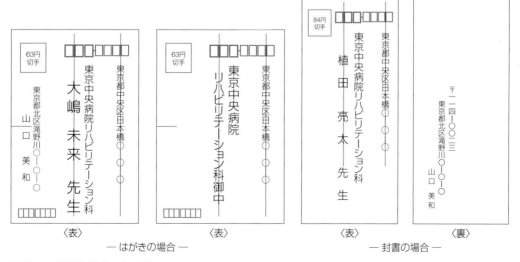

― はがきの場合 ―　　　　　　　　― 封書の場合 ―

図5-6　宛名の書きかたの例

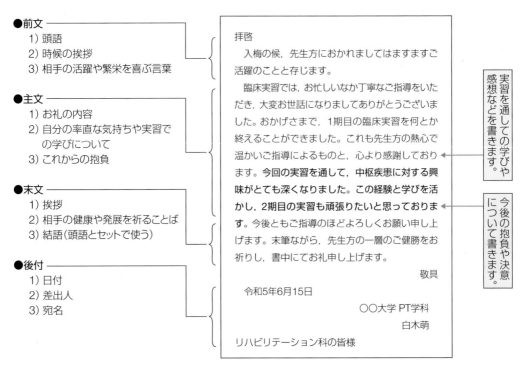

●前文
　1) 頭語
　2) 時候の挨拶
　3) 相手の活躍や繁栄を喜ぶ言葉

●主文
　1) お礼の内容
　2) 自分の率直な気持ちや実習で
　　の学びについて
　3) これからの抱負

●末文
　1) 挨拶
　2) 相手の健康や発展を祈ることば
　3) 結語（頭語とセットで使う）

●後付
　1) 日付
　2) 差出人
　3) 宛名

拝啓
　入梅の候，先生方におかれましてはますますご活躍のことと存じます。
　臨床実習では，お忙しいなか丁寧なご指導をいただき，大変お世話になりましてありがとうございました。おかげさまで，1期目の臨床実習を何とか終えることができました。これも先生方の熱心で温かいご指導によるものと，心より感謝しております。今回の実習を通して，中枢疾患に対する興味がとても深くなりました。この経験と学びを活かし，2期目の実習も頑張りたいと思っております。今後ともご指導のほどよろしくお願い申し上げます。末筆ながら，先生方の一層のご健勝をお祈りし，書中にてお礼申し上げます。
　　　　　　　　　　　　　　　　　　敬具

　　　令和5年6月15日

　　　　　　　　　　　　　〇〇大学 PT学科
　　　　　　　　　　　　　　　　　白木萌

リハビリテーション科の皆様

（実習を通しての学びや感想などを書きます。）
（今後の抱負や決意について書きます。）

図 5-7　臨床実習終了後 1 週間以内に出すお礼状の例（葉書の場合）

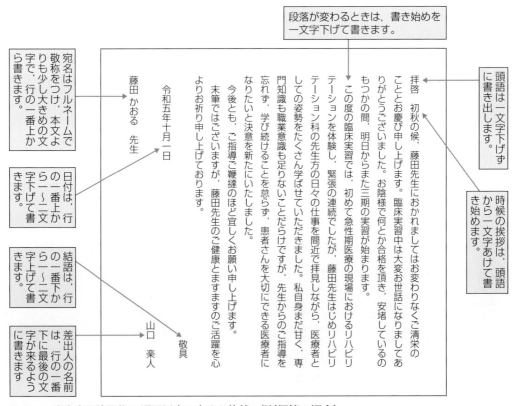

段落が変わるときは，書き始めを一文字下げて書きます。

頭語は一文字下げずに書き出します。

時候の挨拶は，頭語から一文字あけて書き始めます。

宛名はフルネームで敬称をつけ，本文よりも少し大きめの字で，行の一番上から書きます。

日付は，行の一番上から一〜二文字下げて書きます。

結語は，行の一番下から一〜二文字上げて書きます。

差出人の名前は，行の一番下に最後の文字が来るように書きます

拝啓　初秋の候，藤田先生におかれましてはお変わりなくご清栄のこととお慶び申し上げます。臨床実習中は大変お世話になりましてありがとうございました。お陰様で何とか合格を頂き，安堵しているのもつかの間，明日からまた三期の実習が始まります。
　この度の臨床実習では，初めて急性期医療の現場におけるリハビリテーションを体験し，緊張の連続でしたが，藤田先生はじめリハビリテーション科の先生方の日々の仕事を間近で拝見しながら，医療者としての姿勢をたくさん学ばせていただきました。私自身まだ甘く，専門知識も職業意識も足りないことだらけですが，先生からのご指導を忘れず，学び続けることを怠らず，患者さんを大切にできる医療者になりたいと決意を新たにいたしました。
　今後とも，ご指導ご鞭撻のほど宜しくお願い申し上げます。末筆ではございますが，藤田先生のご健康とますますのご活躍を心よりお祈り申し上げております。
　　　　　　　　　　　　　　　　　敬具

　　　令和五年十月一日

藤田　かおる　先生

　　　　　　　　　　　　山口　楽人

図 5-8　臨床実習終了後 1 週間以内に出すお礼状の例（便箋の場合）

規律　自分の持ち物はすべて置き場所を決めておくこと。仕事は，それぞれ時間を決めて行うこと。
（ベンジャミン・フランクリン：政治家）

表 5-5　手紙の文例

	内容	具体例	ポイント
前文	1）頭語 2）時候の挨拶 3）相手の活躍や繁栄を喜ぶ言葉	1）拝啓（↔敬具） 2）①厳寒の候，②立春の候，③早春の候，④春風の候，⑤新緑の候，⑥梅雨の候，⑦盛夏の候，⑧残暑の候，⑨初秋の候，⑩秋涼の候，⑪晩秋の候，⑫師走の候（12 か月の例） 3）先生方におかれましてはますますご活躍のこととお喜び申し上げます	1）頭語は結語とセットで用います。拝啓↔敬具は最も一般的です 2）時候の挨拶は，季節によって変えます
主文	1）お礼の内容 2）自分の率直な気持ちや実習での学びについて 3）これからの抱負	1）実習中は公私ともにお世話になり，ありがとうございました 2）不安がいっぱいでスタートした臨床実習でしたが，たくさんの患者さんに触れさせていただき，教科書からは学べない多くのことを学ばせていただきました 3）先生方のご指導を活かし精進してまいる所存ですので，今後ともご指導ご鞭撻のほどよろしくお願い申し上げます	1），2）主文は自分の言葉で書きましょう。お礼の気持ち，大変だったこと，よかったことなど，エピソードを交えましょう 3）これからの課題や希望している将来の方向性について書いてもよいでしょう
末文	1）挨拶 2）相手の健康や発展を祈ることば 3）結語（頭語とセットで使う）	1）これからもご指導賜りますようよろしくお願い申し上げます 2）末筆ではございますが，先生方のますますのご活躍を心よりお祈り申し上げます 3）敬具（↔拝啓）	3）結語は頭語とセットで用います。敬具↔拝啓は最も一般的です。"かしこ"は女性用の結語で，どの頭語にも対応します
後付	1）日付 2）差出人 3）宛名	1）○年○月○日 2）差出人（自分の名前） 3）○○○○様 / リハビリテーション科の皆さま	これらを書くスペースを残しておきましょう

⑥ 文例集

表 5-5 に文例をまとめましたので参考にしてみてください。

⚠ 注意点

1. 手紙は必ず手書きで書きましょう。
2. 宛名をどこにするのか，部署名や個人名などを明確に書きましょう。
3. 敬称に注意しましょう。
4. 主文が反省文だけにならないよう，前向きな言葉を入れましょう。
5. 手紙の書きかたについては，インターネットで検索すれば多くの情報を入手することができます。具体的な文例集などが数多く掲載されているサイトもありますので，参考にするとよいでしょう。

まとめ

1. お礼状は早めに出しましょう（臨床実習終了後 1 週間以内）。
2. 手紙は基本のルールに従って書きましょう。
3. 自分の言葉でつづった文面で気持ちをお伝えしましょう。

Advice

□ 手紙は書き慣れないとなかなか書けるものではありません。実習に出るまでに，一度は基本的な流れに沿ったお礼状を書いて練習してみましょう。

□ 人に読んでいただくために，読みやすくわかりやすい文字を書く習慣をふだんから身につけましょう。

□ 実習期間が決まったら，お礼状を書く予定をスケジュール帳に書き込み，便箋・封筒（葉書）と切手を購入しておきましょう。

 ⑧ 自分から人に話かけることができません。どうしたらよいですか？

　まず，自分から人に挨拶することから始めてみましょう。周囲にいる人に自ら挨拶する練習を始めると，少しずつ慣れてきます。挨拶ができるようになったら，身近な話題や共通の関心ごとなどについて話をしてみましょう。「今週末は台風だって天気予報で言ってたね」「今夜，いよいよ決勝ですね！」共通の話題を見つけて会話を始めると，お互いに話しやすくなります。また，相手に質問をするとことも有効な方法です。人は自分に関心をもってくれる人には心を開いて話をしやすくなるので，相手を知るための質問をいくつか用意しておくとよいでしょう。

例：「週末は何してたの？」「最近買って良かったと思うものは何かありますか？」「○○さんの座右の銘って，何ですか？」「今まで旅行した中で，どこが一番おススメですか？」

 ⑨ 友達からの誘いや目上の人からの頼まれごとを断ることができないのですが，何か方法（上手な断りかた）はありますか？

①誘いを断る場合，まず始めに相手に誘ってくれたお礼を伝えましょう。それから，誘いを受けられない理由を誠意をもって伝えましょう。

　　例：「誘ってくれてありがとう。楽しそうだよね。実は今月お金がかかることが多くて，厳しいんだよね。ゴメン。また誘って。」

②頼まれごとを断る場合は，"お役に立てなくて申し訳ない"という気持ちを表しながらも，明確な回答をすることが大切です。

　　例：「大変申し訳ありません。今日はこれから予定があって外出しますので，お手伝いできないんです。」

　いずれにしても大切なのは，相手の感情を尊重して，思いやりのある態度で断ることです。どちらも，必ずしも断る理由を説明する必要はありませんが，相手が納得しやすいような理由を伝えることで，断る理由が明確になります。

臨床で役立つ コミュニケーションの技法

第22回 医療面接

学習内容 医療面接の基本を学び，臨床で実際に医療面接を行うための知識と方法について理解する

学習目標 1. 医療面接と問診の違いを説明できる
2. 解釈モデルとは何か説明できる
3. 医療面接の準備と実際について理解できる

キーワード 医療面接　問診　解釈モデル　LEARNのアプローチ　NBM

あなたへの質問 ①あなたが患者として医療面接を受けるとしたら，医療者にどのように話を聴いてもらいたいですか？
②あなたは人と話をする際，相手に失礼のない話しかたができますか？

① 医療面接での対話のしかた

1. 医療面接とは

　面接(interview)とは，inter(間に／相互に)view(注意して見る)という意味であり，医療面接(medical interview)は医療者と患者が出会ってお互いに顔を合わせて知り合い，コミュニケーションを取りながら信頼関係を構築することです。そして医療者が患者の抱える問題について話を聴いて理解し，ニーズを明らかにして治療のために必要な情報を収集するとともに，治療方針について説明・提案し，今後の方針についての同意を得て，治療に向けてのスタートラインに立つことを患者と協働でつくり出す場です(**表6-1**)。

　以前は「問診」という言葉が一般的に使われていましたが，「問診」は医療者が患者に対して一方的に「問い」を投げかけることにより答えを得る方式であるため，医療者側の訊きたいことを優先し，患者中心の医療ではないという考えかたから，「医療面接」が使われるようになりました(**表6-2**)。医療面接では，医療者と患者の双方が互いに尊重し合い，信頼関係を築きながら問題解決のために協力し合う関係をつくり出すことが重要です。

表6-1　医療面接の目的

- 信頼構築(ラポールを築く：Column 22，189頁参照)
- 患者の話を聴く(患者理解と情報収集)
- 患者に対して説明(教育)し，同意を得る

表 6-2　医療面接と問診の違い

	医療面接	問診
①目的	患者との信頼構築と情報収集	病態・障害などについての情報収集
②方法	患者の話を聴く（傾聴）	医療者が知りたいことを患者に問う
③視点	患者中心	医療者中心
④コミュニケーション方向	双方向（医療者 ⇔ 患者）	一方向（医療者 ⇒ 患者）
⑤考えかた	全人的医療	パターナリズム（医療父権主義）
⑥関係性	医療者＝患者	医療者（強）＞患者（弱）

表 6-3　LEARN のアプローチ

Listen（傾聴）	：まずは相手を知ろう
Explain（説明）	：共通語でしゃべろう
Acknowledge（相違の明確化）	：同じ土俵に立ったか確認しよう
Recommend（推奨）	：患者に合ったプランを勧めよう
Negotiate（交渉）	：ケンカせずに患者をいかに支援できるか考えよう

〔松下明：LEARN のアプローチとストライクゾーンを見極める意義．週刊医学界新聞 2882：13，2010 より〕

2. 医療面接における基本的知識

１ 解釈モデル[39]

　解釈モデル（explanatory model）とは，その人が病気や障害に関して，また検査や治療について，どのように考え理解しているかということです。医療者のもつ解釈モデルと患者・家族のもつ解釈モデルが存在しますが，それぞれが食い違うことがあり，その食い違いについての理解がないままだと，治療がうまく進まなくなる状況も起こりえます。患者さんやその家族のもつ解釈モデルを知り，必要があれば修正するための患者教育・家族教育を行うこともあります。その際，相手の解釈を真っ向から否定するのではなく，一度受け止めたうえで必要な情報を伝え，解釈を変えるための根拠を示すことが大切です。

　"LEARN のアプローチ"（**表 6-3**）とは，相手に行動変容が必要な場合，どのように話をしたらよいのかを説明したものです。行動変容には考えかたの変換が必要であるため，解釈モデルを修正する会話を行ううえで参考になります。

２ NBM 〜患者さんの「物語」に耳を傾けよう[40]〜

　1 人ひとりの患者さんがもっている事実に基づく「物語（narrative，ナラティブ）」を大切に聴き，医療に活用することを NBM（narrative based medicine，物語と対話に基づく医療）といいます。

　患者さんから話を聴く際は，事実の背景にある患者さんの気持ち，そして関連する過去の出来事など，その人を理解するために大切な病歴を含めた「物語」を聴くということです。一見，治療には関係がないと思われるような「物語」であったとしても，その物語にはその人の考えかたや感じかた，生活状況や人間関係などが反映されており，その人を全人的に理解するうえで役に立ちます。患者さんの物語には，治療を進めていくにあたってその人に関わる際の重要な

人間は一人前になるために，どうしても歩かなければならない道がある。（野村克也：野球監督）

情報になるものがあるので，1人ひとりの物語を大切にしていきましょう。

事例 6　ある患者さんの物語

患者A：「転んだのは，自宅の居間のピアノの前だったんです。いつものようにピアノの上の埃を払うためにハタキをかけて，お人形さんを元の場所に戻したんですけど，私，背が低いでしょ，縮んじゃったんですけどね(笑)。だから，お人形さんがちゃんとピアノの上に載りきっていなかったのね…。落ちてきちゃったんです！私，慌てて…それでね，お人形さんは何とか両手で受け止めたんですけど，バランスを崩してころんじゃったというわけ。家には私1人だし，痛いし心細いし，どうなるかと思ったわ〜！」

OT：「そうだったんですか。それは心細かったですね…。それにしても，よほど大切なお人形さんだったんですね？」

患者A：「実はそうなの。亡くなった主人がね，海外出張のときに買ってきてくれたものなの。お人形なんて，まったく縁のない人なんですけどね。単身で初めての海外出張で，寂しかったらしいの。通りすがりのお店のショーウインドーで見かけて，私に似てるって思ったんですって(笑)！それでね，見つめられているような気がして，いとおしくなって買ってしまったんですって！」

OT：「へえ〜！ご主人様，Aさんのことを大事に思っていらしたんですね。なんか，すてきなお話ですね。それでそのお人形さんのこと，大事にされているんですね」

患者A：「そうね。お土産なんてまず買ってくるような人じゃなかったから，嬉しかったわ〜。私にとっては主人の気持ちが詰まった，私の…分身みたいなものかしらね…。それに，私たちには子どもができなかったから，2人の子どもみたいな存在でもあったわね。お人形さんのお洋服も，何枚も縫ったわ〜。そのためにお裁縫のお教室に通ったのがきっかけで，それが私の仕事になっちゃったんだから，人生何がきっかけになるかわからないわね〜」

OT：「はあ〜！そういう展開になるんですね‼　Aさんのご職業は，そのお人形さんがきっかけだった…ということですよね！」

患者A：「そういうこと。今度はお人形さんがきっかけで，骨折して入院することになっちゃったけど！(笑)」

Work 50　物語から読み取る（セルフワーク→グループワーク）（所要時間：15分）

　上記の「ある患者さんの物語」を読んで，患者Aさんについてどのような情報を読み取ることができたか，できるかぎり書き出してみましょう。そして書き出した情報を他の人とシェアして，Aさんについて考えられることについて話をしてみましょう。

3. 医療面接の準備

　医療面接は慣れないうちは緊張するものですが，回数を重ねていけばだんだん慣れていきます。以下に示す内容を参考に準備を進めましょう。焦らず，目の前にいる患者さんは自分より

も不安な状況にいるのかもしれないと考え，取り組みましょう。

◼1 面接環境の準備

1）面接日時の設定

　他部門の検査や治療などが重なる日は，患者さんの体力的な負担について考慮する必要があります。体力のない場合や家族が同席を希望する場合は，先方の都合を聞いて日時の調整を行います。最も優先する必要があるのは何かを考えましょう（実習中はスーパーバイザーが設定します）。

2）面接場所の確保

　医療面接はプライベートな内容に触れるため，周囲の環境に配慮する必要があります。お互いに落ち着いて会話ができるよう，リハビリ室の中でもプライバシーが守られるスペースで行います（面接室などを利用する場合には，使用する場所の予約が必要なことがあるので注意しましょう）。

3）面接に同席する人の把握とその準備

　親族が付き添う場合もあります。実際の面接場面で突然誰かがいても慌てないよう，家族構成やキーパーソンの情報を頭に入れ，家族に聞いておきたい情報などに関しては，質問項目として具体的に挙げておくとよいでしょう。

4）面接導入のオリエンテーションを考えておく

　①自己紹介，②医療面接の目的の説明，③協力の依頼，④疲れたり体調がすぐれなかったりした場合には遠慮なく言ってほしい旨を伝えましょう。

5）面接で聴きたいことと聴く順序の確認

　具体的に何を聴く必要があるのか，聴きたい項目を挙げ，聴く順序を決めておきましょう。実際には順序通りにいかなくても，流れを考えておくこと自体が役に立ちます。

◼2 面接者としての準備

1）身だしなみ

①服装：白衣（ケーシー）など，学校や職場で決められている服装を着崩さないできちんと身に付けましょう。

②頭髪：極端なヘアカラーは避けましょう。肩に付く長さの髪や目にかかる前髪，顔にかかる髪は，結ぶかピンで留めるなどして邪魔にならないようにしましょう。酷い寝ぐせは直しておきましょう。

③化粧：医療の現場では，派手な化粧は相手に不快感を与えることがありますので，薄化粧を心掛けましょう。

④髭　：さっぱりと剃りましょう。とくに髭が濃く，朝剃っても夕方には目立ってしまう人は，面接の時間帯が午後の場合には，昼休みなどにもう一度剃るといったことを心掛けるのも1つの方法です。

⑤香り：香水や整髪料，衣類の柔軟材などで強い香りを放つものは，好まない人がいるばかりでなく現場における嗅覚情報を遮断する可能性があるため，注意しましょう。

⑥臭い：(a)口臭は自分ではわかりにくいので，歯磨きをこまめにすることを心掛けましょう。

とくに気になる人は，口臭スプレーを使うなどの配慮をしましょう。(b)平日にはニンニクなどの臭いの強い食品は口にしない習慣を身につけましょう。(c)汗かきの人は，制汗剤を使用したり，こまめに汗を拭いたり，着替えるなど，汗臭くならないように心掛けましょう。

2) 心の情態

精神状態を落ち着かせ，集中力を高めましょう。とくに医療者本人が不安や怒り，イライラした状態にあると，相手の気持ちや状態を感じ取る力が鈍くなるので，自分の感情を解き放つことが大切です。このような精神統一の方法を"センタリング"といいます。

One Point 17 センタリングの方法

● 所要時間は約3分間で，リラックスして心身の準備状態をつくります。
①丹田(たんでん：臍から5cm下，そして背側に向かって5cmの場所)に神経を集中させます。
②まず口からゆっくりと吐き，次に鼻からゆっくりと吸います。
③思考を止めて呼吸だけに意識を集中させます。
④この呼吸を3分程度続けます。

---

3) 姿勢

背筋を伸ばし，顔を挙げて気持ちが前に向くよう体勢を整えましょう。

4) 表情

硬い表情は相手の緊張状態をさらに高めてしまうため，やわらかな表情を心掛けましょう。笑顔は相手を受け入れているという非言語情報であり，相手に安心感を与えます。自分に対してもリラックス効果があるので，とくに初対面の際にはよい印象となるよう笑顔で出会えるよう心掛けましょう。

4. 医療面接の実際

1) 出迎えと環境設定

笑顔で患者さん(家族)を出迎えましょう。誰がどこに座ったらよいのか，車椅子をどこに着けたらよいのかなど，お互いに話をしやすい環境を整えます。90度対面法(**図6-1a**)は対面法(**図6-1b**)より緊張感が少なくなるため，最もよく用いられます。「こちらにお掛けください」と指示するのか「どちらにお座りになりますか」と希望の場所を訊

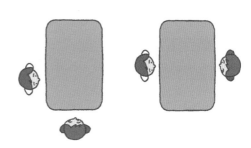

図6-1a 90度対面法　　**図6-1b 対面法**

いてみるのか，相手の状態を見ながら決めましょう(*)。両者間の距離は居心地よく話をするために大切な要素となるので，適度な距離を一緒につくり出すようにしましょう。「このあたりでお話を伺ってもいいですか」と相手に訊いてみるのもよい方法です。

患者さんがベッドに横になったままで面接をする際には，医療者が患者さんを見下ろす位置関係になることもあるため，可能であれば背上げ(ギャッチアップ)をして目線の高さを合わせるなどして話のしやすい位置を患者さんから指示してもらうとよいでしょう。

（＊）例えば視覚・聴覚・言語機能に問題のある方や，他人が接近することに過敏な精神疾患の患者さんなどは，"通常これくらい"と思われる距離では話ができない場合があるため，とくに注意が必要です。

2）挨拶

笑顔で挨拶をしましょう。「おはようございます」「こんにちは」「初めまして」「よろしくお願いします」などはよく使われます。

状況によって「お待たせしました」「お時間ありがとうございます」「本日はお越しいただきましてありがとうございます（家族に対して）」など，相手の状況に応じた"ねぎらい"や"感謝の気持ち"などを伝えましょう。

3）名前確認

相手のフルネームを確認しましょう「□□□□さんですね」。もし名前の読みかたがわからないときには，「△△さんでよろしいですか」「お名前は，何とお読みするのでしょうか」などと質問して，確認しましょう。

4）自己紹介（例）

「初めまして。○○と申します。私は現在学生で，○○○○士になるために勉強中です。□□先生のご指導をいただきながら，△△さんの担当をさせていただくことになりましたので，どうぞよろしくお願い致します」というように，学生であることと，担当させていただけることへの感謝の気持ちを十分に表すことが大切です。

5）オリエンテーション

① 本日の面接の目的説明：「今日は△△さんと私との"顔合わせ"ですので，これまでの経過や現在の状態，そしてこれからのご希望などを伺えたらと思っています」
② 所要時間の説明：「だいたい○分くらいお時間をいただきたいのですが，よろしいでしょうか」
③ 協力の依頼：「これからリハビリを行っていくうえで，△△さんのことを知りたいと思っていますので，お話をいろいろ聴かせていただけますか。ご協力をお願いします」
④ 気分が悪くなった際には申し出るよう伝える：「もし，疲れたり気分がすぐれなかったりしましたら，遠慮なくおっしゃってください。くれぐれも，無理はなさらないでください」

6）状態を尋ねる（現病歴・主訴）

現在の状態はどうか，心身の状況について尋ねます。その際，オープン・クエスチョンで聞くようにしましょう（194頁参照）。
例：「今現在，身体はどのような感じですか」「痛みのほうはいかがですか」「身体の調子はいかがですか」「歩くのはどんな状態ですか」など。
　▲注：言語障害の方などは，Yes/Noで答えられるクローズド・クエスチョンのほうがコミュニケーションが取りやすい場合もあります。

7）解釈モデルを尋ねる

患者さん，家族の"解釈モデル"（184，247頁参照）を尋ねて，現状との認識のずれについて確認しましょう。例：「肩の痛みはどうしてだと思われますか」「歩くことについては，どのように考えていらっしゃいますか」

8）needsとhopeを訊く

例：「今，必要なことはどんなことですか」「今，一番困っていらっしゃることは何ですか」

Column 22 ラポール(rapport)とは

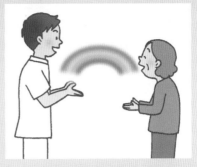

　ラポールとは，フランス語で"親和関係(親しみ結びつくこと)"のことで，「架け橋」とも表現されます。対面的な場面を伴うカウンセリング・医療面接・意識調査などで，面接者と面接対象者との間につくる親和的・共感的関係を意味しています。どのような人間関係においても，コミュニケーションを行う際の基礎となるのが，このラポールです。

　ラポールを築くためには，その人の生活環境や活動領域，関わっている人間模様など，相手の生きている世界を知り，その人を全人的に理解する努力をすることが大切です。相手の話に興味を持って聴くこと，そして相手が感じる不安や喜び，考えかたを理解し，共感すること，相手の感情に寄り添ったポジティブな態度を心掛けることがその助けとなります。

「リハビリをして，こうなりたい，こうなったらいいな，というご要望にはどんなことがありますか」「どうなることがご希望ですか」など。

9) 患者さんの話を要約して確認する

　例：「それでは，今現在は，左の太ももの外側全体に痛みがあって，とくに立ったり歩いたりすると痛みが強くなるということでしょうか」

　例：「なるほど。では今回入院されるまでは，3階のご自宅から1階まで，階段と手すりを使って何とかお1人で降りることができていたということですね」

10) 説明する

　例：「これから行うリハビリの内容についてですが，今は1人で歩くのが難しいということが一番お困りだということですので，まず，明日は足の筋力の検査をさせていただきます。そして歩く状態も見させていただきたいと思います。そのうえで，具体的なリハビリの内容について決めていきたいと思います」

11) 言い忘れたことがないかを訊く

　例：「何か付け加えておくことなどがありましたら，今お聴きできますが…」「言い忘れたことなどありませんか」「知っておいてもらいたいことや，何か私が伺っておいたほうがよいことなど，ございませんか」

12) 質問がないか訊く

　例：「今日お話した内容で，何かわからないことなどございませんか」「何かご質問はありませんでしょうか」などと聞いてみましょう。

13) 今後の治療に向けての協力のお願いや激励など

　「これからリハビリを進めて行くうえで，またいろいろとお話をお伺いすることもあると思いますので，その際はご協力お願いいたします」「それでは，明日から一緒に頑張っていきましょう」

14) お礼を述べて終える

　「では，今日はこれで終わりです」「ありがとうございました」「ご主人様も，本日はおいでくださいましてありがとうございました(家族が同席した場合の例)」「お疲れになりましたか」「では，明日からどうぞよろしくお願いいたします。○時にリハビリ室でお待ちしています」などと，ねぎらいとお礼を笑顔で伝えましょう。

5. 医療面接で注意したいこと

1 患者さんの疲労度

　患者さんによっては会話が困難な状態であったり，易疲労性で長時間の面接が困難であったりする方がいます。可能な範囲で無理なく医療面接が行えるよう，疲れていない時間帯を選んだり，時間を短縮したりするなどの配慮が必要です。また，オリエンテーションの際に「疲れたら遠慮なくおっしゃってください」と伝えておくことは必要ですが，実際に面接の途中で「疲れた」とは言い出しにくい患者さんもいます。表情や姿勢などの非言語情報や，声の力などの準言語情報などをよく観察し，医療者側から「お疲れになりましたか」「今日はこれくらいにしておき

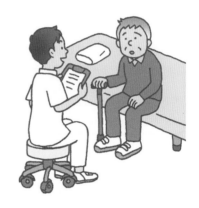

ましょうか」などと声をかけるようにしましょう。とくに言語障害のある患者さんは言葉のやりとりにおいて疲れやすい傾向にあります。患者さんが発する言語コミュニケーションのみに対応するのではなく，非言語コミュニケーションにも対応できるようになることが大切です。

2 言語コミュニケーションと非言語コミュニケーションを一致させる

　医療者が「そうですか，大変でしたね」と言っても，目の前にいる患者さんを見ずに時計を見ながら，そして貧乏ゆすりをしながら抑揚もなく早口で言ったとしたら，患者さんはどう感じるでしょうか。言語メッセージと非言語メッセージが一致していない状況下では，いくら言葉では言ったとしても，言語メッセージではなく，非言語メッセージのほうが優位に伝わるという研究結果があります。"何を言ったか"だけでなく，"どのように言ったか"がコミュニケーションを行ううえでは重要なのです。言語メッセージと非言語メッセージが一致していると，メッセージの受け手は裏表のないメッセージとしてストレスなく受け取ることができます。相手にとって，そして何よりも自分自身にストレスの少ないコミュニケーションをするために，言語コミュニケーションと非言語コミュニケーションを一致させるようにしましょう。

3 気持ちへの配慮

　医療を必要としている人たちの多くが不安をもっています。不安な気持ちを抱えた患者さんや家族が求めているのは，専門家からの指導や説明だけでなく，気持ちを聴き，受け止め，理解してもらえることです。共感(compassion)とは，com-(ともに)passion(suffering が原義：苦しみ)という意味があり，相手の辛い気持ちに寄り添い，その人の苦しみをともに感じ，理解することです。そしてその人の気持ちを具体的に聴くためには，気持ちへの"問いかけ"が大

自分が緊張したときに使える，"緊張を解く言葉"をもっておこう。

切です。

　例：「そうだったんですか…。大変でしたね。そのときはどんなお気持ちでしたか（気持ちを知るための問いかけ）」

　例：「明日から検査やリハビリが始まりますが，今日，実際にリハビリ室まで来てみて，どうお感じになっていますか（感じかたを知るための問いかけ）」

　ただし，真に相手の心に寄り添う気持ちと態度が伴わなければ，これらは形式的なセリフとなり，相手の心には届きません。気持ちに介入する働きかけは，相手のデリケートな部分に触れることになりますから，その人を尊重し，心遣いをもった問いかけをするよう気をつけましょう。言語コミュニケーションと非言語コミュニケーションを一致させることは，ここでも重要です。

４ 言葉遣い

　あなたは自分の言葉遣いについてどのように感じていますか。話をする相手に合わせて，また時や場所，状況に合わせて，失礼のない言葉遣いができているでしょうか。患者さんや家族から見たあなたの印象は，最初の医療面接で決まります。あなたの態度とともに，あなたの使う言葉によって，あなたの人柄・能力・価値観などが表現されているのです。何かを説明するにしても，選ぶ言葉によって相手には良い印象で受け取られたり，快く受け取られなかったりすることがあります。自分も相手も大切にする言葉を選んで使うことは，日頃から意識して心掛けておきましょう。

　臨床実習では，年齢が上の患者さんや患者さんの家族，職員の方とのコミュニケーションが欠かせません。ふだんから正しい日本語で，その場に合った適切な言葉を使えるように気をつけましょう。日常生活場面で適切な敬語表現やその場に合った気持ちのよい言葉遣いができる

Column 23

"ベイビートーク"とは [41]

　高齢者や障害者に対して，まるで赤ん坊や幼児に話しかけるように，**必要以上にゆっくりとした話しかたや大げさな身振り・手振りなどを使ってコミュニケーションを取ること**を「ベイビートーク」といいます。とくに認知症や言語障害など，コミュニケーションに問題がある方や他者の介助による生活を余儀なくされている方の場合，本人の能力が実際よりも低く評価されることにより，対等な人間関係で対応されなくなることがあります。対人コミュニケーションでは相手とのコミュニケーションを円滑にするための「調節」が行われ，この「調節」をどのように行うかを説明したものに，コミュニケーション・アコモデーション理論（communication accommodation theory；CAT）があります。ベイビートークの場合，CATの「過剰調節」であると考えられ，話し手には"ゆっくり話さなければ通じない"という思い込みがあります。実際ゆっくりと伝えることが必要な方がいるのは事実ですが，必要以上の調節は相手の能力が評価できていないことの表れであり，その根底には相手を下に見た視点や態度が存在していると判断されます。たとえどのような相手であろうとも，相手を尊重し，対等性を基本とした態度で接することを大切にしましょう。

よう，実際に声に出して練習しておくとよいでしょう(78頁参照)。

注意点

1. 本節で扱っている医療面接の内容は，臨床技能として基本的なものです。実際の面接場面では，患者さんの状況に応じてここでの情報を取捨選択して行ってください。
2. 誰でも最初は初心者であり，スムーズな医療面接ができるようになるには経験を重ねていくことが必要です。間違えないように完璧を目指して緊張しすぎてしまうのではなく，目の前にいる患者さんとともにいること，相手を感じることを大切にしましょう。
3. 質問のしかたについては，193頁を参照してください。

まとめ

1. 医療面接(medical interview)とは，医療者と患者との信頼構築および情報収集を目的としており，医療者が患者の話を聴き，問題とニーズを明らかにするとともに，必要な治療をスタートすることを協働でつくり出す機会です。
2. 解釈モデル(explanatory model)とは，その人が病気や障害に関する内容や，検査・治療についてどのように考え，理解しているかということです。
3. NBM(narrative based medicine，物語と対話に基づく医療)とは，1人ひとりの患者さんがもっている事実に基づく「物語(narrative，ナラティブ)」を大切に聴き，患者さんへの理解を深めたり治療に活用したりすることです。
4. 医療面接を行うにあたり，(1)面接環境の準備として，日時の設定や場所の確保，面接に同席する人の把握，オリエンテーションの内容や訊きたいことの列挙，(2)面接者の準備として，身だしなみ，心の情態，姿勢，表情などを整えましょう。
5. 実際の医療面接では，1)出迎えと環境設定，2)挨拶，3)名前確認，4)自己紹介，5)オリエンテーション，6)現病歴・主訴の聴取，7)解釈モデルを尋ねる，8)needsとhopeを訊く，9)要約と確認，10)説明，11)言い忘れの確認，12)質問の有無の確認，13)協力のお願いと激励，14)お礼と終了挨拶，の流れを基本にして行いましょう。

Advice

☐ 人の気持ちに寄り添い，心で聴くことをふだんから行うように心掛けましょう。

☐ "相手の立場になる"とよくいいますが，実際，本当に相手の立場になれるものではありません。患者としての体験とはどのようなものなのか，体験者(自分の体験を含めて)の経験談を数多く聴いたり，読んだりして，「患者」になるということについて考える機会をもち，感性を育みましょう。

☐ 自然な笑顔がつくれるよう，鏡に向かって笑顔の練習をしましょう。

☐ 正しい日本語，きちんとした敬語を使えるよう，日常生活でも敬語の使いかたに意識を向けましょう(78頁参照)。

🌱 自分を成長させる言葉

美しい唇であるためには，美しい言葉を使いなさい。美しい瞳であるためには，他人の美点を探しなさい。
（オードリー・ヘップバーン：女優）27)

第23回 質問のしかた

- **学習内容** 臨床現場で患者さんから情報を得るための質問のしかたを具体的に学ぶ

- **学習目標** 1. 医療者にとって適切な質問ができることは重要であることを説明できる
  2. 質問法の5つの種類について理解し，オープン・クエスチョンとクローズド・クエスチョンの質問を作成することができる
  3. 質問する際に相手の準備状態をつくることやタイミングが大切であることを理解できる

- **キーワード** オープン・クエスチョン　クローズド・クエスチョン　重点的質問法　多項目質問法

- **あなたへの質問** ①あなたはどんな質問ができる人ですか？
  ②あなたは相手に配慮した質問ができますか？

❶ 質問とは

　質問とは，「わからないところや疑わしい点について問いただすこと（広辞苑より）」とされています。質問は思考することによって生み出されるものなので，質問の内容によってその人が何を考えているのか，どれだけ聴いていたのか，理解しているのか，そして知ろうとしているのかがわかります。そして，質問のしかたからは，その人の興味・関心・知識・人柄・意欲などが表れます。

　質問には，情報を得ること，疑問を解決すること，意見や気持ちを聴くこと，他者との対話を促進すること，相手の気づきを促すことなど，さまざまな目的があります。ここでは，医療者が患者さんから情報を得るために必要な質問のしかたについて学びます。

❷ 情報収集のために必要な質問のしかた

　PT・OT・ST は患者さんから情報を得るために質問をします。今一番困っていることは何か，リハビリテーションに期待することは何か，昨日のリハビリの後の疲れはどうだったか，家族の方は何と言われているのか，職場復帰に際して必要な身体条件は何か，自宅に戻るにあたり住宅改修の進捗状況はどうかなど，リハビリを進めるうえで PT・OT・ST はさまざまな質問を患者さんにする必要があるのです。したがって，ほしい情報を具体的に得られる質問ができることが重要になります。質問をする場合，質問のしかたを変えることによって，限られた時間内でも必要としている情報を効果的に引き出す方法があります。ここでは質問法について学ぶとともに，質問をする際に気をつけたいことなどについても見ていきましょう。

表6-4 質問法の種類

	日本語での呼ばれかた	英語名	質問のしかたの例
1	オープン・クエスチョン 自由質問法 開放型質問法 開かれた質問	open-ended question	今日の具合はいかがですか? 今どのようなことでお困りでしょうか? (相手は自由に答えられる)
2	クローズド・クエスチョン 直接的質問法 閉鎖型質問法 閉じた質問	closed question	痛みはありますか? 我慢できる痛みですか? (Yes/No で答える)
3	重点的質問法	focused question	その痛みはどのあたりですか? (焦点を絞って尋ねる場合)
4	多項目質問法 マルチプル・クエスチョン	multiple choice question	痛みはズキズキですか,刺すような感じですか,それともシクシク痛みますか?(いくつかの選択肢を提示して尋ねる場合)

1. 質問法の種類

　質問にはいくつかの種類があり,それぞれがさまざまな名称で呼ばれています(**表6-4**)。これらの質問法はどれが良いか悪いかということではなく,相手の状態(身体状況・心理状態・理解度・性格など)や医療者側の状況(時間的制約・環境的要因・医療者側の都合)などに応じて必要な質問の種類を選んで情報を得るということになります。ここでは,これらの中から代表的な「オープン・クエスチョン」と「クローズド・クエスチョン」を取り上げ,詳しく説明していきましょう。

■1 オープン・クエスチョン(open-ended question)

　オープン・クエスチョンとは「開かれた質問」といわれ,はい・いいえ(yes/no)で答えるのではなく,質問された人が自由に答えることができる質問法です。例えば「今日,痛みはどんな具合ですか」と質問した場合,患者さんは「今日は昨日に比べたらだいぶ楽です。でも歩き出すと,やっぱり膝が痛くなりますね」「今日は痛むんです。雨が降るとどうも痛みが強くなるのよね」などと答えることができます。オープン・クエスチョンは自由度の高い答えが引き出せるので,相手に話をしてもらいたいとき,また時間があるときなどは,相手の言葉からいろいろな情報を聞き出すことができます(**表6-5**)。しかし,時間がないときや的を射ない答えになりがちな人,長話になってしまう人に関しては注意する必要があります。

■2 クローズド・クエスチョン(closed question)

　クローズド・クエスチョンとは「閉ざされた質問」といわれ,はい・いいえ(yes/no)で答える質問法です。「今日は痛みがありますか」と質問をした場合,「はい,あります」「いいえ,今日はありません」と答えることができます。クローズド・クエスチョンは,時間がないときや,はい・いいえ(yes/no)で答えられる単純な質問の際には便利な方法です。言語障害により説明がうまくできない場合には,患者さんにとってストレスの少ないやりとりが可能になります(**表6-5**)。デメリットは,答える側に自由度がないため,この質問法が続くと質問されている側が尋問を受けているような気持ちになり,自分の言いたいことが十分言えず不満が残ってしまう可能性があることです。

「どのような答えを出すか」ではなく，「どのような問いを見つけるか」が大切。（平賀正子：言語学者）

表6-5　オープン・クエスチョンとクローズド・クエスチョンの使い分け

	質問時の状況	オープン・クエスチョン	クローズド・クエスチョン
1	時間がない時	×	○
2	相手の理解度が低い時	△	○△
3	相手の言葉を大切にしたい時（needsやhope）を聴く時など	○	×
4	気持ちを尋ねる時	○	○△
5	答えにくい内容を尋ねる時	○△	○
6	具体的な答えが欲しい時	○△	○
7	運動性失語の場合	×	○

2. オープン・クエスチョン(O)とクローズド・クエスチョン(C)の違い

　それでは，患者Sさんの家族構成について尋ねる場合を例に挙げて，2つの質問法の違いを見てみましょう。

　(O)：「Sさんの家族構成について，教えていただけますか」

　(C)：「Sさんのご家族は何人ですか」

　(O)で尋ねた場合，例えば「家族は母と私の2人です」などと具体的な答えが一度にもらえる可能性がありますが，(C)の場合は「2人です」と，尋ねられた人数についての答えだけしかもらえない可能性があります。しかしながら，(O)は質問の範囲が限定されていないので，質問を受けた側の解釈で答えやすい内容になってしまうことも考えられます。例えば，「今は母と2人暮らしなんですが，その母が認知症で，ここ数年とても大変なんです」など，相手から得たい情報以上の内容，つまり不安の訴えや相談事などに話が置き換えられてしまう場合があります。その場の会話の流れ，相手の理解度，時間的制約などを考慮しながら，どちらの質問法を使うほうが相手にわかりやすく受け取ってもらえるか，欲しい答えを返してもらえるかを考え，質問を効果的にできるようになりましょう。

Work 51 ▶ 質問（セルフワーク→グループワーク）（所要時間10分）

以下の状況における質問を，オープン・クエスチョン(O)またはクローズド・クエスチョン(C)で作成してください。できたらグループで，それぞれが作成した質問をシェアしてみましょう。

	質問の内容	具体的な質問のしかた
1	今日の体調について訊く質問	(O)
2	昨夜の睡眠について訊く質問	(C)
3	食欲について訊く質問	(C)
4	趣味について訊く質問	(O)
5	住まいについて訊く質問	(O)

（質問の例は198頁にあります）

❸ 質問をする際の注意点

1. 質問に答える準備状態を作る

　誰でも予期していない質問を突然されたらびっくりするでしょう。質問をする際は，相手が質問を受け取ることができる状態をつくる必要があります。"クッション言葉(152頁参照)"とは，相手の状況に配慮して心の準備状態をつくるための潤滑油的な言葉のことをいいます。質問する際は，その質問によって相手がどのような気持ちになるのかを想像するとともに，相手の立場や性格，場面や状況に応じて使うクッション言葉を選びましょう。

【クッション言葉の例】

1 相手が何かをしていて集中している場合(仕事中・リハビリ中など)

①「すみません，今ちょっとお時間いただいてもよろしいですか。実は，○○についてお伺いしておきたいことがありまして…」

②「○○さん，△の最中に申し訳ありません。お尋ねしたいことがあるんですが」

③「お忙しいところ恐れ入りますが，伺っておきたいことがありまして，少しお時間よろしいでしょうか」

2 聞きにくいことを訊く場合

①「ちょっとお伺いしにくいことなんですが，よろしいでしょうか」

②「お話しにくいことかもしれませんが，お訊きしてもよろしいですか」

③「もしお話したくなければ，お答えいただかなくても結構なんですが…」

3 相手が話の途中である場合

①「すみません。お話の途中で恐縮ですが，今のお話でもう1つ伺っておきたいことがあるんですが，よろしいですか」

②「あのう，今のお話に関連して，お訊きしてもいいですか」

③「ところで，ちょっと伺ってもよろしいでしょうか」

＊本来，話の腰を折ることは失礼な行為ですが，時間的な制約や状況によって，相手が話をしている最中に介入せざるをえない場合もあります。そのような場合は，クッション言葉を効果的に使って失礼のないようにしましょう。

2. 質問のタイミングを大切にする

　質問する際にはタイミングが大切です。相手にとって質問に応えられる状態であることは当然ですが，話の流れの中で相手の思考がその質問に応えやすい情態にあれば，タイミングを逃さず質問することです。それでは，リハビリが始まって間もない60歳代のAさん(男性)の例を見てみましょう。まだAさんのご家族に出会っていないPTは，退院後の家庭における介護力などの問題もあり，Aさんと妻との関係など，家族に関する情報を得たいと思っていました。

冷たい頭と熱い心を持とう。

〈リハビリ中の会話〉

患者A：「私は若い頃からね，よく山に登っていたんですよ」

PT　：「あぁー，山ですか。いいですねえ～。ご家族とご一緒に行かれていたんですか」

> 「ご家族」と限定して，クローズド・クエスチョンで尋ねている。

患者A：「ええ，そうです。実は，家内と知り合ったのが山でしてね，ですから子どもが生まれてからもよく子どもを背負って行ったもんです。本当にあちこちよく行きました」

PT　：「うわあ～，奥様とは共通の趣味で結ばれた仲なんですね！ 山で出会ったなんて，ステキですね～。奥様にはまだお会いしていませんけど，きっと活動的な方なんでしょうね」

患者A：「うちの家内は本当に丈夫なヤツでして，もともと看護師だったこともあるんでしょうが，タフですね。私がこんな状態だというのに，今月も予定していた八ヶ岳に仲間と一緒に私の分まで登ってくるとか言ってますよ。まあ，毎日病院通いをさせているのもかわいそうですから，そのほうがこっちも気が楽ですけどね」

　Aさんが自分の趣味である大好きな山について話をしているとき，おそらく楽しかったときや自分の身体が思うように動いていたことを思い出していることでしょう。そんな楽しいときに傍らにいたのは誰だったのかと聞かれれば，自然に思い出話として話がしやすくなっていることが考えられます。あえて「ご家族との関係について教えてください」などと固い質問をしなくても，このような会話の流れの中でほしい情報を得ることは可能です。少しずつ，自然な会話のなかから情報収集ができるようになるためにも，どんな会話も情報になる（する）という意識をもってタイミングを大切に質問できるようになりましょう。

 注意点

1. 質問に際しては，質問する側である自分の視点だけを考えるのではなく，質問を受ける相手の立場になって考えましょう。
2. 「答えにくい質問には答えなくてもよい」という選択肢もあることを相手に伝えることは，相手の心理的負担を軽くするためにも大切です。

 まとめ

1. オープン・クエスチョンは自由に答えることができる質問法，クローズド・クエスチョンはYes/Noで答える質問法，重点的質問法は焦点をしぼって尋ねる質問法，多項目質問法はいくつかの選択肢を提示して尋ねる質問法です。
2. オープン・クエスチョンは自由度の高い答えが引き出せるので，相手に話をしてもらいたいとき，また時間があるときなどに適しており，クローズド・クエスチョンは時間のないときや，はい・いいえ（yes/no）で答えられる単純な質問の際には便利な方法です。
3. 質問をする際の注意点として，(1)相手の準備状態，(2)質問のタイミングに気をつけましょう。

Advice

☐ オープン・クエスチョンとクローズド・クエスチョンを使い分けて質問ができるよう，日頃から練習しておきましょう。

☐ クッション言葉を上手に活用して質問することを日常でも練習しましょう。

☐ ふだんから，人を知るために積極的に自分から質問することに取り組んでみましょう。

Work 51 の質問例 (195 頁)

	質問の内容	具体的な質問のしかた
1	今日の体調について訊く質問	(O) 今日は体調いかがですか？
2	昨夜の睡眠について訊く質問	(C) 夕べは眠れましたか？ 昨晩はお休みになれましたか？
3	食欲について訊く質問	(C) 食欲はありますか？ お食事は召し上がれていますか？
4	趣味について訊く質問	(O) 何かお好きなことやご趣味などがあれば聞かせていただいてもよろしいですか？
5	住まいについて訊く質問	(O) どのようなお家にお住まいなのか，教えていただけますか？

第24回 「話す」技術 ～話題と会話～

学習内容 人と話をする際に必要となる，話題を提供する方法，相手を会話にのせる方法，話を切り上げる方法について具体的に学ぶ

学習目標 1. 話題のもたらす影響や TPO に合わせた話題の重要性について説明できる
2. 話題を提供する方法について説明できる
3. リーディングとバックトラッキングを理解し実践できる

キーワード 話題　TPO　会話　リーディング　バックトラッキング

あなたへの質問 ①あなたは人と話をするとき，どのように話題を選んでいますか？
②相手と話が弾まないとき，あなたはどうしていますか？

❶ 話題

1. 話題とは

　話題(topic)とは，情報を共有したり意見を交換したりするために人々が話し合う内容やテーマのことです。話題はコミュニケーションの題材であり，人々の興味や関心，目的や状況によってさまざまな内容がとりあげられます。話をする相手との関係において，その場に適切な話題を選ぶことで，共通点や関心事を見つけたり，対話を深めたりすることができ，信頼関係を築くことにも役立ちます。

2. 話題がもたらす影響

話題によって人はなんらかの変化を起こすことがあります。話を終えた直後，あるいは時間が経過してからでも，話題による影響から以下のような変化が起こる可能性があります。

(1)意識の変化 ➡ 行動変容

【例】　留年の話題になり，勉強するようになった

　　　　ダイエットの話題になり，ランニングを始めた

　　　　肺癌で亡くなった人の話題になり，タバコをやめた

(2)感情の変化

【例】　終活の話題になり悲しくなった

　　　　将来の夢について話しているうちに楽しくなった

　　　　感染症の話をしていて不安が増した

(3)考えかたの変化

【例】　その人の体験談を聞いているうちに考えが変わった

　　　　ある人の生きかたの話をしていて，それも良いかなと思うようになった

　　　　事実を本人から聞いて，自分が間違っていたことを知った

　話題がもたらす相手への影響を考えた場合，そのときの相手の状況によって，自分が話そうとしている話題が適切かそうでないかを考える必要があります。不適切な話題は好ましくない変化を生むばかりでなく，お互いの関係性にもひびが入ることがあります。話題がどのような影響を与えることになるのか，相手を傷つけることや失礼なことはないか，話題のもつ影響について配慮する習慣をもちましょう。

3. TPO に合わせた話題の重要性

　TPO とは，time(時)，place(場所)，occasion(場合)のことをいいます。これらの3つの条件をわきまえて適切な話題を提供できる人が，マナーのある人，常識のある人としてみられます。

◼1 リハビリ室での会話

　言語療法は個室で行われることが多く，患者さんにとって集中できるプライバシー空間が保たれていますが，理学療法や作業療法では広いリハビリ室で周囲に人がいる中で患者さんに対応していることが多いため，患者さんのプライバシーに関わるような質問などは控えるのがマナーです。

◼2 理解力の低い人の前での会話

　認知症や失語症の人，意識のない人の目の前で，その人が理解していないことを前提に，本人の状態に関する話題や業務の話などを職員同士ですることは，相手を尊重していない態度の表れです。そのような話題をもちかけられたら，「あちらで話をしても良いですか？」と，自分から場を変えて話をするようにしましょう。

❸ 病院（施設）外での会話

　実習生同士（職員同士）で出かけた飲食店で患者さんの話題で盛り上がり，周りの客に話が聞こえてしまうことなどがあります。これらは，単に TPO をわきまえていないという範囲の問題ではなく，専門職としての「守秘義務」に反した行為となるため，注意が必要です。

　医療者として仕事をするうえで扱う話題については，医療者としての立場を自覚し，その職務を遂行するにあたり，医療倫理をわきまえておく必要があります。巻末資料として理学療法士・作業療法士・言語聴覚士の職業倫理規程を掲載しましたので，参照してください（269〜271 頁）。

事例 7　ある特別養護老人ホームでのクリスマスコンサート（実話）

　ある高齢者施設で，恒例のクリスマスコンサートが開かれました。歌と楽器による楽しいコンサートはボランティアグループによって行われ，参加した入所者の方々とその家族，そして職員たち一同は楽しい時を過ごしていました。そして，最後の 1 曲が始まりました。その曲目は…「千の風になって(*)」でした。この曲はそこにいた誰もが知っている有名な曲であり，すばらしい歌声が会場全体に響きわたりましたが，曲が終わりに近づくにつれ，徐々に参加者からの笑顔はなくなり，その場の空気は活気のないものに変化していきました。

*「千の風になって」：米国発祥で作者不詳の詩 "Do not stand at my grave and weep" が日本語に訳され，作曲されて，2006 年に大ブームとなった曲。出だしの歌詞は，「私のお墓の前で泣かないでください」

問）あなたはこの事例についてどう考えますか。もしもあなたがこの会場の進行役を務めていたとしたら，この歌が終わったあとに何を話しますか。

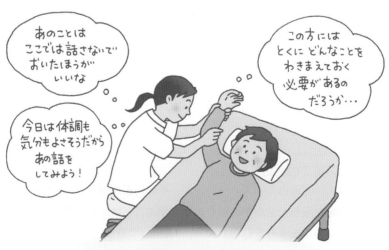

何を話すか，話さないかを
わきまえておくこと，知っておくことは大変重要

自分が使う言葉が自分自身を育て，自分が選ぶ言葉が人生を決める。

表6-6　相手を理解するためのポイント

個人情報	1	その人がどんな人間なのかに興味をもつ 　1）何をしてこられたのか，しているのか，これからしたいのか（過去・現在・未来） 　2）出身地や住んでいた場所（過去・現在・未来） 　3）家族・友人・知人・仕事仲間など，あらゆる場面における人間関係や，その中でのその人の立ち位置など
	2	その人の専門分野・得意分野・趣味などについて知る
	3	その人の今後の方向性（興味・目標・進路）をとらえる
思考・感情・行動特性	4	その人のものの考えかたを理解する
	5	その人のものの感じかたを理解する
	6	その人の，その時々の感情を理解する
	7	その人の行動を理解する
	8	その人に生じる可能性のあるバイアスを推測する （職業で培われたものの見かたによる偏りや，性格などから予測されるものなど）

4．話題を提供する方法

1 話題に困る理由

　目の前に相手がいるのに話題が浮かばず，気まずい沈黙が続いて困ったという経験はありますか？『何を話そう⁉』と焦っているときに起こっていることは，"**意識が自分に向いている**"ということです。人と話をしているとき，意識は相手に向ける必要があるのです。そして『自分が話題を提供しなければ』『気の利いた話題も提供できない，面白くない人間だと思われたらどうしよう』などと思えば思うほど，どうにもならなくなってしまいます。

　そんな時は，メタ認知で意識が自分に向いていることに気づきましょう。話題の提供者は自分でなければならないということはないのです。

2 話題の見つけかた

1）相手に興味をもつ ➡ 相手を知るための質問をする

　話題について考える際は，自分が話題を提供することばかりにとらわれず，まず相手に興味をもつことが大切です。誰でも自分自身に一番興味があるものなので，自分に興味を示してくれる人に悪い気はしないものです。自分を理解してもらえれば嬉しいので，今度は自分に興味をもってくれた相手のことをもっと知りたい，理解したいと思うようになります。つまり，あなたが相手に興味をもてば，相手もあなたのことに興味をもつようになり，よいコミュニケーションの循環が起こるようになるのです。表6-6に相手を理解するためのポイントを記しましたので，これらを参考に，相手を知るための質問をしてみてください。

2）ネタ帳を作る［Web付録：ワークシート⑮：トピックマンダラート］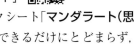

　自分オリジナルの話題のネタ帳を作ってみましょう。付録のワークシート「**マンダラート（思考法・発想法のツール）**」を使うと，持ちネタを簡単に増やすことができるだけにとどまらず，話題を拡げる思考力も身につきます。活用してみてください（Column 24，次頁参照）。

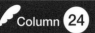

Column 24　　　マンダラート活用法 ～話題のネタ帳を作ろう～

●**マンダラートとは[42~44]**
　マンダラートは，グラフィックデザイナーの今泉浩晃氏によって考案された，思考や発想の方法です。マンダラ(曼荼羅)というのは仏教(正しくは密教)の世界観を表現した絵画のことで，サンスクリット語でManda＝本質・心髄・醍醐味，la＝成就する・所有する，つまり「本質を所有するもの・完成されたもの」を意味します。今泉氏は，曼荼羅のもつ智慧図としての意味や使いかたを再現させる目的でマンダラを活用し，私たちの思考を活性化させ，ものを見る眼を開化させるツールを考案したのです。マンダラートは9マスの中央部分にテーマとなるキーワードなどを記入し，その周囲のマスにテーマから発想する内容を記入していくものです。

●**マンダラートの書きかた**
①まず，1枚目の紙の9マスの中央にテーマを書き入れます。
②周りの8マスに，中央のテーマから発想するキーワードを入れていきます。
③8マスに入れたキーワードから気になるキーワードを1つ拾い出して，2枚目の紙の中央のマスに書き入れます。
④1枚目と同じように周りの8マスに，発想するキーワードを入れます。
＊この繰り返しを行いながら，発想を広げたり，収束させたりします。

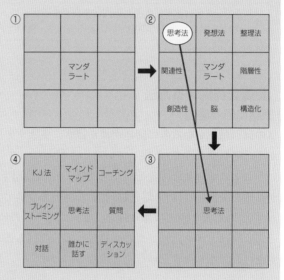

●**マンダラートを使って話題のネタ帳を作ってみましょう。**
　用意するもの：マンダラートシート5枚程度・ペン
(1)1枚目の用紙の中心のマスに好きな持ちネタを記入し，そのネタに関連する内容のキーワードを8つ，周囲のマスに記入してください。
(2)周囲の8マスからキーワードを1つ取り出し，2枚目のシートの中央に書き入れ，さらにそのキーワードから発想する内容を周囲の8マスに記入します。(書ければ3枚目，4枚目，5枚目を記入していきます)
(3)記入したマンダラートを使って，話をしてみましょう。このネタ帳を使うと，自分自身の持っている8つのネタの中から1つの内容について取り上げ，話を展開していくことができます。この方式は話の流れが自然で，話すほうは話しやすく，聞いているほうは興味をもって聞きやすくなります。
＊このマンダラートは，他にどのような活用法があると思いますか？　グループでディスカッションしてみましょう。

「わかりません」と言えることが始まりである。

3）自分の話をする（自己開示）

自己開示は相手の自己開示を引き出します。これは「自己開示の返報性」（27頁参照）といわれ，「相手がここまで話をしてくれたのだから自分も話そう」と，自己開示を受けた相手がお返しに同程度の自己開示をするというものです。医療者が自己開示をすることで，患者さんが心を開いて自分の話を始めることがあります。

> 【例】 OT 「実は私，近い将来，青年海外協力隊に参加して，開発途上国でリハビリテーション活動をするのが目標なんです」
> 　　　 患者「へえ〜，先生にはそんな目標があるんだ〜。いいわねえ。私もね，本当は歩けるようになって，海外旅行に行きたいの。でも，そんなことは無理だろうと思っているし，周りに迷惑がかかるから，誰にも言わないんだけど…。実はね，他にも…」

❸ 話題を拡げる方法

1）「〜と言えば」活用法[45]

相手の話の内容からキーワードを拾って「〜と言えば」と話をつなげる方法です。相手にとっては自分が話をした内容から話題が拡がっていくことに悪い気はしないものなので，話の流れにも無理がなく話題を拡げやすくなります。

> 【例】 患者「昨日はリハビリの後，少し散歩をしてきました」
> 　　　 PT 　「散歩してこられたんですか。たまには外の空気を吸うのも気持ちが良いですよね。疲れませんでしたか？」
> 　　　 患者「ええ，大丈夫でした」
> 　　　 PT 　「それは良かったです。散歩と言えば，先日…」

2）マインドマップ活用法［Web付録：ワークシート⑯：話題拡大マインドマップ］

それまでの話の内容からヒントを得たり，自分の中で思い浮かんだ事柄から発想を拡げたりして，話題を提供してみましょう。関連する話題を探すための思考訓練として，「マインド

One Point 18　　　　　　　　　　**話題に困ったときには？**

① 自分に焦点が当たっていることに気づこう
② その場の状況をメタ認知で見よう
③ 相手という人間に興味をもとう（生きかたや考えかたなど）
④ 相手に質問してみよう
⑤ その場にあるもの，見えるものを話題にしてみよう

Column 25　マインドマップ活用法 ～話題を拡げる方法を学ぼう～

● マインドマップとは？[46, 47]

　マインドマップ（mind map）とは，英国の教育者トニー・ブザンが開発した思考のための方法であり，表現技術です。まず，タイトルイメージとしての絵を紙面の中央に描きます。そしてこの絵から思い浮かぶキーワードやイメージとしての絵や言葉を，放射状に伸ばした枝の上に次々と書き込んでいきます。これは，直線思考（「まずはこれをして，次にこれをする」という，物事を順序立てて直線的に考える従来の思考方法）ではなく，360度方向の放射思考であることに加えて，色やイメージ，ゲシュタルト（全体性），左脳と右脳の連携といった要素を取り入れています。これらのことにより，創造力，記憶力，記憶の再生力，連想力を高めるのに有効とされています。

● マインドマップの書き方 ＜7つのルール＞

(1) 用紙は大きさが A4 以上，無地のものを用意する。紙は横長に使用し，中央から書き始める。

(2) 中央に置く"セントラルイメージ"を絵で描く。（この絵は枠で囲まない）この際，3色以上を使うこと。

(3) 色をたくさん使うこと。マジックや色鉛筆などを用いて，できるだけ多くの色を使う。

(4) ブランチ（枝）はセントラルイメージの絵につけて伸ばしていく。ブランチの根元は太く，先端に行くほど細く，曲線で描いていく。途中，発想の数によって何本でもブランチを広げていく。

(5) キーワードはブランチの上に書き，1本のブランチに1キーワードを書く。

(6) 記憶を留めるための工夫として，イメージとしての絵を活用することや，強調したいポイントについてマークしたりする。

(7) とにかく楽しむこと。

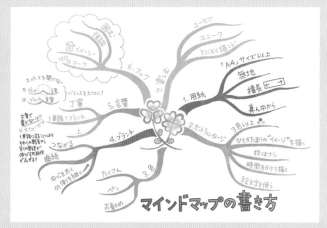

● 話題を拡げるためにマインドマップを活用してみましょう。

用意するもの：A4 以上で無地の用紙・色鉛筆かカラーの水彩サインペン

(1) マインドマップを用いて，1つの話題から自分の中で浮かんだ事柄をどんどん拡げて話題を書いていきましょう（所要時間：30～60分）。

(2) 書いてみていかがでしたか？ 書き終わって感じていること，考えていることはどのようなことですか？

(3) 誰かと話をしている際に自分から話題をどんどん拡げることができたら，あなたはどのような自分で人と関わることができると思いますか？

どんな体験でも役に立つ。いや，役に立てるのだ。

Column 26

人の意欲を引き出す"感謝の言葉"＋"次につなげる言葉"

　話を終えたとき，できれば相手に『ああ，この人と話ができて楽しかった』『この人に話をしてよかった，また頑張ろう！』と思ってもらいたいものです。そのためには，話を締めくくる際に気持ちよく話を終えることも大切になります。話ができたことに対して，「今日はありがとうございました。お陰さまでいろいろとお話を伺うことができてよかったです」と相手に敬意をもってお礼を述べましょう。加えて次の機会につながる一言を添えると，相手にとって好印象になります。「○○さん，またお話を聴かせていただいてもよろしいですか」「今度は△△についてのお話を聴かせてくださいね」などと言われれば，多少の社交辞令が入っていると思っても，言われた方は『またこの人になら話をしたい（話をしてもいい）』という気持ちになり，嬉しいものです。この嬉しさがさらなる嬉しさになるのは，次に会ったときに「○○さん，今日は△△についてお話を聴かせていただいてもいいですか」と聴き手が前回の話を覚えていて，話題を切り出したときです。会うのが楽しみ，話をするのが楽しみ，そしてリハビリをするのが楽しみな関係づくりは，心が通った関係があってこそ生まれるものです。人の心をつなぎ，意欲を引き出す"感謝の言葉"＋"次につなげる言葉"を大切に使いましょう。

マップ」が効果的です。これは 360 度の放射思考を取り入れた思考法で，連想力や発想力を高めるのに有効とされているため，話題を拡げるために活用できます（Column 25 参照）。

4 話題を変える方法

　話が否定的な方向に進んでいたり，好ましい話題ではなかったりしたら，早めに話題を変えましょう。相手が話をしているのに話題を変えるのは失礼だと思うかもしれませんが，状況によっては相手も惰性でその話題を話し続けていることもあるのです。話題によって生み出されるものがより良いものになるために，「メタ認知」をしながらそこで話されている話題の妥当性を判断し，車線変更するのも 1 つの方法です。その際に有効なのは，転換の相づちを活用する方法です。さらに質問をすれば，相手は質問に答えるために考え始めるので，話題が変わったことに抵抗をもちにくくなる効果があります。

　　【例】① 「**ところで**A さん，明日のリハビリなんですが…」
　　　　　② 「**そういえば**，来週は○○ですね！」
　　　　　③ 「**話は変わりますが**，先日お話されていた○○はどうなりましたか？」

5 話題をもとに戻す方法

　話をしているうちに，別の方向に話がそれてしまうことがあります。そのままでよいときもありますが，もとの話題に戻したいときは軌道修正をしましょう。転換の接続詞を使うのは簡単ですがストレートな方法なので，それまで話をしていた内容を強制終了させるような印象にならないように配慮が必要です。

【例】①「ところで，先程の○○についてなんですが…」
　　　②「話は戻りますが，Aさんは…」
　　　③「ちょっと話は変わるんですが…」

❷ 相手を会話に乗せる方法

　人は感情の生き物であり，その時々の気分によって私たちには人と話をしたくないときもあります。しかしながら，たとえ相手が乗り気でなくても，必要に応じて情報を得るために話をしなければならないこともあります。そんなとき，最初はぎこちなくても，少しずつ相手が会話にのってくるように働きかける方法があります。ここでは，その方法「リーディング」について学びましょう。

1.　リーディング[48]

　リーディング（leading）とは，"相手をリード（lead）する・導く"という意味です。誰かと話をするとき，相手に元気がなかったり，イライラしていたり，乗り気でなかったりして会話が弾まないことがあります。そんなとき，まずペーシング（86頁参照）をして相手に合わせ，相手のペースで会話を進めながら徐々にこちらのペースにリードして，相手を会話に乗せていくのがこの方法です。あなた自身，最初は元気がなかったのに，誰かと話をしているうちにいつの間にか相手の元気をもらってい

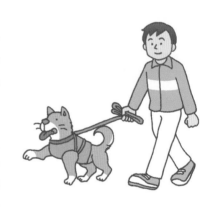

た…という経験はありませんか。私たちは，気づかないうちに誰かからリードされていることがあるのです。

2.　リーディングの方法

　まず初めに相手をよく観察し，ペーシングを行います。例えば感情的になっている人には自分も感情を合わせるように話をします。また，話のスピードや声の大小，呼吸なども相手に合わせながらしばらく話をします。それから徐々に自分のペースにリードして，感情を平常に戻したり話のスピードを少し速めて活気を出したり，小さかった声を大きくしていったりと，相手が好ましい情態になるようにリードしながら本来したい話をします。

3.　リーディングの注意点

　人によってはリードされることが困難な場合もあります。リーディングが万能ではないことも頭に入れておきましょう。とくにあまりにも露骨にペーシングをすると，相手が自分を操っていると感じ，リードされることに拒否反応を示すこともあります。うまくリーディングをするためには，相手にわからないように自然で無理のないペーシングを行うことが肝心です。

道を知っていることと実際に歩くことは違う。

Work 52 　リーディング（ペアワーク）（所要時間：10分）

２人一組になり，Ａさん，Ｂさんを決め，向き合って座りましょう。

① Ａさんが Ｂ さん（彼にふられて落ち込んでいる）をライブに誘います。

② Ｂ さんはあまり気乗りがしないので，行きたくない理由を話して断ります。

③ Ａさんは Ｂ さんにペーシングしながら何とか Ｂ さんを誘う方向で話をし，少しずつリーディングしながら Ｂ さんを誘い続けます。ゆっくりと時間をかけて行いましょう。（約３分）

◆始めは Ｂ さんの元気のない様子に合わせて話す速さや声の大きさも合わせますが，徐々に声の調子も上げて，話すテンポも速くしながら元気を出してリードしていきます。

④ Ａ さんのリーディングがどうであったか，Ｂ さんは Ａ さんに伝えます。（１分）

⑤ 役割を交替して行いましょう。

⑥ リーディングを行ってみてどうでしたか。相手をリードする過程から，あなた自身の中でどのようなことに気づきましたか。

⑦ リードされる体験はどのような体験でしたか。細かな心の動きなどを思い出して，気づいたことや発見したことを書き留めておきましょう。（２分）

❸ 会話のためのスキル

　会話をしている相手に対して安心感や信頼感をもてるのは，自分の話をしっかり聞いてもらえていることがわかったり，理解してもらえていると感じたりしたときでしょう。そう感じてもらえるコミュニケーションスキルを学びましょう。

1. バックトラッキング[49]

　バックトラッキングとは，神経言語プログラミング（NLP）のスキルの１つで，ラポール（189 頁参照）形成に役立つ方法です。相手の言ったことをそのまま反復して言い返したり要約したりして言うことで，相手は「自分の話をしっかり聞いてくれている，理解してくれている」という印象をもちます。バックトラッキングするものには，以下の３つがあります。

(1)話された事実：相手が話した事実をそのままの言葉で返す
　　患者　「先生，来週ようやく退院ですよ！」
　　PTS　「そうですね，来週ようやく退院ですね！」

(2)感情：相手の感情を受け取り，言葉で表現して返す
　　患者　「先生！来週，退院になりました！」（嬉しそうに）
　　PTS　「わぁ～ おめでとうございます！嬉しそうですね～！！
　　　　　待ち遠しかったですものね。良かったですね！」（嬉しそうに）

(3)話の要約：相手が話した内容を要約して返す
　　患者　「来週，退院になりました。退院後は１か月に１度，受診するように昨日主治医の先

生から言われました。リハビリも外来で受けたいと思うんですが，私1人では自宅からここまで通うのは無理ですからね…。息子の嫁に頼みたいと思っているんですが，忙しいから，実際に通えるかどうか…」

PTS 「そうですか…。退院が決まって良かったですね。おめでとうございます。1か月に1度は受診で来られるんですね。ご自宅から通院でリハビリに来るには，ご家族の協力が必要なんですね。いろいろとご心配もあるようですね…」

　相手の話を受け止める際に大切なのは，話されている事実とその背景にある感情の2つの側面から相手を理解することです。理解した内容を相手にフィードバックすることがバックトラッキングであり，バックトラッキングすることで相手に「私はあなたを理解していますよ」というメッセージが伝わり，信頼も得られるようになります。

Work 53 バックトラッキング（ペアワーク）（所要時間：10分）

2人一組になって向き合って座り，Aさん，Bさんを決めましょう。
① Aさんは，Bさんに「思い出の旅行」について話をします。（3分間）
② Bさんは，Aさんの話を聞きながら，バックトラッキングをします。
　例）Aさん「私の思い出の旅行は，イギリスを1か月間周った1人旅です」
　　　Bさん「Aさんの思い出の旅行は，1人でイギリスを1か月間周った旅行なんですね」（事実のみのバックトラッキング）
＊少しずつ慣れてきたら，事実のバックトラッキングに加えて，感情のバックトラッキング，話の要約のバックトラッキングをしてみましょう。

Column 27 リハビリ意欲を引き出す関わりかた　"本当は話したい"

　「話をするのは苦手」という言語障害のある人であっても，安心した環境で信頼できる相手がいれば，"自分の話を聴いてもらいたい"と思っている人は多いものです。「家にいるときは全然しゃべらないのに，ここに来るとしゃべるんです」「2人のときは本当に話さないのに，リハビリに来ると人が変わったみたいね」などと，リハビリ室で家族の方が患者さんのふだんと違う様子にびっくりされることは，よくみられることです。自宅では，家族から耳を傾けてもらえないような状況があるのかもしれません。そして「家では私が言っても絶対にやらないのに，リハビリの先生に言われるとやるんですよね，まったくもう…」というセリフも家族から聞かれるものです。これは単にPT・OT・STがリハビリの専門家ということだけでなく，患者さんの話にしっかりと耳を傾けていればこそ起こることです。誰でも自分にしっかりと向き合い，真摯な態度で話を聴いてくれる相手には，信頼の気持ちが生まれるものです。そしてその結果，そんな関わりをしてくれた相手の言うことは，真面目に聞くようになるのが人間の心理です。患者さんが満足して話ができる環境をつくることは，リハビリ意欲を引き出すことにもつながります。相手の"本当は話したい"気持ちを大切にしながら，目の前の人に関わりましょう。

転ぶのは恥ではない。転んだままでいるのが恥なのだ。（ドイツの諺）

③役割を交替して行いましょう。

④終わったら，振り返りを行いましょう。

  a：3分間パートナーの話をバックトラッキングして，何か感じたことはありましたか？

  b：3分間パートナーからバックトラッキングをされて，どのように思いましたか？

  c：バックトラッキングをする時，具体的にどのようなことに注意をする必要があると思いますか？ このようにすると望ましいと思う方法をお互いに出し合って，まとめておきましょう。

❹ 話を切り上げる方法

　患者さんは自分の病気や障害と向き合い，日々不安で孤独な闘いをしています。自分に向き合ってくれる人に対して，できれば声をかけてもらいたい，話を聴いてもらいたいと思っています。したがって，セラピストが評価や治療などで1対1になってしっかりと向き合うことができる時間は，患者さんにとって大変貴重な時間です。しかしながら臨床現場でPT・OT・STは1人の患者さんだけに対応しているのではないので，話が途中であってもその場を離れなければならない状況があります。そんなときに気持ちよく話を終えてその場を去るという，配慮のあるコミュニケーションが大切になります。ここでは，臨床でよくある2つの場面を取り上げてみました。これらの場面で自分なら具体的にどのように対処するのか考えてみましょう。

1．治療に集中できない場合

　患者さんの中には，さまざまな訴えや悩みごとを治療中にPT・OT・STに話される方が多くいらっしゃいます。医療職の中でも，PT・OT・STは一定の時間患者さんと1対1で関わることができるので，信頼関係も生まれやすく，頼りにされる存在なのです。しかし，あまり話にばかり夢中になってしまうと身体運動に関しての注意が疎かになり，運動内容の指示が入りにくくなるため，実際の治療に支障をきたすことにもなりかねません。状況に応じて患者さんの話をいったん停止させ，運動に集中するための時間をつくる働きかけが必要です。では，実際にどのように働きかけたらよいのでしょうか。臨床現場で使える言葉かけの例を見てみましょう。

●言葉かけの例

（1）率直に伝える

　「野村さん，これから身体を一緒に動かしていきたいので，こちらを見ていただけますか」

　「野村さん，右手を動かしていただけますか」

（2）「クッション言葉」を使う

　「お話の途中で申し訳ないのですが…」

　「すみません，いったんお話を中断させていただいてもいいですか」

　「よろしければ今のお話，また後で聴かせていただいていいでしょうか」

（3）「転換」を表す接続詞を使う

　「ところで，松田さん，…」

　「それでは，そろそろ始めましょうか…」

　「さて，次は…」

> **Work 54** あなたなら何と言う?(その1)(セルフワーク→グループワーク)(所要時間:15分)

　次のような場合,あなたなら何と言うか実際に言ってみましょう。

A:あなたはリハビリ室で担当患者さんの関節可動域練習を行っています。最初は他動運動で行って
　いましたが,これから患者さん自身で身体を動かしてもらう自動運動を行いたいと思っています。
　しかし,患者さんは話をやめる様子はなく,ご家族の状況についての愚痴などを延々と話し続け
　ています。あなたは患者さんに何と言いますか。

B:あなたは,担当患者さんとのリハビリを始めたいと思っています。しかし,患者さんは自分の悩
　みについて深刻な表情で訴えています。あなたならどんな対応をしますか。

✳ポイント

　これらの答えは無限にあるでしょう。言葉かけの例を参考にして,あなたなら何と言うか,どう対
応するか,実際に声に出して言ってみましょう。相手の話の内容によっては,聴いておくべき大切な
内容であったり,直ちには中断させられないような心理状態だったりすることもあるでしょう。その
場,そのときに何を優先させる必要があるのか,それぞれの状況で患者さんに応じたコミュニケー
ションをあなたが判断し,選択していく必要があります。

2. 次の患者さんの治療時間になってしまった場合

　PT・OT・STは1人の患者さんの治療を制限時間内で終わらせる責任があります。治療時
間が長引けば,次の患者さんに影響が及び,患者さん自身のスケジュールにも支障をきたす可
能性があるのです。たとえ相手がなかなか話し終えない状況にあっても,時間を守り,責任あ
る仕事をするためにコミュニケーションの方法を学びましょう。

● 言葉かけの例

(1)率直に治療時間が終わったことをお伝えする

　「それでは,今日はこれで終わりましょう」

　「植松さん,時間が来たので今日は終わりにしましょう」

　「時間ですね。では終わりにしてもよろしいですか」(依頼形)

(2)「クッション言葉」を使う

　「お話の途中で申し訳ないのですが,時間が来たのでまた明日(次回)聴かせていただいても
　よろしいですか」

　「藤田さん,残念ですが終わりの時間ですね」

　「お話をもっとお聴きしたいのですが,時間が来てしまったので…。また次回(明日),続
　きを聴かせてください」

(3)「転換」を表す接続詞を使う

　「さて,中村さん,…」

　「では,そろそろ終わりましょうか…」

　「ところで,中村さんは次はどんなご予定ですか…」

「なぜできないのか？」と自分に問うより，「どうしたらできるようになるか？」と問いかけよう。

Work 55 あなたなら何と言う？（その2）（セルフワーク→グループワーク）（所要時間：15分）

次のような場合，あなたなら何と言うか実際に言ってみましょう。

A：患者Aさんの治療時間が終わりに近づいてきました。しかし，Aさんは先程指導されたばかりの自主練習の内容について，あなたに質問してきています。Aさんは失語症があり，言葉の理解が困難で，何事もわからないと気がすまない，とても几帳面で真面目な方です。あなたはAさんにどう対応しますか。

B：患者Bさんの本日の治療は終了しました。Bさんはベッドから起き上がって靴を履きながら，あなたに家族と自宅の話をしています。Bさんは話を始めると止まらない方で，あなたは聞いていますが，向こうには次の順番の患者Cさんが来ています。時間はすでにCさんの時間になっています。あなたはBさんに何と言いますか。

❀ポイント

対人コミュニケーションにおいては相手の性格を読み取り，どのような対応をすることがその人との関係において望ましいのかを考える必要があります。失語症のAさんの場合，しっかりと理解することを本人が求めているため，その要求に応えるには，ある程度の時間が必要になります。治療時間の終わり近くに何かを伝えることはできれば避けたほうがよいでしょう。また，自主練習メニューは口頭だけで伝えられるよりも，紙に書かれたものがあるとわかりやすいため，メニュー内容を絵（写真）入りで準備しておくと，説明に要する手間も少なくなります。Bさんの場合，周囲の状況に気づいていないため，こちらから次の患者さんが来ているので失礼する旨を率直に伝えることが必要です。

One Point 19 PT・OT・STとしての責任って…？

PT・OT・STが行うリハビリの時間は，保険を使って診療報酬が発生する治療時間であり，セラピストには約束された時間内で求められている職務を遂行する責任があります。したがって，制限時間内にその日のメニューが終えられるように時間管理を行うことが必要です。現場では患者さんから「あの人はいつも長くやってもらっている」と不満の声が聞かれる場合もあるため，治療時間の長短や，頻繁な治療時間の変更などは，信頼関係を損なう原因となることもあります。状況に応じて患者さんご本人にも協力していただきながら，それぞれの治療時間を守りつつ，有効に使うことができるように工夫しましょう。

⚠ 注意点

1. 話題に困ったときは，自分に焦点が当たっていることに気づきましょう。
2. 人が話ができる状態とは，身体的，精神的，環境的な条件が整ったときであり，聴き手としてこれらに貢献できる限界があることを知っておきましょう。
3. 話を聴いている最中に，話し手にとって負担であると思われる状態（身体的，精神的に疲労がみられることや，無理をして話をしている場合など）があれば，「今日はこれで十分です。お話いただいてありがとうございました」などとお伝えし，話を終えましょう。

まとめ

1. 話題がもたらす影響として、a. 行動変容、b. 感情の変化、c. 考えかたの変化、などがあります。そのときの相手の状況によって、取り上げようとしている話題が適切かそうでないかを十分に考え、話題が相手にどのような影響を与えることになるのか、配慮する習慣をもちましょう。
2. 話題について考える際は、自分が話題を提供することにばかりとらわれず、まず相手を理解することに積極的になりましょう。
3. 話題を提供したり拡げたりするには、「マンダラート」や「マインドマップ」が活用できます。
4. 相手を会話に乗せる方法には「リーディング」、信頼を得るのに有効な会話のためのスキルには「バックトラッキング」があります。
5. 話を切り上げる方法として、①率直に伝える、②「クッション言葉」(152頁参照)を使う(お話の途中で申し訳ないのですが…)、③「転換」を表す接続詞を使う(さて、ではそろそろ…)、などがあります。

Advice

☐ 話題を自分から提供できるようにするために、ネタ帳をコツコツとつくって活用する習慣をもちましょう。豊かな話題を提供できる人は、もともとそのような努力をしています。
☐ どんな人とでも話ができるようになるために、ふだんから、世代、性別、専門性を超えていろいろな人と交流して話をするようにしましょう。
☐ PT・OT・STの業務では時間管理が大切であることを理解し、頃合いを見て相手との話を自分から終わらせるコミュニケーションの方法を身につけましょう。

第25回 「聴く」技術 〜傾聴〜

学習内容　傾聴の基本について知り、その方法について具体的に学ぶ

学習目標　1. 良い聴き手に必要な5つの条件について説明できる
　　　　　　2. 傾聴の特徴的な聴きかたについて説明できる
　　　　　　3. 傾聴による効果について説明できる

キーワード　傾聴　受容　共感　自己一致　ケアリング　肯定的な見かた
　　　　　　リフレージング

あなたへの質問　①あなたはどのような「聴きかた」ができている人ですか？
　　　　　　②あなたは人の話を聴きながら、自分も話をしたくなってしまい、
　　　　　　　自分の話をし始めてしまうことがありますか？

否定的・悲観的な感情に負けそうになったら，有益なものにだけに眼を向けよう。

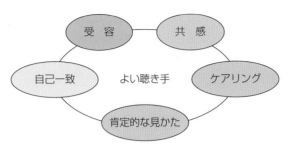

図6-2　良い聴き手に必要な条件

〔介護福祉士養成講座編集委員会(編)：新・介護福祉士養成講座5
コミュニケーション技術．第3版，p55，中央法規出版，2016よ
り，よき聴き手に必要な条件(図2-3)を参考に筆者改変〕

❶ 傾聴

1. 傾聴とは

　傾聴とは，聴き手が尋ねたいことを「聞く(hear)」のではなく，話し手に興味関心をもち，話し手が伝えたいこと，言いたいことを注意深く「聴く(listen)」ことをいいます。「積極的傾聴(active listening)」とは米国の心理学者，C.ロジャースが提唱したもので，聴き手が話し手の話に十分に耳を傾けて積極的に聴くことにより，話し手が安心して自分の言いたいことを言い，満足のいく結果を手に入れることを支援するものです。積極的傾聴をするためには，受容的態度・共感的理解・自己一致の3つが必要だとされていますが，ここでは「よい聴き手に必要な条件」(図6-2)として，さらにケアリング・肯定的な見かたの2つの要素を加えて紹介します。

■1 受容(receptivity)とは

　受容とは，相手をありのままに受け止めることです。過去に何があろうと"今ここ"にいる相手を無条件で肯定的に尊重し，聴き手の価値観や判断を入れずに話し手を理解することを意味しています。相手の話を相づちを打ちながら聴き，許容的な雰囲気をつくり，批判も判断もせずに受け止めるということです。

■2 共感(empathy)とは

　共感とは，相手の立場に入り込んで相手が体験している感情をともに感じたり，理解したりすることです。相手が悲しい体験をしているのを見て自分も悲しいと感じて涙が出てきたり，喜んでいるのを見て自分も喜んだりといったことです。医療面接やカウンセリングで「共感的に話を聴く(共感的理解)」ということがいわれますが，この場合は相手との間に適当な心理的距離が必要であり，相手の感情に巻き込まれることなく，客観的に相手の感情を理解することが必要です。

■3 自己一致(congruence)

　心の中で感じたことと実際の言動にズレがないことで，「純粋性」とも言われます。例えば聴

き手が『この人の話は何かおかしい』と内心で感じているのに，話し手に対して「私もそう思います」などと反応するような状態は，自己一致していないということです。聴き手が誠実で正直な"ありのままの自分"でいると，話し手もありのままの自分で心を開きやすくなるため，自己一致は聴き手の基本態度として大変重要なものです。

4 ケアリング（caring）

ケア「care（援助）」が一方向的な行為であるのに対し，ケアリングはケアを受ける人とケアをする人の双方向的な関わりです。援助者は対象者の尊厳を守り，気遣いや配慮のある援助を行いながら，対象者は目的を，援助者は自身の成長を達成していくなかでケアリングは発揮されます。ケアリングはその過程において，ケアを受ける人とケアをする人の相互関係により，双方の人間的成長をもたらすといわれています。

5 肯定的な見かた

話し手の話や思いがたとえ否定的な内容であったとしても，その内容が他にもつ肯定的な側面を見ることによって，話し手にとってプラスになるような視点をもって関わる（聴く）ことです。どのような物事にも，必ず肯定的側面と否定的側面があるものです。肯定的側面に目を向けるための考えかたとして，リフレーミングが役に立ちます（223頁参照）。

2. 傾聴の実際

それでは，実際に積極的に聴くとはどのようなことなのか，スクリプト（台本）を使って見ていきましょう。聴き手がどのように聴いているのか，2人一組になり，声に出して読み合ってみて下さい。よりリアルに聴きかたを理解することができるでしょう。

> **スクリプト①** 　学　生：「最近，勉強する気が起きないんです」
> 　A先生：「そうか，勉強する気が起きないのか」（リフレージング，216頁参照）
> 　学　生：「そうなんです。どうもやる気が起きなくて」
> 　A先生：「やる気が起きない…か…」
> 　学　生：「…はい，やらなくちゃとは思っているんですけど」
> 　A先生：「やらなくちゃとは思っているんだね」
> 　学　生：「はい，でもだんだん勉強が難しくなってきていて，このまま自分はついていかれるのかなあ～って…」
> 　A先生：「勉強が難しくなってきているから，これから先ついていかれるのか不安に感じているんだね」
> 　学　生：「そうなんです。皆はどんどん進んでいくのに，自分だけ置いていかれるような気がして…」
> 　A先生：「自分だけ置いていかれる…」
> 　学　生：「…なんか，本当に自分が将来PT・OT・STになれるのか，不安なんです」
> 　A先生：「自分が本当にPT・OT・STになれるのかどうか，不安に思っているんだね」

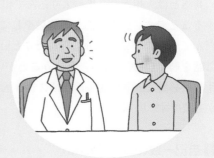

学　生：「はい。皆より勉強できないし…。このままじゃ単位も落としそうだし…」
Ａ先生：「皆より勉強ができないし，単位も落としそうだと…」
　　　　　＊しばらく沈黙が続く（10秒）
学　生：「…まあ，そんなこと言ってもどうにもならないですよね」
Ａ先生：「というと？」
学　生：「勉強しなければしょうがないですよね」
Ａ先生：「そう思っているんだね」
学　生：「はい，まあ，不安には変わりないですけど…」
Ａ先生：「不安だけど，勉強していこうと思ったんだね」
学　生：「そうですね。なんかきっと，不安はずっとあるような気がします。でも，や
　　　　　ってことですよね。…なんか少しスッキリしました。先生，話聴いてもらっ
　　　　　てありがとうございました！」
Ａ先生：「そうか，少しはスッキリしたか。それを聴いて私も嬉しいよ」
学　生：「頑張ります！」
Ａ先生：（笑顔で頷く）

スクリプト②　学　生：「今日は元気がないように見えますね？」
　　　　　　　患者Ａ：「そうですか」
　　　　　　　学　生：「はい，なんかいつものＡさんとは違うので」
　　　　　　　患者Ａ：「…………」　沈黙が続く（約10秒）
　　　　　　　学　生：「何か話しにくいことでしょうか？」
　　　　　　　患者Ａ：「…実は…私…，歩けなくなったでしょう。だから自宅に戻るのはもう無理なん
　　　　　　　　　　　　じゃないかって，息子が言うんです」
　　　　　　　学　生：「息子さんが…」
　　　　　　　患者Ａ：「…ええ…。息子一家も夫婦共働きで，孫たちも学校だし，日中私1人じゃ無理
　　　　　　　　　　　　だろうって…」
　　　　　　　学　生：「そうですか。退院したらお家に戻れないかもしれないと心配に思っていらっ
　　　　　　　　　　　　しゃるんですね」
　　　　　　　患者Ａ：「…一生懸命リハビリしても，家に帰れないかもしれないって考えると，なんか
　　　　　　　　　　　　もうがっかりしてしまってね…」
　　　　　　　学　生：「せっかく頑張っているのに，お家に帰れないかもしれないと思えば，がっかり
　　　　　　　　　　　　してしまいますよね」
　　　　　　　患者Ａ：「自分で歩けなければ，何にもできないですもんね…」
　　　　　　　学　生：「何もできない……」　（リフレージング，216頁参照）
　　　　　　　患者Ａ：「だってそうでしょう？　歩けなければトイレにだって行けないし」
　　　　　　　学　生：「歩けなければトイレにも行けない…」
　　　　　　　患者Ａ：「まあ，トイレぐらいは自分の足で行きたいですからね」
　　　　　　　学　生：「そうですね。自分の足で行ければ，お家に帰れなくなる心配もなくなる…とい
　　　　　　　　　　　　うことですね」
　　　　　　　患者Ａ：「そうよね。まあ，頑張らなくちゃね」
　　　　　　　学　生：「そうですね。まだリハビリは始まったばかりですからね！」
　　　　　　　患者Ａ：（深く頷く）

3.　傾聴の際の特徴的な聴きかた

1 聴き手の基本

　傾聴は，話し手自身の成長する力を信じることが基本にあり，聴き手は話し手の話の内容だ
けでなく「気持ち」に心を傾けて聴き，信頼関係を築くことが大切です。

② 話し手の言葉をくり返す「リフレージング」

　話し手の言った言葉(phrase, フレーズ)をそのまま反復して(re-, 再び)言い返すことを「リフレージング」と言います。スクリプト①②の両方で大変多く使われています。自分が話をした内容をくり返された話し手は，聴き手に対して「自分の話をしっかり聴いてくれている，理解してくれている」という印象をもちます。また，反復されたことにより，自分が言った言葉を反芻(はんすう：一度発した言葉をくり返し考え感じ取ること)する効果が生まれるため，今まで気づいていなかった自分の気持ちや考えに(改めて)気づく効果もあります。

③ 自分の話はしない

　傾聴に徹するとき，聴き手は自分の話はしません。話し手に寄り添い，受容しながら話し手の言葉を待ちます。相手の話をするペースを観察し，感じながら，相づちや頷き，リフレージングや質問などを積極的に用いながら聴きます。スクリプト①②ともに聴き手は自分の話はしておらず，リフレージングしながら話し手の次の言葉を待っています。

④ 話し手の言葉を否定しない

　聴き手の価値観と異なる話や，話し手が間違っているというような評価的視点が入ると，話し手に対して否定する気持ちや言葉が聴き手の心の中に生まれます。そうなると，もはや傾聴はできなくなります。話し手が何を話しても受け止める在りかたが聴き手には求められます。

One Point 20 　　　　　　　　**聴き手に必要な心構え十か条**

1. 話し手は自身で解決できる力をもっていることを信じる
2. 聴き手である自分が，話し手の問題を解決してあげようと思わなくてよい
3. 聴き手は自分の話はしない
   ＊聴き手が自分の話をするよりも，まず話し手の話を聴いて理解する
4. 聴き手は自分の正しさを証明したいという気持ちを手放す
   ＊どちらが正しいという"話し手との勝ち負け"になると，傾聴はできない
5. 同意できない意見でも，話し手の感じかたを尊重し，共感的に理解できることを知っておく
   (聴くべきことは話し手の意見ではなく気持ち)
6. 話させようとしない(話し手が話したいことに耳を傾ける)
   ＊話したければ話せばよいし，話したくなければ話さなくてもよいという思いでいること
   (話し手が感情のままに話せる場を提供する)
7. 聴き手が自分から心を開き，リラックスして相手に向き合い，話し手が伝えたいことを教えてもらおうとすること
8. 聴き手の価値基準で判断しない(自分の判断のクセに気づいておくこと)
   ＊話し手にラベルを貼ると本当の姿が見えなくなり，共感的理解を妨げる
9. 話の流れに身を任せて聴く
10. どのような訴えであっても，じっくりと耳を傾けて共感的に聴く

Work 56　傾聴(ペアワーク)（所要時間15分）

　これまでに学んだ「傾聴」の方法を使って，実際に傾聴のワークを行います。ここではとくに「**リフレージング**」を意識しながら行ってみましょう。

注意：このワークは，心の深い傷に触れる可能性があります。話をする内容が自分にとって心理的に大きな負担になる内容は避け，負担度の少ない内容を取り上げて話すようにしてください。

① 2人一組になってAさん，Bさんを決めます

② AさんはBさんに，「Bさんのこれまでの人生で，悲しかった(辛かった)ことは何ですか？」と質問します

③ Bさんは無理なく答えられる範囲で答え，AさんはBさんの話を傾聴します(3分)

④ 終わったら2人で振り返ります(2分)

　＊振り返りポイント：a.リフレージングは使えていたか？　b.頷きや相づちは効果的に作用していたか？

　　　　　　　　　　　　c.どんなところが良かったか？　　d.聴き手としての課題は何か？

⑤ 役割交替して同じように行います(3分)

⑥ 終わったら，2人で振り返ります(2分)

⑦ 感じたこと，考えたこと，学んだことなどをまとめておきましょう。それぞれの課題にどのように取り組むとよいか，具体的な取り組み方を2人で考えてみてください。(5分)

4. 傾聴による効果

　傾聴は，聴き手にも話し手にもそれぞれ以下に示す効果があります。

(1)聴き手(援助者)が傾聴できると，どんなよいことがあるのか？

① より信頼されるようになる

② 人との関係が良くなる

③ 自分自身が人として，より豊かになったと感じられる

④ 他人の経験からもたくさんのことを学ぶことができる

(2)話し手(対象者)がじっくりと傾聴してもらえると，どんなよいことがあるのか？

① 今まで気づいていなかった思いや自覚していなかったことに気づくようになる

② ありのままの自分を受け入れられるようになる

③ 自分の気持ちや感覚に自信が持てるようになる

④ 否定的な気持ちになることが減り，優しく寛容になる

⑤ よい人間関係が築けるようになる

⑥ 考えかたが柔軟になる

⑦ 自発性とやる気が湧いてくる

⑧ ポジティブな思考になる

〔古宮昇：プロカウンセラーが教える はじめての傾聴術. p28, ナツメ社, 2012 を参考に筆者作成〕

One Point 21 .... 相手を受容的に受け止めるためのポイント ....

1. 相手の話を良い悪いで判断しない
2. 相手が正しいか間違っているかで判断しない
3. 聴き手側の好き嫌いで判断しない

相手に「そうせざるを得ない理由があった」ことを理解する

↓

どのような物事にも，必ず肯定的な理由がある

 注意点

1. 傾聴は話し手の話に集中する環境が必要です。実践する際には周囲からの邪魔が入らないように，静かな環境で行いましょう。
2. 自分の認識や価値観が話し手を否定する要因となることがあります。自分自身の前提条件をできるだけ排除して，話し手の話を客観的に受け止めることが必要です。

まとめ

1. 傾聴（active listening）とは，聞き手が尋ねたいことを「聞く（hear）」のではなく，話し手に興味・関心をもち，話し手が伝えたいこと，言いたいことを積極的に「聴く（listen）」ことをいいます。
2. よい聴き手に必要な条件として，受容的態度・共感的理解・自己一致・ケアリング・肯定的な見かたの5つがあります。
3. 傾聴に徹するとき，聴き手は自分の話はせず，話し手に寄り添い，受容しながら相づちや頷き，リフレージングや質問などを積極的に行いながら聴きます。
4. 聴き手が自分から心を開き，リラックスして相手に向き合い，話し手が伝えたいことを教えてもらおうとする姿勢が大切です。
5. 聴き手が傾聴できると，他人の経験からたくさんのことを学ぶことができ，話し手が傾聴してもらえると，今まで気づいていなかった思いや自覚していなかったことに気づくようになるなど，双方に効果が得られます。

Advice

☐ 相手の話を聴きながら自分の思考や感情に気づき，それに影響されずに相手の話に集中するために，マインドフルネス瞑想（129頁参照）を活用してみましょう。

☐ 話し手の話だけではなく，非言語情報から相手を読み取ることができるようになるために，日頃から人の非言語情報に目を向けて観察しましょう。

☐ 傾聴を習得するには経験を重ねることが必要です。日常生活の中で意識的に傾聴することに取り組んでみましょう。

第26回 困ったコミュニケーション

- **学習内容** 臨床現場で相手から発せられたメッセージに対応しにくい場面を取り上げ，どのような対応方法があるのかについて学ぶ

- **学習目標** 1. 答えにくい質問に対してどのような対応方法があるのか説明できる
  2. リフレーミングについて説明できる
  3. リフレーミングを理解し使うことができる

- **キーワード** ずらす(そらす) リフレーミング 意味内容のリフレーミング
  状況のリフレーミング 沈黙

- **あなたへの質問** ①あなたは誰かから答えにくい質問を受けたとき，どのような精神状態になりますか？
  ②相手の否定的な話に対して，あなたはこれまでどのように対応した経験がありますか？

　ここでは，臨床現場でどのように対応したらよいのか困ってしまうような場面を取り上げ，具体的にどのような対応方法があるのか，その一例をご紹介します。ここに取り上げるもの以外にもさまざまな方法がありますが，参考にしてみてください。

① 答えにくい質問に応じる方法

　臨床現場で患者さんからよくある質問の1つに，「私は治りますか」があります。私たちは医師ではないので，疾患や障害に関する患者さんの予後について具体的に話せる立場にはありません。実際患者さんの中には，自分の本当の病名が何であるのかを知らされていない方もいるのです。それでは患者さんから「私は治りますか」というような質問をされた場合，実際どのように対応すればよいのでしょうか。答えにくい質問に関しては，次に示すような対応のしかたがあります。相手の不安な思いに寄り添いながら会話を運ばせるためには経験が必要です。少しずつ経験を重ねながら自分のスタイルをつくっていってください。

1．質問には質問で返す

　医療場面だけでなく，一般にもよく使われる方法です。答えにくい質問に対しては，その質問がどのような背景で発せられたのかを考える必要があります。したがって，相手の質問に応える代わりに質問をすることで，その人の考えかたを引き出したり，相手の質問の意図を明確にしたりすることができます。答えにくい質問を発する場合，人はたいてい不安や怒りなどの感情的な背景を強くもっています。ですから，質問に対する答えには触れず，その質問がどのような感情から発せられているのかに意識を向け，そこにアプローチをすればコミュニケーションを深めることができ，患者さんから自己開示を得ることにもつながりやすくなるので

す。感情にアプローチする一言は相手の心に届きやすく，たとえその場では会話がうまく進まなくても，結果として患者さんから信頼される関係を築けることもあります。それでは，質問に対して質問で応じる例をいくつか見てみましょう。

【パターン①】

患者S ：「私は…は…はな…はなし…ますか」

STS 　：「Sさんは，話せるようになるか，不安に思っていらっしゃるのですか」

患者S ：「はい。しごと・・・しごと(顔を左右に動かす)・・・」

STS 　：「お仕事に復帰できるか，ご心配なんですね」

【パターン②】

患者S ：「私は歩けるようになりますか」

PT 　：「Sさんはどう思っていらっしゃいますか」

患者S ：「だめなのかな～って。でも，もしかすると…って。主治医のK先生も，そこのところはお聞きしてもはっきりおっしゃらないんです。きっと先生にもわからないってことですよね…」

PT 　：「そうですね…。不安になりますよね。お気持ちを話していただいてありがとうございます。今，できることを一緒にやっていきましょう」

【パターン③】

患者S ：「私の手は動くようになりますか」

OTS 　：「Sさんは，主治医のK先生からは何と言われているんですか」

患者S ：「K先生は，『とにかく，リハビリして様子を見ていきましょう』っておっしゃるんです。頑張れば可能性はあるってことなんでしょうか…」

OTS 　：「K先生の言われるように，とにかくリハビリを一緒に頑張ってみましょう」

2. 話をずらす(そらす)

　私たちは日常会話の中で誰かから答えにくい質問をされたとき，話をそらしたりはぐらかしたりすることがあります。例えば試験結果について親から尋ねられたとき，結果が思わしくない状況であればその後の会話が居心地の悪いものになると考え，わざと別の話題にしてはぐらかすといったことです。その結果，「話をはぐらかすんじゃない！」と親から叱られた経験がある人もいるかもしれません。

　「話をずらす(そらす)」ということは，相手の投げたボールを受け取ったにもかかわらず，相手に返す際には相手が期待している方向とは違う方向に投げ返したり，投げ返すもの自体を別のものに代えて投げ返したりすることです。これはあまり好ましいコミュニケーションスタイルではありませんが，状況によって必要なときがあります。例えば，今はこの話題を扱いたくない，もしくは扱えないといった状況にある場合です。"ずらし(そらし)"は状況を見極めて正しい使いかたをすれば，相手に不快な感情を起こさせることなく効果的に活用できます。その際に重要なのは，相手を尊重する姿勢や気持ちです。

　この方法を使う場合，明らかにそらされたという状況と，結果的にそらされていたという状況では，受け取る相手の印象は異なります。明らかにそらされた状況では，返ってきた答えが

「答え」になっておらず，まったく別の話題にすり替えられてしまったことから，間接的に「お答えしにくい質問です」「答えがない質問であり，お答えすることができません」ということを伝えていることになります。また，結果的にそらされていたという状況では，実際に相手がそらされたことに気づく場合と，気づかない場合があります。ここでは，相手がそらされたことに気づかないように答えを返しながら会話を進めていくことを"ずらし（そらし）"と称して取り上げます。

【パターン④】

患者S ：「私は歩けるようになりますか」

PT ：「Sさんは，退院されたらどこか行ってみたいところはありますか」

患者S ：「そうですねえ…。まだ考えられないですね…」

PT ：「そうですねえ…。今はまだ先のことはなかなか考えられないかもしれないですね…。でも少しずつ，考え始められたらよいかもしれませんね…」

ここでは，患者さんが質問している"将来"という時間に同調させて，退院する将来を考えさせる質問を投げかけることで，実際の質問からはそらして対応しています。相手が実際何について話をしているのか，①時間的（過去・現在・未来のいつの話なのか），②空間的（どの場所が舞台の話なのか；自宅・職場・旅先など），③人間関係的（自分自身・家族・親戚・友人・知人・同僚など）のうち，どの内容について話をしているのかを判断し，同じ内容に合わせた話題で対応すると緩やかなそらしとなり，相手に「話をそらされた」と感じさせずに会話が進みやすくなります。

【パターン⑤】

患者S ：「私は歩けるようになりますか。歩けるようにならないと家に帰れません」

OTS ：「Sさんのお住まいはどんな感じなのか，教えていただいてもいいですか」

患者S ：「家は2階建てです。坂の上に建っていまして，玄関に入るまでに15段の階段があるんです」

OTS ：「階段ですか。急な階段なんですか」

この場合，「歩けるようにならないと家には帰れない」という患者さんの訴えに対応して，"家"という空間についての話題に対応して会話を進めています。患者さんの「歩けるようになりますか」という問いに対する直接的な答えにはふれず，話をそらした結果，住宅環境に関する情報収集ができています。実際にここで得た情報は，今後患者さんが自宅に帰ることができる可能性を判断する材料にもなり，場合によっては住宅改修をリハビリと同時進行で行うことへのきっかけになるかもしれません。どのような会話の機会も逃さず，患者さんにとって有益な関わりとなるように会話を活用することが大切です。

3. 答えられないことについてはっきりと伝える

医学的な診断に関する内容や予後について話ができるのは医師であり，PT・OT・STはた

とえ知っていても答えることはできません。どのような状況であっても，不用意に診断に関する内容や，他職種の管轄の情報を患者さんに伝えることはできないのです。患者さんに対しては，自分には答えることが立場上できないことをはっきりとお伝えしましょう。

【パターン⑥】
患者T：「先生，私は治るんですかねぇ」
PT 　：「そうですね。ご心配ですよね。…でも，どこまで治るかは私にも今はまだわからないですね…」
患者T：「本当はわかっているんでしょう？ 主治医の先生に聞いても，はっきりと答えてくれないんだよねー。信用できるのはあんただけだから。ねえ，教えてよ…」
PT 　：「信用していただいてありがとうございます。でも，本当に私にもよくわからない

Column 28　リハビリ拒否に対応する関わりかたを考えてみよう

　「リハビリなんかやっても，もう自分はダメだ」という自己否定的な状態にある患者さんは，高齢の方や慢性期の方に多く見受けられます。これらの方々に共通してみられるのは，"自尊心が低い状態になっている"ということです。自分自身のことを"もう価値のない人間だ"と思い，生きていくことに悲観的になってしまっているのです。このような患者さんの中でもとくに治療に積極的でない方の場合は，医療者が何を言っても受け付けないことも多く，医療スタッフの間では問題患者として扱われます。リハビリテーション場面では"訓練拒否"という言葉でくくられます。そしてこの状態が長く続くと"訓練意欲なし"とみなされ，"リハビリテーション対象外患者"とされてしまうこともあります。

　確かに本人や家族の希望がないのであれば，そこで行われるサービスは提供者側からの一方的な押し付けとなってしまいます。しかし，彼らは本当にリハビリを拒否しているのでしょうか。決して「彼ら」をひとくくりにはできませんが，それぞれの状況に違いがあるのは確かです。そんな患者さん側の事情を知り，その人のために何が必要であるのかを真に見極めるための本気の関わりがなければ，その人のもっている可能性を引き出すことはできません。人は相手から受け入れてもらえない環境下では，なかなか自分の本当の気持ちを開示できるものではありません。では，なんらかの理由で患者さん自身が治療を拒んだがゆえに，医療者側から受け入れてもらえない環境に置かれた場合，どうすればよいのでしょうか。そしてもし，拒んだ理由が，実は医療者側の対応ミスや，すれ違いによるものであったとしたら…？

　相手から本音を引き出す関わりは，まずこちらが本音で語り，本気で関わる姿勢が必要です。そして，あなたを受け入れる準備はいつでもできていますよ，いつでも待っていますよ，という姿勢をもちながらメッセージを送り続けることです。この**"送り続けること"**が大切です。どんなに頑固な方でも，相手は人間です。こちらが肯定的に関わり続ければ，なんらかのメッセージが返ってくるようになります。それを信じて関わり続けることは，私たちが相手に対してどのくらい本気なのかを伝えることでもあるのです。この本気の関わりを続けられるかどうか，実は医療者は患者さんに試されているのかもしれません。

ですし，そのお話は私にはお答えできないんですよ。Tさん，不安なお気持ちもあると思いますが，今できることを精一杯，一緒にやっていきましょう。まずは，平行棒の中をご自分で歩けるようになることからがスタートですからね！さあ，じゃあ，立ち上がって今日も歩きましょう！」

【パターン⑦】

患者O：「私の手は使えるようになるのかしら」

OTS　：「Oさん，手のことが気がかりなんですね…。」

患者O：「…まあ，そういう話はしないように，言われてるんでしょうね。でも学生さんだって，勉強してきているんでしょう？　どれくらいで使えるようになりそうなのか，大体でいいんだけど教えてくださらない？」

OTS　：「申し訳ありません。Oさん，私にはお答えすることができないんです。これからのことについては，主治医の先生にお訊きいただいてもよろしいですか？　…今日はこれから…」

　臨床実習施設では，スーパーバイザーよりも実習生のほうが患者さんにとって気安く身近な存在になることがあります。小児の実習施設以外では，多くの場合，患者さんの年齢がPT・OT・ST学生よりも上である場合が多く，勉強中の身である学生にはいろいろなことを尋ねやすいからです。患者さんから尋ねられたからといって，不用意な発言をしないようくれぐれも気をつけましょう。

❷ 否定的な話に対応する方法

1．リフレーミングとは

　人のもつ認識の枠組み（frame）を変え，考えかたを変化させることを“リフレーミング（reframing）”といいます。同じ状況下でも，見かたを変えれば物事はよくも悪くもなるものです。例えば，試験中に残り時間が“あと10分しかない”と思うのと“あと10分もある”と思うのとでは，気持ちの余裕が変わってくると思いませんか。物事の一側面だけを見て判断するのではなく，他の側面を見ることにより，否定的な気持ちや嫌な感情を明るく肯定的な方向に変化させ，私たちの中にある可能性を引き出す働きをするのがリフレーミングです。

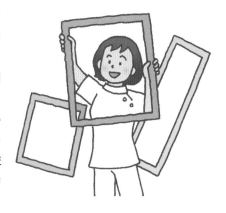

【臨床現場におけるリフレーミングの例①】

患者A　：「あ〜もう，本当に早く治して仕事に戻りたいですよ〜！　リハビリの時間以外はとくに用事があるわけではないのでね。入院生活も退屈してきましたよ…」

OT ：「入院生活，退屈になってこられたんですね…　でも，こんなに長くお仕事お休みされたの，初めてじゃないですか？」

患者A ：「実は…そうなんですよね…」

OT ：「これまで忙しくお仕事されてこられたんですから，のんびりなさってください。突然の長い休養でとまどいもあるかもしれませんけど，こんなにゆっくりご自分の時間をもてるのは，入院生活ならではですよ！」

患者A ：「確かに…。まあそう考えれば，けがも悪いものではないですよね。休養だと思ってのんびり過ごせばいいんですよね…」

【臨床現場におけるリフレーミングの例②】

患者の妻：「…まったく，うちの主人は本当に頑固で…」

PT ：「実はご主人のその頑固さが，リハビリに活きているんですよ」

患者の妻：「へえ，そうですか？うちの人，頑張ってますか？」

PT ：「はい，本当に頑張っていらっしゃいます」

患者の妻：「そうですか。ありがとうございます。でも頑固さがこんなことで役に立つとはねえ…。まあ，せめてね，自分でトイレに行かれるようになってくれるといいんですけど。先生，よろしくお願いします」

2. リフレーミングの種類

1 意味内容のリフレーミング

　試験時間の例や臨床現場におけるリフレーミングの例①のように，同じ状況でも「他にどんな意味があるか」と意味を他に置き換えて考えることで，前向きになったり考えの幅が広がったりするのが「意味内容のリフレーミング」です。つまり，物事がもっている他の意味を見出すことです。

2 状況のリフレーミング

　臨床現場におけるリフレーミングの例②のように，「このよくない状況が，他にどんな状況でなら活かせるだろう？」と考えるのが「状況のリフレーミング」です。つまり，状況が変わればよくないと思われる状況の捉えかたも変わるということです。どのような行動であっても，どこかで役立つ場面をもっているものです。

3. リフレーミング上手になるために

　リフレーミングは，考えかたの枠組みを掛け変える練習がある程度必要です。同じ状況下でも，それを否定的に見るのではなく，肯定的に見るためにどのような考えかたがあるのか，人の受け答えなどにアンテナを立てておくことが有効です。お笑いタレントやアイドルなどが気の効いたリフレーミングをして場を沸かせたり，和ませたり驚かせたりするような場面からもヒントは得られます。ふだんから頭と心を柔軟にして，まずは自分自身の思考をリフレーミングすることから始めてみましょう（**表6-7**）。

人生の意味は，あなたが自分自身に与えるものだ。（アルフレッド・アドラー：心理学者）

表6-7　リフレーミング辞書

	リフレーミングしたい言葉	リフレーミングした言葉		リフレーミングしたい言葉	リフレーミングした言葉
あ	飽きっぽい	興味の範囲が広い	ち	調子に乗る	ノリのいい
い	いい加減な	大らか	つ	つめたい	冷静な
う	うるさい	活発な	て	でしゃばりな	世話好きな
お	臆病な	用心深い	な	生意気な	自立心のある
	おとなしい	おだやかな	の	のんびりした	おおらかな
か	頑固な	意志が固い	は	八方美人	人付き合いがいい
き	気が多い	視野が広い		恥ずかしがりや	いつも緊張感のある
	気が短い	切り替えが早い	ひ	人に合わせる	許容範囲の広い
	気が弱い	やさしい	ふ	ふざける	陽気な
く	グズグズしている	慎重な		プライドが高い	自信のある
	暗い	自分の世界がある		不満の多い	現状に妥協しない
け	ケチ	堅実な	ま	マイペース	自分を大切にしている
	喧嘩っぱやい	情熱のある		負けず嫌い	向上心のある
こ	攻撃的な	意志が強い		迷いが多い	視野が広い
	強引な	エネルギッシュな	む	無口な	おだやかな
	子どもっぽい	純粋な・無邪気な	め	目立ちたがる	自己表現が旺盛な
さ	騒がしい	元気な		面倒くさがる	おおらかな
し	しつこい	ねばり強い	も	物静か	落ち着いている
	消極的な	控えめな	ゆ	優柔不断	人の意見を聞ける
す	ずうずうしい	堂々とした	よ	欲張りな	向上心がある
せ	せっかち	スピーディーな		弱い	繊細な
そ	外面がいい	人と接するのが上手	ら	乱暴な	たくましい
た	だらしない	こだわりがない	る	ルーズな	こだわりがない
	短気な	情熱的な	わ	わがまま	自分の意見を言える

Work 57　リフレーミング（セルフワーク・ペアワーク・グループワーク）
（所要時間：15分）[Web付録：ワークシート⑰　リフレーミング]

　リフレーミング辞書（**表6-7**）を参考にしながら，あなたの短所を挙げてリフレーミングしてみましょう。

4. 相手に対してリフレーミングをするときの注意点

　相手に対してリフレーミングをした場合，"そんなことはわかっているのに…"と思われる方がいるかもしれません。現状をまだ受け入れられないような状況にいる人は，人からは言われ

たくないこともあるのです。そして"余計なお世話だ"と気分を損ねる方もいらっしゃいます。また、"わかったようなことを言って生意気だ"と感じる方もいらっしゃるかもしれません。とくにプライドが高い方や、まだラポールが十分に築かれていない方の場合は逆効果になりかねません。相手の性格を十分に理解し、不快な思いをさせてしまったり、傷つけてしまったりすることがないよう、相手との関係性ができてから、相手を尊重して使いましょう。

5. リフレーミングをする際のポイント

(1)「この人が訴えている問題や行動は、どういった状況でなら役に立つのだろうか」という質問を自分にしてみましょう。
(2)相手に対し、視点が変わる質問をしてみましょう。
　「この行動は（今の状態は）どういったとき（どう考えれば）に役に立つのでしょうか」
(3)「こう考えると、今の考えかたも意味があるかもしれませんね」と相手に提案してみる。

❸ 沈黙に対応する方法

　「沈黙」はなんらかの意味を含む非言語のコミュニケーションであり、沈黙状態には大きく2つの意味があります。1つ目は、相手の心の中に動きがある沈黙です。例えば、どんなふうに話したらよいのか言葉を探している状態であったり、こちらが言った言葉を味わったり、考えたりしている状態などです。この場合は、話を聴く側は余計な口を挟まないよう、相手を観察しながらじっと待つことです。また、相手の感情が揺れ動いていて、気持ちが静まるのを待つ

Column 29 　**リフレーミングの天才—ヴィクトール・フランクル**

　ユダヤ人の精神科医ヴィクトール・フランクル[1]は、第二次世界大戦中、アウシュビッツ強制収容所に入れられ、生き地獄の日々を何年も過ごした生存者の1人です。彼は、厳しい強制労働生活の中で生き延びる道を自ら見出しました。それは、飢えと過酷な生活環境にあり極限状態にいる自分たちの体験を、将来の自分の仕事の研究材料として日々とらえることでした。まさにリフレーミングの活用です。自身の置かれている状況を客観的にとらえ、辛い現状を将来の仕事に活かすための研究フィールドとして状況のリフレーミング（224頁参照）をしていたわけです。何百万人もの収容者が精神的にも肉体的にも破壊しつくされて死にゆくなか、彼は強い精神力で耐え忍び、精神科医という立場も手伝って終戦まで生き延び解放されました。そしてその後、精神科医として、実存分析をもとにした「ロゴセラピー」を確立し、92歳でこの世を去るまで活躍したのです。

●考えてみましょう♪
a. ヴィクトール・フランクルの生きかたについて、どのように感じますか。
b. リフレーミングを活用することは、あなた自身にどのようなプラスの効果をもたらすと思いますか。
c. 臨床場面でリフレーミングが使えると、どのような可能性が広がると思いますか。

ならぬことはならぬ。（会津の教え）

Column ③0　　　　　　　　　　**沈黙は怖いもの!?**

　患者さんとのコミュニケーション場面で，学生さんが自身の課題として挙げるものの中に，"話を途切れさせないこと"という内容があります。患者さんと会話が続かず，沈黙状態になってしまい，気まずい思いをした経験からでしょう。まだ患者さんとの会話経験も少ない段階では，どんな話題を提供すればよいのかわからず，沈黙状態になると焦ってしまうようです。結果，自分にはコミュニケーション能力がないと落ち込んだり，話しにくい患者さんとの時間が苦痛になったりします。

　こんなときはまず，沈黙イコールよくない状態という思い込みを捨てましょう。沈黙状態を引き起こしているのは，決して自分のコミュニケーション力の問題だけではありません。「自分はダメだ」などと，自分を否定している心の中の会話をやめ，目の前の相手とともにいることを感じながら，相手のことを考えましょう。沈黙状態のなか，自己否定しながら自分自身のことを考えていると，沈黙は焦りにも苦痛にもなりますが，相手に焦点を当てて相手のことを考え始めると，沈黙は不思議と怖くなくなるのです。

ための時間が必要なこともあります。とくに泣いている場合は，途中で「どうして泣いているのですか」などと質問することはせず，黙って相手の感情に寄り添い，受け止めることが大切です。

　2つ目は，心の中の動きがない沈黙であり，この場合は沈黙を破る働きかけが必要になります。沈黙を破るには，相手が最後に言った言葉を繰り返したり，沈黙の原因を推察して「今はお話ししたくないと感じていらっしゃるのでしょうか」「どうしたらよいのかわからないでしょうか…」と言葉にしながらゆっくり伝えたり，話題を切り替えてラポールを築き直すなどの方法があります。

　聴くことを仕事にしているプロは，相手が話し始めるまで気まずくならずに沈黙を守る技術をもっています。そして，話し手が沈黙していることに気を遣う必要がないように待つことができ，場づくりができるのです。会話中の沈黙状態に，冷静かつ客観的に対応できるようになるためには，場数を踏み経験を積んでいくことが必要です。

(!) 注意点

1. 患者さんやその家族は，これから先，自分の（家族の）身体はどうなるのか，予後を知りたいと思っていることに気づきましょう。

2. 答えにくい質問に関しては，その質問がどのような背景で発せられたのかを考える必要があります。

3. リフレーミングを使う際は，基本的に相手との関係性ができてから，相手を尊重して使いましょう。

まとめ

1. 答えにくい質問への対応のしかたとして,相手の質問に答える代わりに質問をする方法があります。これによりその人の考えかたを引き出したり,質問の意図を明確にしたりすることができます。

2. 話をずらす(そらす)方法は,その話題を扱いたくない,もしくは扱えない状況にある場合に活用するものです。そして状況を見極めて正しい使いかたをすれば,相手に不快な感情を起こさせることなく効果的に活用できます。このとき重要なのは,相手を尊重する姿勢や気持ちです。

3. 医学的な診断に関する内容や予後について話ができるのは医師であり,PT・OT・STは患者さんに対して答えることができないことを状況に応じてはっきりと伝えましょう。

4. 物事の一側面だけを見て判断するのではなく,他の側面を見ることによって認識の枠組み(frame)を変え,否定的な気持ちや嫌な感情を明るく肯定的な方向に変化させ,私たちの中にある可能性を引き出す働きをするのがリフレーミングです。

5. 沈黙には,相手の心が動いていて待つことが必要な沈黙と,相手の心が動けない情態になっているので破ってもよい沈黙があります。

Advice

☐ 日頃から,相手が話をしている内容だけではなく,その話題がどのような背景で発せられているのかを考えましょう。

☐ 答えにくい質問をされたとき,どんな対応の方法があるのか,日常生活の中でもアンテナを立てて具体的な方法を学び,練習しておきましょう。

☐ 相手からの要求にはすべて答える必要はない(自分にはわからない,答えられない,などと伝えてもよい)ということを知っておきましょう。

学生相談室 ⑩　話題を広げられず,すぐに会話が終わってしまうのですが,どうしたらよいですか?

　話題を広げたり会話を深めたりする際には質問を活用するのが有効です。

　質問をするためには,その話題や相手に興味・関心をもつことが大切であり,会話が広がるためには「Yes/No」で答えるクローズド・クエスチョンではなく,オープン・クエスチョン(194頁参照)が効果的です。また,相手が話をした内容について詳しく尋ねるために,「と言うと(とおっしゃいますと)?」「それについて,もう少しお話伺ってもよろしいですか?」などの質問のしかたがあります。話題を広げるには,今話をしている内容から関連づけて物事を考える「発想力」が大切です。発想力を鍛えるには,マインドマップ(204頁参照)が役に立ちます。また,相手を知るための質問をする際には「ニューロロジカルレベル(136頁参照)」が参考になるので活用してみて下さい。

「どうせ」という思考は，自分自身だけでなく，社会の不利益につながる。

第27回 認知症の方とのコミュニケーション

- **学習内容** 認知症の方とのコミュニケーション法「バリデーション」について学ぶとともに，認知症の方の家族への対応についても考える

- **学習目標** 1. バリデーションとは何か概略を説明できる
  2. バリデーションの 14 のコミュニケーション技法について理解できる
  3. 認知症患者の家族の苦悩について考えを及ばせることができる

- **キーワード** 認知症　バリデーション　パーソンセンタードケア　パーソンフッド　ユマニチュード

- **あなたへの質問** ①あなたは認知症の方に対してどのような印象がありますか？
  ②あなたの大切な家族が認知症になったとしたら，あなたはどのように感じると思いますか？

❶ 認知症の方とのコミュニケーション

1. 認知症の患者さんへの対応

　臨床実習に行った学生さんが実習中に困ったこととして多く挙げることの１つが，認知症の患者さんとのコミュニケーションのしかたについてです。認知症といってもその状態はさまざまなのでひとくくりにはできませんが，学生さんが体験したことは，"コミュニケーションが取りにくい状態である""どうやってコミュニケーションを取ったらよいのかその具体的な方法がわからない"ということであり，これらが解決しないまま実習が終わったということです。ここでは認知症の患者さんに関わる際に臨床で実践できる具体的なコミュニケーションの方法を紹介しましょう。

2. バリデーション
■ バリデーション(validation)とは

　バリデーションとは認知症の方に対するコミュニケーションの技法です。この方法は米国人のソーシャルワーカー，ナオミ・フェイルによって開発されました。バリデーションには"確認すること・認めること"という意味があり，その本人が経験していることを否定せず，それが本人にとっての現実であることを受け入れ，認めることを大切にしています。バリデーションの基本にあるのは認知症の方に対する敬意と共感であり，これはその人らしさを尊重する"パーソンセンタードケア"(＊)の考えかたです。この方法を用いることによって，認知症の本人にとっても，関わる介護者・医療者・家族などにとっても，相互にストレスが少なくコミュ

(＊)パーソンセンタードケア51)：英国の心理学者 T. キットウッドによって提唱された認知症ケアの考えかたで，認知症をもつ人を尊重し，その人を中心として考え，本人の視点や考えを大事に扱うこと。

ニケーションすることが可能になります。1963 年に開発が始まったバリデーションは，現在米国，カナダ，ヨーロッパ，オーストラリアなど 1 万を超える施設などで採用され，日本でも広がってきています。

❷ バリデーションの考えかた

バリデーションでは，認知症によって問題行動を起こすのは，その人が人生の終盤においてやり残したことを解決しようとしているからだと考えています。そしてその解決のためには 4 つの段階があり，未解決のままだと 1 段階 → 2 段階 → 3 段階 → 4 段階と認知症の症状が進み，人間としての尊厳を保てずに死を迎えることになるといわれています。バリデーションの目的は，人間としての尊厳を回復し，引きこもりに陥らないように支援することです。

❸ バリデーションにおける認知症の 4 段階

1）段階別に見た認知症の変化

4 つの段階別に見た特徴と認知症の変化は**表 6-8** に示した通りです。

2）各段階へのアプローチ法

① 第 1 段階（認知の混乱）

    a. who（誰）・what（何）・where（どこ）・when（いつ）のような質問は使えるが，why（なぜ）は使わないようにする。

    b. 身体接触は最小限にする。

    c. 温存されている機能が多いので，必要以上に関わらないよう注意する。

② 第 2 段階（日時・季節の混乱）

    a. 「感じる」という意味の表現方法を使って対応する。

    【例】　「あなたの気持ちがよくわかりますよ」

          「あなたが寂しいと思っている気持ちは理解できますよ」

    b. 優しく触れたり，アイコンタクトを使ったりする。

③ 第 3 段階（繰り返し動作）

    a. 優しく触れたり，アイコンタクトを使ったりする。

    b. ゆっくりと本人に合わせたペースを保つ。

    c. 本人と同じような感情や行動をして（ミラーリング：85 頁参照），本人の気持ちを理解する。

④ 第 4 段階（植物状態）

    a. 優しく触れたり，髪をなでたりして感覚刺激を使う。

    b. 音楽を活用する。

❹ バリデーションの技法

バリデーションには 14 の技法があり，先に記した 4 つの段階の各期によって使われる技法が異なります。**表 6-9** では 14 の技法の具体的な方法について，どの段階で用いたらよいのかも合わせて紹介します。

病気をしないのが，健康でいることが，良いものであるけれども，悪いものの中に見えてくるものがある。健康であるがゆえに見えないものがある。（樹木希林：女優）

表6-8　4つの段階別に見た認知症の特徴と変化

		認知症の症状	身体状態	声の調子	視線	感情	自己管理	コミュニケーション
第1段階	認知の混乱	・時間感覚はほぼ保たれている ・現実に対する認識は比較的保たれている ・自分が混乱状態にあることを自覚している	・筋肉は緊張気味 ・速い動きにもついていける ・目的をもったしっかりとした足取りで歩くことができる	・声を荒げたり，非難したり，時に愚痴をこぼしたりする ・すぐに歌うことができる	・しっかりしている ・相手にはっきり焦点を合わせることができる ・アイコンタクトが可能である	・拒否的感情 ・抑うつ的気分	・基本的なことは自立している ・自分勝手な振る舞いが多くなる	・よくわかることには積極的だが，わからないことには消極的である ・笑顔で挨拶すると応える ・本人独自の言い回しが始まる
第2段階	日時・季節の混乱	・時間通りに行うことはできなくなる ・実際にあった事柄・名前・場所などを忘れる ・新たに名前を覚えることが難しくなる	・姿勢は保たれている ・リラックスして座る ・時々失禁が始まる ・ゆっくりだがスムーズに動くことができる	・低い声 ・荒々しい声はめったに出さない	・相手に焦点を合わせることがしにくくなる ・伏し目がち	・最近の記憶がないため，過去の記憶や感覚を今と置き換える	・たびたび自分の物を間違える ・どこに置いたかわからなくなる	・やさしい声やタッチに反応する
第3段階	繰り返し動作	・ほとんど外界からの刺激を受け付けなくなる ・時間感覚は本人独自のものになる	・前傾しがちになる ・失禁に気づかなくなる ・不安傾向が強くなる ・指を休みなく動かし続けたり，歩き回ったりする ・子どもの頃の動作や歌を繰り返したりする	・ゆっくりと落ち着いた声で話す	・目を閉じていることが多い	・基本的な感情表現ははっきりと行う	・身の回り動作が困難になる	・言語コミュニケーションが困難になる ・主に非言語コミュニケーションを使うようになる
第4段階	植物状態	・家族・訪問者・旧友・スタッフの判別ができなくなる ・時間感覚がなくなる	・ほぼ寝たきり状態 ・動きがなくなる ・排泄のコントロールは不可	・評価不能	・目はほとんど閉じている ・焦点が合わず，ボーッとしている	・評価不能	・全介助	・コミュニケーションはほぼ不能 ・ごくたまに，歌ややさしいふれ合いに反応する

〔ナオミ・フェイル（著），藤沢嘉勝（監訳）：バリデーション—認知症の人との超コミュニケーション法．pp60-61，筒井書房，2001より改変〕

表 6-9　バリデーションの 14 の技法

	技法	具体的な方法	使われる段階
1	センタリング（精神の統一・集中）	対人援助者自身が自分の感情を解き放ち，共感と同意をもって相手の話を聴くことができる態勢を作ること。3 分間かけて**丹田呼吸**(*)を行う。	すべて
2	事実に基づいた言葉を使う	具体的に起こった過去や現在における事実を聞く質問をする。（誰が・いつ・どこで・どうやって） ※注意：「なぜ」の質問は禁忌。相手が自分自身の感情を直視するような質問は内に引きこもらせてしまうため，使わないこと。	1・2
3	リフレージング（本人の言うことを繰り返す：216 頁参照）	認知症の人が言ったことを繰り返して確認すると安心する。ペーシング（相手にペースを合わせること：86 頁参照）を使いながら，本人の言ったことを繰り返すことで信頼が生まれる。	1・2
4	極端な表現を使う（最悪・最善の事態を想像させる）	相手の不平や不満を極端な表現を使って尋ねたり，例を示したりする。例えば「この食事はまずい」という相手に対して「今まで食べた中で最悪にまずいですか」と聞くことが，感情を発散させる手助けになる。	1・2
5	反対のことを想像する	今現在とらわれている考えから脱するのを助けるために，反対のことを想像させる質問をする。考えを逆に向けることによって，昔のよく似た状況を思い出すことで落ち着きを取り戻すことができる（若い頃，苦しみや困難から立ち直るためによく使った方法を思い出のなかから導き出す）。	1
6	思い出話をする（レミニシング）	「いつも」「決して」などという言葉を使い，昔の記憶を思い出すきっかけを作りながら過去を尋ねる。	1
7	真心を込めたアイコンタクトを保つ	愛情の込もったアイコンタクトは，自分は愛されているという安心感を感じさせ，不安を和らげる。かがんだりしゃがんだりして相手との目線を合わせること。	すべて
8	曖昧な表現を使う	意味のわからない言葉，支離滅裂な話をされても，コミュニケーションを維持するために，たとえ曖昧な表現であっても相手の話に合わせて会話をつないで対応する。	2・3
9	はっきりとした低い，優しい声で話す	思いやりを込めた優しい声は，大切な人の記憶を呼び戻し，ストレスを軽減させる。	2・3
10	ミラーリング（相手の動きや感情に合わせる：85 頁参照）	同じ行動をすることは共感を生み，信頼を築くのに役立つ。ただし，相手の世界に入って理解したいと思う気持ちが心の底からなければ，試みるべきではない。	2・3
11	満たされていない人間的欲求と行動を結びつける	連打する，うろうろする，こする，軽く叩くなどの行為があったとき，人間的欲求（愛情・役立つこと・感情の発散）ととらえる。	2・3
12	好きな感覚を用いる	相手の好きな（得意な）感覚を使ってコミュニケーションすることで，信頼が築きやすくなる。例えば，視覚的な表現をよくする人には視覚的な表現を使う，聴覚的な表現が多い人には聴覚表現を，身体運動的な表現が多い人には身体的な表現方法を用いるなど。	1・2
13	タッチング（触れる）	驚かせないようにするため，必ず相手の正面からアプローチする。優しく触れること。例）肩と背中を両手でさする・ふくらはぎをさする。 ※注意：身体的な接触に抵抗する状況がある場合は，その人には不向きと判断してやめること。	2・3・4

（つづく）

壁にぶち当たったり，一進一退を繰り返したりしたときも『絶対に乗り越えられる！』と自分を信じれば，いい方向に行けると思うんです。（国枝慎吾：プロテニスプレーヤー）

表6-9（つづき）

	技法	具体的な方法	使われる段階
14	音楽を使う	たとえうまく話せない状態になっても，子どもの頃や若い頃によく歌ったメロディは記憶されている。音楽を通してコミュニケーションを取ることができる。	2・3・4

〔ナオミ・フェイル（著），藤沢嘉勝（監訳）：バリデーション—認知症の人との超コミュニケーション法．pp62-74，筒井書房，2001 より改変〕

 ＊丹田呼吸：丹田は臍下三寸の位置にあるといわれている（一寸は約3cm）。ここに手を当て，口から息を吐いて丹田をへこませる。吐ききったら手を緩めて口を閉じ，鼻から自然に息を吸い込む。腹圧をかけて行う丹田呼吸は，自律神経のバランスを整える効果が知られている。

Column 31 "パーソンフッド"ってなに？[51]

　パーソンフッド（personhood）とは「その人らしさ」という意味で，英国の老年心理学者トム・キットウッドが提唱した概念です。パーソンフッドの定義は「人や社会とのつながりの中で，周囲から1人ひとりに与えられる立場や尊敬の念，共感，思いやり，信頼を意味する」とされています。これは，人として認められ，尊重され，信頼されることを意味しています。認知症で自分自身のために支援を求めることができないほどの状態にある人は，「その人らしさ」が無視されることが起こります。しかし，誰であっても，どのような状態になっても，「その人らしさ」を損なうことなくいられること（扱われること）が，人としての権利を守る（守られる）ことなのです。

● 臨床場面での応用例

　「家に帰りたい」という患者Sさん（第1段階）の例

　認知症の患者さんが「家に帰ります」と言われることがあります。現場でよく使われる対応として「今日はもう電車が終わりましたから，明日にしましょう」などと，事実ではないことを伝えてその場をしのぐ方法があります。これは「パッシング・ケア（やり過ごすケア）」と呼ばれています。

　バリデーションでは，「家に帰りたいんですね」といったん相手の気持ちを受け止めます（「技法3．リフレージング」）。そして「Sさんのお家はどちらですか」と事実を聞く質問をします（「技法2．事実に基づいた言葉を使う」）。今は誰が住んでいるのか，いつ頃からそこに住んでいるのかなど，興味をもって尋ねながら「そのお家で，いつも趣味の○○をされていらしたんですか」（「技法6．レミニシング」）などと，相手の得意分野の話に水を向けます。ここまでくれば，Sさんが好きな話なので，具体的な内容についての質問を向けることで会話が進みます。だいたい5～10分程度のバリデーションの時間を設け，Sさんが落ち着きを取り戻したら終了です。話を終える際には，「Sさん，今日はお話を聞かせていただいてありがとうございました。また○○のお話，聞かせてください。それでは私は仕事に戻ります」などと伝え，Sさんとの関係を断ち切ることなく，Sさん自身が必要とされていると感じるメッセージを伝えて話を終えます。

　また，これからリハビリの時間であれば，Sさんが落ち着いてきたら，「ではSさん，一緒に身体を動かしに行きませんか」などと，Sさんが応じやすい言葉かけをします。「リハビリ」という言葉を使うと拒否される場合もあるので，どの言葉なら本人が受け入れるかを知っておくことも重要です。

3．家族への対応のしかた

◼1 家族の苦悩

　家族にとって一番辛いことは，認知症の進行に伴い，だんだんとその人らしさが失われ，本人と心が通じ合う会話ができなくなってしまうことです。そして，ともに過ごした思い出を分かち合うことも困難になり，目の前にいながら，その人が亡くなってしまったかのような喪失感を味わうことです。遠方から面会に来ても，家族が誰なのかわからなくなっている患者さんもいます。ようやく久しぶりに顔を見にやって来たのに，「あなたはどちら様ですか」と自分の母親から尋ねられたとしたら，そのショックと悲しみはいかばかりでしょう。たとえ明るく元気に振る舞われていても，その心の奥底にある深い悲しみを，家族は誰かに聞いてもらいたいと思っているかもしれません。患者さん本人との関係や，認知症の症状が始めてからの期間，認知症の状態，ご家族の性格などにもよって，人それぞれどのように感じるかは異なりますが，家族としての苦悩は計り知れません。

◼2 家族への関わりかた

　家族に対しては，ねぎらいと気遣いの気持ちをもって接することが大切です。家族がどのような状況で"今ここ"にいるのかに興味・関心をもち，積極的に関わることで信頼関係も生まれ，情報交換もスムーズになります。今日はどこから来たのか，仕事は忙しいのか，健康状態はどうか，面会に来るのはどの程度負担になっているのかなど，相手の情報を得たうえで，ねぎらいの言葉をかけましょう。

　家族は日常の患者さんの生活の様子や変化などについて知りたいと思っています。現在リハビリではどのようなことをしているのか，できることに焦点を当てて具体的な事実を報告しましょう。また，患者さんの以前の性格や，好きだったこと，嫌いだったことなどを家族から情報収集することは，患者さんとのコミュニケーションを円滑にするためにも重要です。家族との関わりの中では，患者さんの人となりを知るための情報収集と，現在の様子を報告することを積極的に行いましょう。

 注意点

1．バリデーションの14の各技法は，患者さんの段階により使われる技法が異なります。患者さんの状態をよく把握して使うようにしましょう。

2．認知症の方への対応は，バリデーションの技法を用いても一朝一夕にできるようになるものではありません。少しずつ経験を積んでいきましょう。

3．14の技法は，患者さんによっては合わないものもあります。すべての方法が万能ではないことを頭に入れておきましょう。

私は「あきらめ」を敵とする。私の日々の努力は，実にこの「あきらめ」と戦うことである。（北条民雄：小説家）

Column ㉜ 　　　　　　認知症ケアの技法「ユマニチュード」[52)]

　　ユマニチュード(humanitude)とは，フランス人のイヴ・ジネストとロゼット・マレスコッティによって開発された，知覚・感情・言語による包括的コミュニケーションに基づいた認知症高齢者に対するケア技法です。ユマニチュードは「あなたは人間」で「そこに存在している」と伝えることを大切にしており，その理念は「絆」です。高齢になった要介護者は自分でできることが減り，人間関係が希薄になることで周囲との絆が弱まるため，人との絆を積極的に結び直していく必要があると考えられているからです。「見る」「話す」「触れる」「立つ」という4つのコミュニケーションを基本の柱として150を超える技術から成り立っており，それぞれのケアに必要な5つのステップがあります。ここで大切にされているのは，認知症をもった人が人として尊重され，尊厳を守られていることを感じ取ってもらえる関わりかたです。一見当たり前に思える技法の真の意味を考えることは，自分自身の他者への関わりかたについて見つめ直すことにつながります。

 まとめ

1. バリデーションとは，米国人のソーシャルワーカーであるナオミ・フェイルによって開発された，「認知症の方に対するコミュニケーション方法」であり，認知症の方が人間としての尊厳を回復し，引きこもらないように援助するための技術です。

2. バリデーションでは，認知症によって問題行動を起こすのは，その人が人生の終盤においてやり残したことを解決しようとしているからだと考えており，4つの段階に沿って14のコミュニケーション技法があります。

3. 家族にとって辛いことは，認知症の症状の進行に伴い，だんだんとその人らしさが失われ，心が通じ合う会話ができなくなってしまうことです。家族の苦悩を考慮し，ねぎらいと気遣いの気持ちをもって接しましょう。

Advice

☐ バリデーションとは何か，その概略を知らない人に説明できるようになっておきましょう。

☐ 認知症状の4段階と14の技法について理解し，使う場面を想定しておきましょう。

☐ 患者さんの家族の視点に立ったものの考えかたを学ぶために，日頃からインターネットやテレビ，新聞や雑誌，書籍や文献などから，認知症をもつ家族の情報などに目を通すよう心掛けましょう。

 学生相談室 ⑪ 　敬語が使えません。どのようにしたら使えるようになれますか？

　　どんどん使って慣れていくことです。例えば接客のアルバイトをしたり，ボランティアで年配の方と関わったりして，敬語を使う場を自分から積極的に作り，使ってみましょう。

　　日常でも周囲に耳を傾けていると，人の話しかたからも学ぶことができます。大切なのは，いつも同年代の友達など，同じ立場の人とばかり関わっているのではなく，年齢差のあるさまざまな立場の人と関わる機会をもつことです。

第28回 失語症の方とのコミュニケーション

○ **学習内容** 失語症の状態について知り，症状や気持ちに配慮したコミュニケーションの方法について学ぶ

○ **学習目標** 1. 失語症のタイプや症状について理解できる
2. 失語症の方のコミュニケーション障害について理解し，さまざまな場面に考えを及ばせることができる
3. 失語症の方とのコミュニケーションの方法について説明できる

○ **キーワード** 失語症　非言語コミュニケーション　コミュニケーションノート

○ **あなたへの質問** ①自分の使っている言葉が全く通じなくなったとしたら，あなたはどのような心境になると思いますか？
②あなたは言葉以外の方法で，人とどのようにコミュニケーションをしていますか？

❶ 言語の障害

　言語の障害とは，**表6-10**に示す"言語聴覚障害の分類"の中のコミュニケーション障害の1つです。そのうちの失語症は，脳疾患の患者さんに起こるコミュニケーション障害としてPT・OT・STそれぞれが出会う機会が多いものです。

　障害の部位も程度もさまざまで，個々に症状の異なる失語症の患者さんに適切な対応をするためには，知識と経験と根気が必要です。PT・OTの中には，失語症の患者さんの対応のしかたに戸惑いながら，日々の業務にあたっているという状況も多いようです。現場で困ったことがあったとき，大切なのは専門職同士の連携です。STは言葉のスペシャリストなので，PT・OTはSTにわからないことを積極的に聴いていくことが肝要でしょう。

表6-10　**言語聴覚障害の分類**

Ⅰ．コミュニケーション障害	
1. 聞こえの障害　聴覚障害	
2. 言語の障害　言語発達障害　**失語症**	
3. 話ことばの障害 　構音障害	機能性構音障害 器質性構音障害 運動障害性構音障害
吃音 　音声障害	
4. 高次脳機能障害	
Ⅱ．摂食嚥下障害	

〔深浦順一：言語聴覚障害学総論．大森孝一，他（編著）：言語聴覚士テキスト．第3版．p254，医歯薬出版．2018より〕

❷ 失語症を理解する

1. 失語症とは

　失語症とは，大脳の言語中枢の損傷によっていったん獲得された言語機能が障害されるもので，症状は「聴く」「話す」「読む」「書く」のすべてに及びます。失語症の原因の9割が脳血管障害

「人を助けてあげるというのは，自分が力をつけないと人を助けてあげられない。試合中も人のミスをカバーできないので」(栗山英樹：野球指導者，2023WBC監督)

(脳梗塞・脳出血・くも膜下出血)によるものだと報告されており[53]，片麻痺症状を伴っている場合も多く見られます。したがって，身体運動機能障害に加えて言語障害が突如として身に振りかかった困難な状況を理解する必要があります。

　失語症は失認症・失行症・記憶障害・注意障害・遂行機能障害・社会的行動障害などの高次脳機能障害を合併している人もいるため，コミュニケーションがいっそう困難になり，リハビリテーションが進みにくい状況もあります。そして患者さんの多くが中高年以上で発症しており，就労中の人もいることから，職場復帰への課題も大きくあります。

2. 失語症のタイプ

　失語症は脳の損傷部位によって**表6-11**のような種類と症状があります。「話す」「聞く」「読む」「書く」の能力はそれぞれの種類で差があるため，必要となるリハビリ内容やコミュニケーションのしかたも変わります。

表6-11　失語症の種類と症状

失語症の種類	症　状
①皮質性運動失語 （ブローカ失語）	言語理解は比較的保持されるが，自発的に話すことや復唱することはできない
②皮質性感覚失語 （ウェルニッケ失語）	話しかけられた内容を理解できず，復唱もできない 自発的に話すことはできるが，**錯語**(*)を生じる
③伝導失語	理解も発語もできるが，音韻性錯語(**表6-12**，242頁参照)がみられる 復唱はできない
④超皮質性運動失語	自発的に話そうとしないが，復唱はできる
⑤皮質下性運動失語	自発語が失われる点は皮質性運動失語に似ているが，書字能力は保持される
⑥超皮質性感覚失語	話しかけられたことを理解できない 復唱はできるが，復唱した内容を理解しない 自発的に話すことはできるが，語性錯語(**表6-12**，242頁参照)がみられる
⑦皮質下性感覚失語	皮質性感覚失語に似ているが，話す際に錯語がみられない

(＊)意図する語と違う語を発してしまうこと

〔小嶋知幸：図解 やさしくわかる言語聴覚障害. p49，ナツメ社，2015より改変〕

臨床現場から　　　PTの体験談より（失語症の患者さんのケース）

- こちらの能力不足で理解できなくて，一方的に話題を変えてしまったり，わかったようなフリをしたりして反省することも沢山あります。（Yさん）
- 申し訳ないと思うのが，ものすごく何かを伝えたいという思いが強いタイプの運動性失語の方が，何を言っているのかさっぱりわからず，何度も聞き返しても結局わからず，「ごめんなさい」となってしまうときですね。運動性失語と言っても理解も100%ではないし，そういう方って言葉が出ないだけではなく身振りや指差しも失語なので，手がかりもよくわからない。何回も言わせてごめんね，結局わからなくてごめんね，の日々です。（Sさん）

3. 失語症の問題点

🔢 失語症であることがわかりにくい

　失語症の症状は外からは見えにくいため，他人に理解してもらうことが難しい障害です。患者さん自身が自分の障害について説明することも困難であり，障害が軽度であれば，言葉に障害があること自体わからないことも多く，誤解もされやすい状況があります。例えば声をかけたのに返事もしないとか，何度も伝えて頷いていたので理解していると思っていたけれど全然理解していなかった，などということが起こります。場合によっては大切な情報を取りこぼしていることに気づかなかった，ということもあるため，支援者側にはその人に起こり得る状況を推測する力と関わりが求められます。

🔢 転倒などの事故が起こりやすい

　伝わっていないことがトラブルや事故の原因になることもあります。片麻痺の失語症患者さんに「ここで待っていてください」と伝えたのに，患者さんが自分で部屋まで戻るように言われたと勘違いして歩き始めた結果，転倒してしまった，などということが起こります。言語聴覚領域においてのインシデント・アクシデント報告の中で多いのは，「転倒・転落」なので，たとえ相手が返事をしても，それは理解できたという意味での返事ではない可能性があることを，常に頭においておく注意力が支援者側には必要なのです。

🔢 指示が入りにくい(理解できない)

　例えばウェルニッケ失語の患者さんは指示が入りにくいため，セラピストがこれをやろうと，何かを口頭で指示したとしても，患者さんはすぐさますべてを理解できるわけではありません。毎日行っている訓練内容は，察しがいい患者さんだと次に何をやるのか理解して動いてくださることもありますが，初めて行うことや，複雑な指示の理解は基本的に困難です。運動の指示やしてもらいたいことなどは，短く伝える(短文や単語のみ，など)ことや，ジェスチャーを使ったり絵を使ったりしながら患者さんがわかる方法を用いて，その都度丁寧に伝える工夫が必要になります。

🔢 孤独になりやすい ➡ 精神的に落ち込み，抑うつ状態に陥りやすい

　私たちは言葉によって考えや気持ちを伝え合っています。したがって，言葉による意思疎通がうまくできないということは，考えていることや気持ちを伝えて理解し合うことが困難になります。自分の伝えたいことが伝えられなかったり，人が言っていることが理解できなかったりする状況は，突然知らない国に放り込まれたようなものです。誰かと何かを共有したり，理解し合ったりすることが難しい状況は，精神的に孤独になりやすく，抑うつ状態になる方もいます。

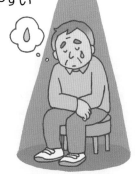

幸福は求めようとしても求められるものではない。常に喜びの気持ちをもって暮らすこと，これが幸福を呼び込む道である。不幸は避けようとしても避けられるものではない。常に人の心を傷つけないように心がけること，これが不幸を避ける方法である。（菜根譚より）[19]

5 社会活動が困難になる

　人とコミュニケーションを取ったり何かを理解して行ったり，複雑な情報処理を行うことが困難なことから，職場復帰や趣味の活動の再開など，あらゆる社会活動が1人では困難になります。周囲の人たちの障害への理解と支援が欠かせません。

③ 失語症の方とのコミュニケーション方法

　失語症の症状は人それぞれなので，1人1人の患者さんのリハビリテーションが効果的に進められるよう，PT・OT・STは相互に情報を交換し合いながらその患者さんに合った具体的なコミュニケーション方法を見つけていく必要があります。

　どれだけ最良と思われる方法をとっても理解し合えないことがあるかもしれませんが，諦めずに温かな心で関わりをもつ姿勢が大切です。

1．相手をしっかり見る ＋ 声に出して挨拶をする

　患者さんをしっかりと見て，挨拶をしましょう。**耳が遠い状況がないのであれば，大きな声を出す必要はありません。**ゆっくりと「おはようございます」「こんにちは」と，相手を見ながら笑顔で伝えましょう。手を挙げたり，手を振ったりするサインを送ると，患者さん本人からも手を振って返してくださることがありますが，その際にも声を出してやりとりをすることは大切です。

One Point 22　　　　　挨拶の言葉を何度も言わせるのって…？

　よく医療職や家族が何度も何度も言えるまで挨拶の言葉や名前などをくり返し言わせている場面を見掛けます。言わせるほうは，言語訓練のつもりで一生懸命ですが，患者さんが"言わされている"状況になっている場合もあります。復唱は困難な人もいるため，本人にとって負担にならないような配慮が必要になります。良かれと思って行ったことが，心の深い傷になってしまうこともあるのです。言葉の訓練はSTが担い，その他の場面でできることについてはSTがアドバイスするなど，その患者さんに合った方法を必要に応じて周囲に情報提供していくことも大切でしょう。

2．相手を知る：理解力を確認する

　失語症は軽度から重度まで症状もさまざまです。したがって，その人の障害に合ったコミュニケーション方法をみつけるためには，理解力がどのくらいあるのか，どのような方法で伝えるとわかるのか，そしてどのように伝えてもらうと良いのかを知る必要があります。正しい理解がされていないことで，「そこまでしなくても理解できているのに，必要以上の伝え方をしていた」などといったことも起こるからです。

　理解力などの面ばかりに注意が行きがちですが，その人自身がどのような方なのか，何に興味があってどんな趣味があるのか，これまでどのように生きてこられたのかなど，その方の人となりを知ることも大切です。関わりの中で，どのような感じかたや考えかたをしているのかを表情や仕草などの非言語から読み取り，その人の感情面や気持ちなどを理解し受け止めましょう。

3. 「理解したい＋伝えたい」を伝えるマインドをもつ

　自由に意思疎通ができない状況にあると，遠慮や迷い，疑問や憶測，イライラや勝手な思い込みなど，双方にさまざまな思いが心の中で浮き沈みします。そして患者さん自身も，もどかしさややるせなさ，怒りや諦めなどの多くの否定的な感情と隣り合わせにあることが考えられます。関わりの基本に必要なことは，言葉を使わなくても感情のやりとりでコミュニケーションする姿勢です。海外で全く言葉の通じない人と関わるときを想定して，非言語コミュニケーションをフル活用するのです。「理解したい＋伝えたい」という気持ちが伝わると，患者さんの伝える意欲も出てきやすくなります。嬉しさ，悔しさ，悲しさ，怒りといった，どんな感情も自由に表現していいのだと思ってもらえるやりとりを，支援者自らが心掛けましょう。

4. 話しかた

　ゆっくりと話すことが大切です。一度に多くの情報を伝えようとして，早口になると，理解は困難になります。単語だけのほうがわかりやすいこともあります。「向こうの椅子まで歩きましょう」という一文には，①向こう　②椅子　③歩く　という3つの要素が入っています。この場合，「向こう」と言いながら向こうを指差して，「椅子」と言いながら座るジェスチャーをし，「歩きましょう（歩く）」と言いながら歩く格好をするか指で表現するなどの方法があります。

5. 伝えかた

　理解できるまで，繰り返し同じ内容を伝えることが必要なときがあります。そのような場合は言葉だけで伝えるのではなく，ジェスチャーを使うのが有効です。そして，文字（人によって困難な場合もあります）や絵を使って伝えることも効果的です。伝える際に大切なのは，手段を選んで伝えることを目的にするのではなく，わかり合うことを大切にする姿勢です。伝える側は**伝わるまで**，患者さん側は**わかるまで**，ともに**根気よく**協働作業として**諦めずにわかり合うこと**を大切にしましょう（無理強いすることではありません）。

(1)言語＋準言語(73頁参照)

　言葉に抑揚をつけて，とくにイントネーションを強調して話す

(2)言語＋非言語

　身振りや手ぶりを使う。サインを決めておくのも効果的

(3)文字を使う：文字はキーワードで書く

　＊スケジュールを渡す際は，カレンダーを使う方法もあります

(4)絵でも示す：時間は時計の文字盤の絵を描くなど

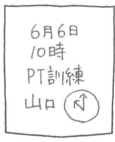

6. 質問のしかた

　失語症の方の場合，自由に答えられる“オープン・クエスチョン(194頁参照)”に答えることは難しいため，“クローズド・クエスチョン”が活用できます。つまり，Yes/Noで答えてもらうなど，選択肢を示して答えてもらう方法です（人によってはYes/Noも混乱する場合があります）。話し言葉では「単語」ではっきりと伝え，書き言葉では「文字」を見せ，視覚情報として「絵」も見せると，伝わる率も高くなり，答えやすくなります。その患者さんとのやりとりで，使いやすい表示方法を探り出し，コミュニケーションノート（次頁参照）を作成する方法もあり

ます。

【例】　×「Aさん，何が飲みたいですか？」（オープン・クエスチョン）

　　　○「Aさん，珈琲，紅茶，どちらが飲みたいですか？」（クローズド・クエスチョン）

　　　　珈琲　紅茶　と書く（ひらがなよりも漢字のほうが理解しやすい人もいる）

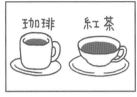  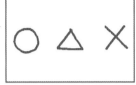

　例えば「眠れましたか？」と尋ねてはっきり頷かれると，質問した側は眠れたのだと思ってしまいます。しかしながら「眠れなかったですか？」と尋ねても頷くとしたら，理解できていない証拠になります。いつも頷いてコミュニケーションを取る習慣をもっている人，ごまかしてしまう習慣を身につけてしまった人は，とくに注意が必要です。

7．聴きかた：急がせないで待つ姿勢で聴く

　まず聴く側として，失語症の「話す」ことに関する障害について理解しておく必要があります。失語症の全体にみられるものに，「喚語困難」があります。これは言いたい言葉が出てこないという症状で，人によって程度の差がありますが，1つの単語を発するのに何十秒もかかることがあります。聴く側は先回りせず，沈黙を守りながら相手を急がせずに待つことが大切になります。表6-12に示す代表的な症状についても理解しておきましょう。

8．コミュニケーションノート（会話ノート）➡ 状況に応じて

　指差しで言いたいことを伝えるためのツールで，さまざまな絵や写真をスクラップしたものです。人によって必要となる絵は違う内容もあるため，コミュニケーションノートはその人独自のものを作成すると便利で活用しやすくなります。家族の写真を入れたり，食べ物の写真を入れたりすると，退院後も家族内で日常のコミュニケーションの助けになります。また，嬉し

✎ Column ㉝　　　絵を効果的に使おう

　メキシコシティの地下鉄の駅名は，ピクトグラム（絵）で表示されています。すべての駅名に対応した絵の表記があり，絵を見ると何の駅かがわかるようになっているのです。文字による駅名表示も併記されていますが，車内に記された路線図にはピクトグラムのほうが大きく描かれています。デザインされた1969年当時，メキシコには文字が読めない人が多くいたことから，1970年のW杯で外国人を迎えるためにピクトグラムを用いた表示になったそうです。

　失語症の人は言葉では上手くやりとりできなくても，絵を用いることを補助手段して活用できる場合もあります。声を使って伝えることを諦めてほしくはありませんが，その人にとって活用できる手段を効果的に使うこともコミュニケーションをスムーズに楽しく行うことにつながります。

表6-12 「話す」ことに関する症状

1.	喚語困難	言葉が出てこない　重度になると全く発せられないこともある(全失語)
2.	語性錯語	別の単語が出てきてしまう(意味する単語を探せない)
3.	音韻性錯語	りんごをごんり(転置)，じんご(置換)などと誤って言ってしまう
4.	ジャルゴン	言っていることが意味不明になる
5.	アナルトリー	まるで呂律障害のようなぎこちない構音プログラムの障害
6.	失文法	日本語の場合は助詞が脱落することがある「訓練，行く」

意図しない言葉を発してしまう「**錯語**」が出る場合があるので，発せられた言葉をすべてその人が伝えたかったことと信じて受け取ることはしないように注意する必要があります。
〔小嶋知幸：図解 やさしくわかる言語聴覚障害．pp42-43，ナツメ社，2015 を参考に筆者作成〕

い・悲しいなどの感情を表す表情の絵があると，気持ちも伝えやすくなります。作成する際は必要なコミュニケーション場面を想定して，よく使われるものを選びます。本人や家族からも希望を聞きながら，どんな絵を取り入れると便利かを考えて，活用しやすいものにするとよいでしょう。

注意：同じように指差しで伝えるツールには50音表がありますが，失語症は「読む」ことにも困難な状況があり，使えないため，注意が必要です。

臨床現場から

現場の ST より：
ST として患者さんに関わる際に気をつけていること

　ST の対象者の多くは，言葉で表現することが苦手な方々となります(失語症や構音障害，認知症，はたまた自閉スペクトラム症や特異的言語発達障害(*)の子どもたちなど)。言葉を使ってうまく伝えられない方々とコミュニケーションをとるうえで大切なことは，言葉以外のサインを見逃さないことです。表情やしぐさ，手の動き，身体や体幹の角度など心情がその方の身体にあらわれます。そのサインをちゃんと捉えることのできる感性が必要だと考えています。

　(*)特異的言語発達障害(SLI：specific language impairment)：知的障害や聴覚障害，対人関係の障害などの言語発達を遅滞させる明らかな問題が認められないにもかかわらず，言語発達に遅れや歪みがみられる障害のこと。

---

❹ 失語症の方へのコミュニケーションにおける配慮

1. PT・OT・ST は患者さんの解説者になろう

　家族や他部門のスタッフ，病棟で同室の患者さんなど，その人を取り巻く周囲の人たちから誤解を招かないよう，言語障害の症状について大まかでよいので説明して理解を求めましょう。理由がわかれば，声を掛けても返事をしない理由がわかったり，いつも黙ってばかりいる理由もわかってもらえるかもしれません。

　失語症の症状は多様で，医療者であっても患者さんのコミュニケーション障害について理解できていないことが多くあります。PT・OT・ST は患者さんの症状を詳しく理解し，どのよ

ハープを演奏することによってハープ奏者になる。それと同じように，私たちは正しい行いをすることによって正しい人間になり，自らを律することによって自制心が身につき，勇気ある行動をとることによって勇敢になる。（アリストテレス：古代ギリシャの哲学者）

うな方法でコミュニケーションを取ると良いのかについて，周囲に伝えるという意味での「解説者」になりましょう。50音表を使えば，言いたいことを指差しして伝えてくれるのではないかなどと，家族や他部門の関係者が言ってきた場合には，有効な方法ではないことを伝え，その代わりにどのような手段が効果的なのかを具体的に伝えましょう。

2. 相手を尊重する姿勢

言葉が不自由だと，能力が低く見られることは往々にしてあるものです。しかし失語症になったからといって，その人の能力や人格が大きく変わることはありません。したがって，耳の遠い高齢者に話かけるように「○○さ〜〜〜ん，今日も，頑張りましょうね〜」と大声でやたらゆっくり話しかけたり，まるで赤ちゃんに言うように「言えたねー！できたねー！」などと言ったりすることは，とても失礼な対応です(191頁参照)。相手を1人の大人として尊重して関わる姿勢を忘れないようにしましょう。

3. 人数が多い場合のコミュニケーションに気を付ける

その場に何人かの人がいて会話が行われる場面では，理解が追いつかず，言葉を発することも困難になってしまうことがあります。そうなると，周囲に人がいてもその場のコミュニケーションに参加することはできず，疎外感を味わうことになります。まわりの人に理解を求めることや，誰かが通訳者として関わることで，孤独にならずにすむ"場づくり"ができるため，人数の多い場面には配慮が必要です。

4. 情報が伝わりにくい

聞いて理解することが困難な人は，たとえ音として聞こえていても，院内放送などはキャッチしにくい状況があります。また，配布される情報などは，文字が読めないことで理解ができない場合もあります。大切な情報が全く伝わっておらず，不利益を被るようなことがないよう，情報伝達に関しては周囲の人が配慮する必要があります。

5. 言い間違いをしても，責めない，とがめない

錯語(237頁の表6-11，242頁の表6-12参照)は失語症全般に多く，言い間違えることはよく見られることです。間違いをその都度正すことは，患者さん本人にとって言葉を発する意欲をそがれてしまうことにつながります。おおらかな気持ちで言い間違いを受け止める姿勢も大切です。例えば，靴を指さして「かばんを履く」と言われたら，間違いに気づいていても「靴を履きましょうか」などとさりげなく返すことです。

6. 回復について

家族の名前が言えるようになることは，本人にとっても家族にとっても嬉しいことですが，一度言えるようになったからといって毎回言えるかというと，そうではないこともあります。言えるはずだからと，何回も発語を促しても言えずにがっかりするような場面が続くことは患者さんにとって負担になります。失語症は退院してからが長い道のりです。言葉を取り戻すことに意識が向きがちですが，周囲の人たちと意思疎通ができるようになることを目標に取り組

みの支援を行うことが大切です。

7. 家族への配慮と指導

　患者さん本人の苦しみとともに，家族にとっても大切な人と言葉のやりとりが自由にできなくなることは，大きな悲しみです。言いたいことをわかってあげられない辛さ，伝えたいことが伝わらないもどかしさは，日常生活をはじめ，社会生活においてもあらゆる場面に影響を及ぼします。家族には，退院後の生活に役立つよう，失語症に関する情報を提供し，症状やコミュニケーションの方法について具体的に指導しましょう。患者さんに対するケアが大切なのと同じくらいに家族に対するケアも大切になります。「特定非営利活動法人日本失語症協議会（旧全国失語症友の会連合会）」は，失語症の方々とその家族をつなぐ交流の場として，さまざまな活動を行っています。同じような状況にある人々と困難を共有し合う場として活用できるので，紹介するとよいでしょう。

 注意点

1. 失語症は能力が低下している状態ではないため，その人のそれまでの社会的立場などをよく理解し，1人の大人として尊重して関わる姿勢が必要です。
2. PT・OT・STの職種間で患者さんについての情報共有を大切にしましょう。
3. 家族の苦悩についても思いをはせて気を配りましょう。

📖 まとめ

1. 失語症とは，大脳の言語中枢の損傷によっていったん獲得された言語機能が障害されるもので，症状は「聴く」「話す」「読む」「書く」のすべてに及びます。
2. 失語症の方とのコミュニケーション方法は症状によって異なりますが，ゆっくり話したり，ジェスチャー・文字・絵などを併用して伝えたりすると伝わりやすくなります。
3. 失語症は見えにくい障害であることから，PT・OT・STは解説者となって，周囲に理解を求めることや，本人と周囲をつなぐための橋渡し役になりましょう。

Advice

□ ふだんから，抑揚のある，わかりやすい話しかたをすることを心掛けましょう。
□ 人と関わる際，伝えることを「諦めない」姿勢，理解することを「諦めない」姿勢を大切にしましょう。
□ 「特定非営利活動法人日本失語症協議会」について調べてみましょう。

第29回 患者さんの家族とのコミュニケーション

学習内容 臨床現場で患者さんの家族に対応するために必要な事柄について学ぶ

学習目標 1. 患者さんについての情報を得るために，家族が重要な存在であることを理解できる
2. 家族の関係性は多様であることに考えを及ばせることができる
3. バイステックの7原則について説明できる

キーワード 解釈モデル　関係性　バイステックの7原則

あなたへの質問 ①臨床実習で学生が患者さんを担当（見学）させていただくことについて，患者さんの家族はどのように感じると思いますか？
②あなたは観察によって他者の人間関係を理解していますか？

❶ 患者さんの家族とのコミュニケーション

臨床現場から　　　　都内某病院のスーパーバイザーの話

「学生さんが担当することについて，家族というのは"許してくださっている"という感じですね。初めての実習でまだぎこちなくて，患者さんのほうが学生に対して気を遣ってくださっていたり，ROM測定がうまくいかなくて，もう1回やり直しをさせていただくときも『もう1回？ああ，いいよ』と応じてくださったり…。横で見ている家族は『大丈夫かしら…？』と不安気な様子で，ちょっとハラハラしたりしながらも見守ってくださっているという感じで，本当に頭が下がります。申し訳ないな…と思いながら，ありがたくお願いしているという感じですね。そんな"許されている存在"なんだということを，学生さんにはわかっておいてほしいですね。」

1. 学生として家族に接するということ

　もしあなたの大切な家族が突然事故に遭い，入院生活を余儀なくされ，リハビリを受ける状況になったとしたら，あなたはどのような心境になると思いますか。そしてリハビリの担当者から，"勉強のために学生も一緒にみさせてほしい"と言われたら，あなたは快諾しますか。

　臨床現場で多くの患者さんとその家族が，多少の不安もありながら学生が関わることを承諾してくださる環境があるのは，スーパーバイザーに対する信頼があるからです。勉強中の身である学生に，自分の大切な身体を任せる決断をしてくださった患者さん本人，そして家族に対して，実習生には"ありがたい"という気持ちをいつも忘れずにもっていてほしいものです。まれに，学生のあまりの配慮の足りなさに，家族がスーパーバイザーに"学生さんを外してほしい"とお願いされる場合もあります。学生といえども，その場における患者さん（家族に対しても）の状態に配慮した関わりが必要であることは，いうまでもありません。苦笑しながらでも何とか受け入れてくださっている患者さんや家族の気持ちの背景には，至らない点がありなが

らも一生懸命取り組んでいる学生に対して，「よい医療者になってもらいたい」「将来リハビリの専門家になる方の勉強のために，私が（家族が）お役に立てるのなら…」という，人生の先輩として若者を応援してくださっている気持ちがあるのです。臨床現場で学生が患者さんに関わらせていただくということは，治療目的で入院されている患者さんから，医療者側の勉強目的という都合で，彼らの大切な時間をいただいている環境であることを十分理解し，心して臨んでください。

2．家族との関わりの重要性

■ 情報収集の力強い味方

PT・OT・ST として患者さんの治療を行っていくうえで大切なことの 1 つは，患者さんの家族との関わりです。患者さんについての情報を得るために，家族の存在は大変重要です。とくに患者さん本人から情報を得ることができない場合，家族からのさまざまな情報が治療を進めていく際の方向性を決める鍵になります。そして患者さん本人から情報が得られる場合であっても，自宅での様子や家族側から見た患者さんの状況について伺ってみると，新たな発見ができることもあります。ここで 1 つ例を挙げてみましょう。

事例 8　W さん（86 歳・男性），腰椎圧迫骨折

　W さんは 1 か月前に自宅で転倒，腰椎圧迫骨折で入院し，5 日前からリハビリが始まりました。スーパーバイザーから W さんの ADL 評価をするように言われた PTS 斎藤さんは，入院前の自宅でのトイレ動作について W さんに尋ねました。W さんは「トイレですか。ああ，今はまだ無理だけどね，治ったら 1 人で行けますよ。入院前だって家では自分で行ってたんだから」と斎藤さんに言いました。ところが家族が来院した際，W さんのいないところで「家ではトイレまでの往復は，必ず毎回家族が付き添ってました」と言われたのです。斎藤さんはどちらが本当なのか，困ってしまいました。W さんは"そんなことはできて当り前"と自信満々な様子で言われていたので信じて疑わなかった斎藤さんでした。そこで家族に W さんの話を伝えると，家族は「ははは…そうですか…。うちのお父さんね〜。プライド高いから。確かに自分で行っていましたけどね，でも，よろよろして危なっかしくて。だからいつも後ろから支えてたんです。きっとね，絶対に言わないと思います…できないって。何でも自分で頑張ってきたことが自慢の人だから…」と苦笑しながら明るく言われたのです。

　この事例から，どのようなことが読み取れるでしょうか。W さんはプライドを高くもっている方であり，家族はそのプライドを傷つけないようにしながら日常生活を送っていたことが考えられるでしょう。何でも自分で頑張って生きてきた W さんにとって，自分でできることが支えであり，できないことは認めたくないのかもしれません。

　患者さんと家族双方からの情報の相違は，見えない患者さんの一面を知る手がかりとなり，日頃の家庭生活における家族間の人間関係を読み解く鍵となり，患者さんの今後の生活における課題を見つける情報にもなります。得られた情報から本人の性格について理解を深めるとと

もに家族についても知り，アプローチをしていくうえで活用していきましょう。家族には可能な範囲で情報提供などの協力を求め，必要となる支援を行うことができるよう関わっていきましょう。

❷ 家族のもつ解釈モデル

　家族が疾患や治療に関してもっている理解や考えかた(解釈モデル，184頁参照)は，治療方針に大きく影響します。家族の解釈モデルが患者さんのもつ解釈モデルと異なっていたり，家族と医療者のもつ解釈モデルに違いがあったりするとリハビリ目標が定まらず，そのままではリハビリを行っていくことが困難になります。

事例9　Uさん(52歳・女性)，脳梗塞(左片麻痺)

　Uさんはリハビリに積極的でなく，自分はもう歩けるようにはなれないから辛いリハビリは無駄であり，車椅子生活のほうがいい，と言っています。しかしながら娘さん(21歳・学生)は早くリハビリをして前と同じように元気なお母さんになってもらいたい，それが可能であると信じて疑っていません。OTSの山田さんは娘さんと年が同じということもあり，娘さんからいろいろと悩みを打ち明けられ，話を聴いています。ある日娘さんが，「お母さんはもともと頑張り屋だから，絶対にまた元のようになるって，私信じているの。今のお母さんは，本当のお母さんじゃないもの。ね，山田さん，お母さん治るでしょう？」と言われ，何と答えてよいか困ってしまいました。

事例10　Hさん(68歳・女性)，筋萎縮性側索硬化症

　STの木下さんは，訪問リハビリでHさんの担当になりました。訪問が始まったとき，すでにHさんの発話は不明瞭になっていました。今後のコミュニケーション手段を考えて，木下さんは環境制御装置の導入を家族に提案してみました。まず，同居のご主人からは「木下先生，そういうのは要りませんよ。長年連れ添ってますからね，言いたいことはわかりますから。器械を使って話すなんて，なんか人間らしくないしね…」と言われました。そして近所に住む息子さんからは，「ちゃんと母が伝えたいことを聴いてあげたいので，ぜひよろしくお願いします」と強く言われたのです。何よりも本人の意思が大切であると考えている木下さんは，ご家族の意見が分かれているなか，Hさん本人にどのように聴いてみようか，またその後どうしていこうかと考えています。

　事例2は，家族と患者本人のもつ解釈モデルに隔たりがある場合であり，事例3は家族間の解釈モデルに違いがある場合です。実際，家族間の意見の相違や本人と家族の考えかたの違いによって，関わりが困難なケースがあります。家族はそれぞれの立場でさまざまな思いや考えをもっています。その背景には患者さん本人との関係性やその人のもつ経験，価値観が存在しているため，解釈を変えていくことは容易ではありません。真意をくみ取るための相手を尊重した関わりが大切であり，状況に応じて時間をかけた「説得」のコミュニケーションが必要にな

ることもあります。家族が医療に何を期待しているのか，家族のもつ解釈モデルを知ることは，リハビリを進めていくうえできわめて重要です。

◾️ 家族からの情報として必要な事柄

　患者さんの置かれている"生活環境"や"家族"という環境因子がどのようなものなのかを具体的に知るために，家族から情報収集する際に必要な事柄を**表6-13**にまとめました。

　これらは家族に質問形式で尋ねるだけではなく，家族にお会いしたときの会話の内容から読み取ったり，患者さんと家族のやりとりを観察したりすることによる，「コミュニケーション」を通して情報をつかんでいく方法も有効です。

3. 家族の関係性への配慮

　一言で"家族"といっても，その関係性が複雑だったり，家族間の人間関係に問題があったりと，それぞれの家族にはさまざまな事情があります。ふつうにお訊きできるように思われる内容であっても，状況によっては誰かを傷つけることになったり，関係性を壊すことになったりすることもありえます。どのような内容について話をする場合であっても，"これを話すことで周囲に与える影響は何か"と考えながら話をすることを心得ておきましょう。

　お訊きしにくい内容についてはあらかじめ断りを入れたり，万が一お訊きして気まずい雰囲気になったときには機転を利かせて別の話題に移したりするなど，常に相手への配慮を忘れない態度や姿勢が大切です。言葉は一度発したら取り消すことはできません。自分が遣う言葉に責任をもち，誠意のある対応を心掛けましょう。

Work 58 　症例検討（グループワーク）（所要時間：30分）

　以下に記したのは家族の関係性の一例です。このような環境下にある患者さんや家族にはどのような問題や苦悩が考えられると思いますか。PT・OT・STとして関わる際にどのようなことが起こりうると予測できるか，さらに何に配慮したらよいのか，話し合ってみましょう。

【ケース1】患者Aさんの妻だと思っていた人が，実は愛人だった。しかし，妻よりも明らかにAさんにとって有益な情報のやり取りができる。

【ケース2】患者BさんのキーパーソンFさんは，Bさんの実兄の息子の嫁であり，実兄も息子もすでに亡くなっていた。FさんはBさんのリハビリに対して協力的ではない。

【ケース3】患者Cさん（48歳，パート）の家族は，夫（52歳，管理職），長男（大学院生），長女（大学3年），姑（79歳，無職）で，姑とは1年前から同居を始めたばかり。Cさんは姑に家事一切を任せて入院していることに気兼ねしている。

【ケース4】患者Dさんの介護は，これまで精神疾患のある息子（45歳，無職）が行ってきたが，Dさんが入院して以来毎日息子が来院し，面会時間以外もずっと母であるDさんのそばを離れようとしない。

【ケース5】患者Eさんは，父親（43歳，会社員）の運転する車で受傷。同乗していた弟（10歳，小学生）が亡くなり，この交通事故をめぐって母親はうつ病になり，Eさんの面会

最も身近な人を幸せにすることは最も難しいことであり，それ故に最も価値のあることである。（宇野千代：小説家）

表 6-13　家族からの情報として必要な事柄

	確認しておきたい内容	確認方法
1	家族関係	家族に初めてお会いする際は，カルテ情報を確認したうえで，「娘さんですか」などと直接確認する。 ＊注意：実習生の場合は，関係性にまで踏み込んで家族に関わることを個人情報保護の観点から行わないように指導されることがあるため，指導者からの指示に従うこと。
2	患者さん本人と家族との関係性はどうか	ふだんの患者さんの話や，実際に患者さんと家族が一緒にいる場でどのようなやり取りがあるのか，観察する。
3	患者さんは家族のことをどのように思っているのか	家族との関係について，思い出話や今現在の様子からお訊きしてみる。そしてどの程度の関わりがあるのかを会話を通して確認し，今後の関わりについての希望や可能性についてもお訊きしてみる。
4	家族は患者さんのことをどのように思っているのか	お会いした際に具体的にお訊きしてみる。その際，患者さんを目の前にして話す場合と，そうでない場合とのギャップが生じる場合があるので，関係性や状況を見ながら話をする環境に配慮する。ギャップがある場合はそれが新たな情報源となる。
5	家族の置かれている状況はどのようなものか	家族の構成メンバーそれぞれの健康状態や，人生の時期（仕事の状況・学業の状況・受験・就職・結婚・出産・子育て・介護など）を確認し，家族としての支援体制に無理な状況はないかなどを確認する。
6	退院後（今後）の患者さんの生活場所はどうなるのか	本人の希望はどうか，家族が何と言っているのか，現実的な状況（住環境・介護体制など）がどうなのかを含めて，具体的に今後の希望を家族にお訊きする。 ＊注意：今後の生活については経済的な事情も関係してくるため，経済事情などに関しては，ソーシャルワーカーから情報を得ること。
7	家族が望んでいることは何か	お会いした際に具体的にお訊きする。患者さんがいない場所のほうが真意を聴きやすい。患者さんを目の前にしてお訊きする場合，家族の前向きな希望や期待が患者さん本人にとって励みになることもあるが，同時に過度な期待が精神的な負担になることもあり得る。
8	疾患やリハビリに対する家族の理解度はどの程度か，解釈モデル（184頁参照）はどのようなものか	リハビリについての説明を行い，会話を通して確認する。相手の受け答えから把握する。解釈モデルの具体的な聞きかたの例としては，「ご主人様の言語障害について，どのようにお考えになっていらっしゃいますか？」など。
9	情報収集や情報交換が行える相手なのか（能力的に）	何かを訊いても要点をつかんでいない答えが返ってきたり，ほしい情報が具体的に得られないなど，その家族の興味・関心・理解力について，関わりのなかから判断する。
10	家族の介護力はどの程度なのか（実際に見込めるのか）	誰が主たる介護者となるのか，どれくらい介護する意志があるのか，その家族の生活や体力には無理がないか，状況をお訊きする。
11	リハビリに関してどの程度関心があるのか	PT・OT・STに対する関わりの中で，どのような質問をされるか，その質問内容によって関心度合いを把握する。実際に質問してみる方法もある。例「リハビリについて，何かご質問などはありますか？」
12	リハビリに関してどれくらい協力体制があるのか	家族としてできることは何か，やりかたを教えてほしいなど，具体的な質問があれば前向きな協力体制と考えられるが，実際に関わることがどの程度可能かどうか，生活の中での現実を確認する（逆に，積極的に質問をしていながらまったくのポーズである場合もあるため，家族の関係性には注意を要する⇒ふだんあまり関わりのない家族や，体面を気にするタイプの人に多く見られる）。

には1回も来ていない。

　これらから考えられることはたくさんあり，正しい答えが1つあるわけではありません。患者さんの疾患や障害の程度によって考えられる問題は変化し，家族との関係性によっては将来の見通しも変わってきます。多様なケースを通してPT・OT・STとしての役割を考えていく中で，患者さんにとって家族との関係がいかに大きな要因になるのかがわかるでしょう。家族と関わる際に必要となる配慮が多様であることへの理解は，経験を積むことで培われていくものです。少しずつ学んでいきましょう。

4. 家族の本音に対応する

1 他職種についてのクレーム

　患者さん本人や家族を通して，他職種についてのよくない情報を耳にすることがあります。例えば担当医の対応に不満である，病棟で看護師が使う言葉が心ない，担当PT・OT・STのリハビリ時間が他の患者に比べて短いなど，その内容はさまざまです。医療や福祉の現場で勉強や仕事をしている立場の人間として，同業者へのクレームを聞くのは耳の痛いことですが，まずはいったん訴えを受け止めましょう。相手が伝えたいことは何なのか，出来事と言葉の裏側にある気持ちを読み取ることが大切です。そして話の内容が ①単に噂話的に愚痴のようにいわれている内容なのか（つまりあまり深刻ではないということ），②実際に入院生活や治療に支障となるくらい深刻な内容なのか，③自分自身では判断できない内容（専門外の内容・病院の体制・運営方針の問題など）なのかを見極める必要があります。②と③の場合はスーパーバイザーに報告しましょう。患者さんや家族に対するその場での対応のしかたとしては，患者側にも医療者側にも加担せず，中立の立場で受け止め（状況によっては，自分は学生の立場なので責任をもって答えることができない旨を伝える），相手の気持ちを受け止めて傾聴しましょう。

2 自己開示の落とし穴

　自己開示とは，自分の本当の気持ちや情報などを相手に伝えることです。家族の中には，実習生を可愛がってくださる気持ちや学生だという気安さから，スーパーバイザーには言えない本音を学生に対して言われる方がいらっしゃいます。話し手からの自己開示は聴き手の自己開示を促進する作用があるため，そのような状況下では，学生の立場での本音をさらけ出してしまうようなことが起こりえます。不用意な発言をして問題になるようなことがないよう，くれぐれも気をつけましょう。

5. 家族支援のためのヒントとなる考えかた

　家族は人によってさまざまな"思い"で患者さんに関わっています。関わっている家族の置かれている立場をできるかぎり理解し，患者さんも家族も尊重しながらよりよい方向に支援を進めるためには，どのようにしたらよいでしょうか。

　対人援助技術の基本の考えかたとして「バイステックの7原則」があります（表6-14）。これは，米国の社会福祉学者，F.P.バイステックが提唱したケースワークの原則であり，対人援助に関わる援助者の行動規範です。患者さんや家族に対応する際に参考となる内容なので，活用してみるとよいでしょう。

誰の考えであったとしても，正しいとは限らない。

表6-14　バイステックの7原則

① **個別化の原則**
➡ 1人ひとりの患者は異なった環境や人生経験をもった個人であり，それぞれのニードをもっていることを的確に認識し理解すること。疾患別にパターン化したりして同様の解決方法を考えることなどはせず，あくまでも個人個人への対応を行うこと。

② **意図的な感情表現の原則**
➡ 患者が自由に感情を表現できるように，援助者自身が気楽に自分の感情を表現できる環境を作りだすこと。

③ **統制された情緒関与の原則**
➡ 援助者は，患者のもっている感情を理解し，適切に反応しながら関わること。

④ **受容の原則**
➡ 患者を現実のあるがままの姿で把握し接すること。

⑤ **非審判的態度の原則**
➡ 援助者は，自分自身の役割について“患者を非難したり問責したりすること”ではなく，“援助すること”だということを自覚すること。例えば「家族なんだから」「患者だから」などと，一般的な価値基準や自分の判断の枠組みに当てはめて考えることをしないこと。

⑥ **自己決定の原則**
➡ 援助者が，患者は問題解決の方向などを自分で決める権利とニードをもっていることをしっかりと認識すること。問題に対する解決を主体的に行うのは患者自身であるということ。
（患者自身が決定することが原則であるが，単純に患者のみの考えだけではなく，専門家の判断や助言を十分にお伝えし，そのうえで本人が決定を下すことを意味している）

⑦ **秘密保持の原則**
➡ 守秘義務のこと。援助者が面接の中で明らかにされる個人情報を他に漏らしたりせず，適切に保持すること。

＊：バイステックは“クライアント（client，来談者）”という言葉を用いていますが，ここでは“患者（patient）”に置き換えています。
〔F. P. バイステック（著），尾崎新，他（訳）：ケースワークの原則―援助関係を形成する技法．新訳改訂版，誠信書房，2006 を参考に筆者作成〕

⚠ 注意点

1. 実習生の場合，家族の関係性にまで踏み込んだ情報収集については，行わないように指導される場合もあります。実習施設によっても異なりますので，指導者の指示に従いましょう。
2. **表6-13**（249頁）の内容について情報収集する場合，それぞれの患者さんにとって必要な情報は異なります。患者さんの状況により，取捨選択して活用してください。
3. 家族に対する配慮や不用意な発言への注意などを意識しすぎるあまり，緊張して相手とのコミュニケーションが形式だけのぎこちないものにならないようにしましょう。

📖 まとめ

1. 家族からの情報収集の方法は，家族に直接質問するだけでなく，お会いしたときの話の内容から読み取ったり，患者さんと家族のやり取りを観察したりすることによる“コミュニケーション”を通して入手することも大切です。
2. 患者さんの家族には，さまざまな立場や関係性，事情があるため，どのような内容について話す場合であっても，“これを話すことで患者さん本人や家族に与える影響は何か”という関係性への配慮をしながら関わりましょう。

3. 家族の本音に対応する際には，学生には答えられない，もしくは答えるべきではない状況があるという認識をもっておきましょう。

4. 「バイステックの7原則」とは，米国の社会福祉学者，F. P. バイステックが提唱した対人援助技術の基本の考えかたで，①個別化の原則，②意図的な感情表現の原則，③統制された情緒関与の原則，④受容の原則，⑤非審判的態度の原則，⑥自己決定の原則，⑦秘密保持の原則，の7つです。患者さんや家族に対応する際に，これらを頭に入れて関わりましょう。

Advice

☐ **表6-13**(249頁)の"確認しておきたい内容"について家族に質問する際，実際どのように訊くとよいか，質問文を作ってみましょう。

☐ 相手の自己開示につられて，言ってはいけないことや言うべきでないことを自己開示してしまい，不用意な発言をしないよう，ふだんから気をつけましょう。

☐「バイステックの7原則」は，すべての内容をしっかり理解しておきましょう。

第30回 スーパーバイザーとのコミュニケーション

学習内容 臨床実習でお世話になるスーパーバイザーの先生とのコミュニケーションについて学ぶ

学習目標 1. 「ほうれんそう」を理解し，説明することができる
2. 「クッション言葉」を理解し，使うことができる
3. 臨床実習で学生に起こりがちな状態について知り，指導を受ける準備状態を作ることができる

キーワード ほうれんそう　クッション言葉　セクハラ

あなたへの質問 ①あなたは「ほうれんそう」ができていますか？
②あなたは自分を指導してくださる方に対して，必要な援助を言葉にして求める（伝える）ことができますか？

臨床現場から スーパーバイザーもどんな学生なのか知ろうと努力している
～ あるスーパーバイザーの話 ～

「臨床実習指導者会議に参加しても，臨床実習前に学生の特性を知るのはほぼ困難なことなんですよ。だから，初めの数日間の雑談で，趣味の話，家族情報，PT・OT・STを目指す動機など，彼らの行動を観察しながら『こんな子かなー？』とイメージを膨らませますね。困るのは，学生は緊張感と"受け"を狙うあまり"自分"を隠す方向に行動しがちなので，判断しにくいのが多いことです。ですから，早めの時期に"落とすための実習ではないのですよ。"と伝えるようにしています。」

能力の限界は，自分が不可能だと思う瞬間に決まる。

❶ スーパーバイザーの指導を受ける

1. 学生として心得ておくこと

　臨床実習において実習生に求められていることは"自ら学ぶ姿勢"です。これまで学校では主に受動的学習（passive learning）を行ってきましたが，実習施設では能動的学習（active learning）を行っていくことが求められているのです。スーパーバイザー（supervisor）の先生からの指導は能動的学習に対する監督的な指導であり，待っていれば手取り足取りで何でも教えてもらえる訳ではありません。とくに実習中は，セラピストに必要不可欠な「問題解決能力」を鍛える期間でもあり，まずは自分自身で考えるクセをつけ，問題に気づく力を高めていく必要があるのです。そのためには常に自分の頭で考え，行動する習慣を日々積み重ねていく訓練が肝要です。どのようなことに気づき，それをどう考えたのか，自分の考えや意見をスーパーバイザーに伝え，ご指導いただくことに積極的に取り組みましょう。

2. 積極的に"ほうれんそう"をしよう

　「報告・連絡・相談」のことを，ビジネス用語で"ほうれんそう"と言います（100 頁参照）。今やビジネス領域だけでなく，教育をはじめさまざまな領域で広く使われている用語です。学校でも職場でも家庭でも，適切なときに適切な相手に「報告・連絡・相談」をすることは，人とのコミュニケーションを円滑にし，トラブルを未然に防ぐことにもつながります。臨床実習中はスーパーバイザーの先生やケースバイザーの先生，そして学校の先生に必要な報告・連絡・相談をすることを心掛けましょう。

(1)報告：相手に何かを知らせ告げること。与えられた課題や仕事についての進捗状況や結果について述べること。

> 「A さん（患者）の食事見学，行って来ました」
> 「病棟から戻りました」「先生，B さんの評価が終わりました」

(2)連絡：相手に何か（急を要する情報や大切なことなど）を知らせること。相互に意思を通じ合うようにすること。

> 「患者の A さんのご家族が，明日先生とお話したいとおっしゃっていました」
> 「夕方のケース会議の資料ですが，○○先生が持って行かれるそうです」

(3)相談：他人に意見を求めること。互いに意見を出して話し合うこと。

> 「先生，今よろしいでしょうか？実は，就職のことでご相談したいのですが」
> 「○○さんの利き手交換の訓練について，先生のご意見を伺いたいと思っているんですが・・・」

3. 指導の受け方

1 敬語を使う(表3-4, 78頁参照)

スーパーバイザーと話をする際には，敬語を使うのが常識です。指導者の方が学生よりも年下であったり，年齢が変わらなかったりすることもありえますが，どのような場合であっても指導を受ける者が指導者を敬い，敬語表現を適切に使うことは社会人としてのマナーです。

2 お願いする

1)人に何かをお願いするときは，「クッション言葉」を使います。(152頁参照)

【依頼の際のクッション言葉】
- 申し訳ございませんが　・お忙しいところ申し訳ありませんが
- お疲れのところ申し訳ありません　・恐れ入りますが
- お手数ですが　・ご面倒お掛けしますが　・よろしければ
- 差し支えなければ　・ご都合のよいときで結構ですので

2)お願いする理由を必ず伝える。

> 「先生，申し訳ありませんが，Cさんの目標設定の参考にしたいので，昨日見せていただいた"理学療法ジャーナル"をお借りできますでしょうか?」

3)お願いの言葉+お辞儀

> ①「お願い致します」と相手の目を見て言う。
> ②言い終わってからすぐ"お辞儀"をする。

4)お願いして「OKをもらうことが当然」という態度はNG

"お願い"とは，人に力を貸してもらえるように相手を頼る行為です。通常，指導を受けるものが指導する者に対して指導をお願いする関係にあるため，ややもするとお願いしたら引き受けてもらえるのが当たり前という関係性が生まれてきます。しかし，どのような場合であっても，どのような間柄になっても，人に何かをお願いする際には，相手に対して「申し訳ない」「ありがたい」といった感謝の心を忘れずにいたいものです。感謝の心をもつことは，相手への尊重を示し，より良い関係を築くために重要であるだけでなく，自分の心の健康や幸福感にもつながります。

3 相談する(支援を求める)

「こんなことを相談したら，出来の悪い学生と思われるのではないか?」
「相談して先生に迷惑をかけたくない」
などと考えて，指導者に相談ごとができずに学生自身で抱えてしまっている状況は時折見られます。臨床実習は，わからないこと・できないことを知り学ぶ機会なので，「わからない・できない」と言えることが大切な一歩です。指導者にどう思われるか心配に思う学生さんは多くいますが，正直に自分の状況や気持ちを伝えることをしてみてください。また，実習期間中

> 誰かに「ダメだ」と言われたとしても，それは最初の一歩にすぎない。習得しなければならないのは，その「ダメだ」という言葉に打ち勝つことだ。（ジェームズ・クック：英国の海洋探検家）

は心身ともに健康で実習先に通えることが学びの前提にあるため，何らかの問題が生じている場合は，勉強以外のことでも指導者に相談するようにしましょう。

▉4 質問する

　質問とは，自分がわからないことや知らないことについて知っている相手に教えていただくことです。質問は考えることによって生まれるものであり，疑問について明らかにし，さらに学びを深めていくために大切な取り組みになります。質問のしかたによって学ぶ姿勢も伝わります。以下を参考に，質問を活用して学びを深めてください。

1）わからないことは，まず自分自身で考えたり調べたりしてみる。
2）そのうえで自分の理解（どれだけ理解し，何が理解されていないのか）を明らかにさせたうえで質問する。
3）質問された側が何を求められているのかがわかるように質問する。
4）応えていただいたらお礼を伝える。

▉5 お断りする

　“断る”という行為には，大きく分けて（A）誘い（申し出）を断る，（B）頼まれごとを断るという2つの場面があります。いずれにおいても目上の人に対して何かを断るというのは気を遣うものです。しかしたとえ相手が誰であったとしても，断る必要があるのであれば，失礼のないように断ることができることは，相手との関係を保ちながら自分自身を守るために大切なことです。

【お断りする際に盛り込みたい内容】
❶ お礼の言葉 or お詫びの言葉
❷ 断りの言葉
❸ 断る理由
❹ 次につながる言葉

> SV　　：「鈴木君，次の次の日曜日の午後ね，H病院で“チーム医療”についての勉強会があるんだよ。多職種が集まる勉強会だから，意見交換なんかもできて面白いかもしれない。よかったら参加してみるといいと思うよ。私も行く予定にしてるから。」
>
> PTS鈴木：「❶先生ありがとうございます。面白そうですね。次の次の日曜日というと・・・ああ，6月15日ですね。❶申し訳ありません。❷残念ながらその日はダメなんです。❸友人の結婚式で，昼過ぎから夜までになりそうなので・・・残念です。でも，❶お誘いいただいてありがとうございました。❹勉強会がどんな様子だったか，ぜひお聞きしたいです。もしまた何かあれば教えてください。都合がつくかぎり，色々と参加してみたいと思っていますので，よろしくお願いします」

▉6 指示を受ける

　指示の受けかたとしては，以下の内容が大切です。メモに関しては，場面によっては禁止されることがありますので，スーパーバイザーの指示に従いましょう。

1）メモを取る。

2）さえぎらずに最後まで聞く。（意見や質問はその後で）

3）不明確なことは明確になるまで確認する。

4）最後に復唱する。

> SV 「今日の午後は，訪問リハビリに同行してもらいますから，早めにお昼ごはんを食べ終えて，12時40分に裏門のポストの前で待っていてください。持ち物は筆記用具だけでいいから」
>
> OTS「わかりました。あっ，先生，着るものは…このままの格好でいいんですか？」
>
> SV 「あぁ，そのままでいいですよ。私もこのままの格好で行きます」
>
> OTS「はい，わかりました。えーと…，持ち物は筆記用具だけで，先生との待ち合わせは裏門のポストの前で，12時40分ですね。早めに昼ごはんをすませて，準備しておきます。よろしくお願い致します」

7 謝る（叱られる）

"謝る"という行為には，基本的には自分の非を認められる状況が必要です。自分に謝る理由がある場合には，できるだけ早く「申し訳ありませんでした」と謝罪することが大切です。この時重要なのは，"何に関して謝っているのか"その内容について具体的に言及することです。具体的に何に関して問題があったのか，訳がわからずにただ謝っている場合があるからです（もしも叱られる理由がないと思えば，はっきりそう伝えて，叱られた理由について伺ってみることです。誤解が生じていたという場合もあります）。

1）まず，謝る。（言い訳を先に言うのはNG）

➡ このとき，何に関して自分が間違っていたのか，具体的に述べる。

> 「先生，ご迷惑をお掛けしまして申し訳ありませんでした。病棟からの電話連絡の件，忘れずに先生にお伝えするべきでした」

2）理由を説明する

> 「電話を切って，メモをしようと思っていたところに患者さんのご家族がいらしていると病棟から呼ばれたものですから，後で書こうと思ったまま，忘れてしまいました」

3）今後の改善方法を明言する

> 「これから，電話の際は必ず紙と鉛筆を持って，用件を聴きながらメモを取る習慣を身につけるようにしていきます」

4）叱っていただいたことに感謝を伝える

> 「先生，今日は本当に申し訳ありませんでした。ご指導ありがとうございました。次からは同じ失敗をしないように気をつけます」

思いどおりにならないからといってくよくよするな。思いどおりになるからといっていい気になるな。今の幸せがいつまでも続くと思うな。最初の困難にくじけて逃げ腰になるな。（菜根譚より）[19]

8 返答する

1）呼ばれたとき

自分の名前を呼ばれたら，「**はい**」と大きくはっきりと返事をする習慣をもちましょう。名前を呼ばれなくても，明らかに自分が呼ばれたとわかったときも同じです。また，もし自分が呼ばれたのかどうか確信がないときには，「**私でしょうか？**」と呼んだ相手に自分から確認しましょう。

2）質問されたとき

答えがすぐに出てこなかったり，わからなかったりすると，何も言わずに考え込んで黙ってしまう学生さんがいます。何も言わないというのも自己表現の方法の1つですが，質問した相手が答えを待っている状況下においては，何かを言わなければ自分自身の理解の程度を伝えることすらできません。何がわからないのか，何を考えているのか，黙ったまま長い時間を過ごすのではなく，自ら言語化することに取り組んでください。

> 「はい，私は○だと思います」「はい，それは▲です」「申し訳ありません。わかりません」
> 「今すぐにまとまらないので，少し時間をいただいてもよろしいでしょうか？」

9 感謝の気持ちを伝える

指導をした結果，学生さんにどのような変化が起こったのか，スーパーバイザーの先生は関心を持っています。自分が行った指導がどう伝わったのか，伝わらなかったのか，役に立ったのかどうか，気に掛けています。指導いただいた内容が自分にとってどのような意味があったのか，その事実と気持ちをお伝えしましょう。**表6-15**に示す3つは，セットでできるようになりましょう。感謝上手は相手の心をつかみます。

3 スーパーバイザーから見た臨床実習学生の問題点

臨床実習はスーパーバイザーの先生も通ってきた道であり，先輩として，治療者として，教育者として，1人ひとりの学生指導に時に悩みながら取り組まれています。指導の内容や方法によっては学生の精神面に影響が及ぶことがあるため，指導者自身も「言いにくい」「指導に困る」という現実があります。**表6-16**はスーパーバイザーの先生が実際に臨床実習中の学生さんについて困ったことの実例です。これらのような場合，「どうしたらこの学生にわかってもらえるのか？」「どのように指導したらよいのか？」と日々考え，指導者の先生本人も同僚や先輩，他施設の経験者などに相談したりして，指導方法の情報交換を行いながら学生指導に当たっているのです。臨床実習は指導者の先生方の厚意により成り立っている教育環境です。学

表6-15 感謝の3点セット

	感謝の3ステップ	言いかたの具体例
1	指導を受けた結果どうなったか，事実を正直に伝えること	「はい。○○が考えかたの違いによって△△になるということが，今の先生のご指導でよくわかりました」
2	自分の気持ちを素直に表現すること	「これでいいのか不安に思っていたので，お聞きして良かったです」
3	感謝の気持ちを伝えること	「お忙しい中ご指導いただいて本当にありがとうございました」

表6-16 スーパーバイザーから見た臨床実習学生の問題点

	実際に困ったこと・問題に感じたこと・指導に困ったこと	
1	患者さんとの距離感がわからない	関わりが近すぎると指導したところ，「自分は孫のように思ってもらっているので大丈夫です」と言われた
2	何をしに来ているのか疑問に思う（学びに来ているの？）	実習に取り組む姿勢や態度が受け身だったり，やる気が感じられなかったりする状況が見受けられる
3	見学の際に寝ないでほしい	見学中にウトウト寝てしまう学生がいる（患者さんにも指導者に対しても失礼な行為となります）
4	敬語が使えない	患者さんとの会話では敬語が使えていても，若いスタッフ（学生と年齢が近い職員）には使えない
5	時間ギリギリに出勤してくる	始業時間には間に合っているので何も言えないが，周囲への配慮なども含め，余裕を持って行動してほしい

表6-17 臨床実習学生がスーパーバイザーとの関係で困った事例

	実際に言われたこと・起こった事柄
1	「こんなこともわからないの？」と言われた。
2	スーパーバイザーとケースバイザーの考えかたが違っており，どちらの指導に従うべきかわからない。
3	「本当にPT・OT・STになる気があるの？」と言われた。
4	「言葉遣いがなっていない」と言われた。
5	スーパーバイザーの先生からセクハラを受けた。学校に相談することもためらわれ，誰にも言えず，どうしてよいのかわからなかった。

生のみなさんは「学びの場」を頂いていることに感謝の気持ちをもち，将来自分自身もスーパーバイザーになって学生を指導していく立場にあるのだということを頭において行動してください。

❹ 臨床実習学生がスーパーバイザーとの関係で困った事例

　ここでは，学生が実習中にスーパーバイザーと関わる中で問題となった，過去の事例について取り上げました。表6-17に示した内容は，実際に学生が臨床実習中に体験したことです。このようなとき，あなただったらどのように感じるか，そしてどう対処するかをぜひ考えてみてください。学校での授業環境があれば，先生とクラスの仲間と一緒に考え，それぞれの考えかたや対処方法を出し合ったり，ロールプレイをしてみたりするとよいでしょう。

◎ 考えていくうえでの注意点

　これらの内容は，同じセリフであっても，どのような状況でどんなふうに言われたのかによって，セリフのもつ意味は大きく変わってきます。加えて，スーパーバイザーと学生との関係性によっても受け取られかたが異なるでしょう。また，学生の性格によって，感じかたやストレス度合いも変わってきます。ですから，具体的にこう対処したら正解という，正しい答えが1つあるわけではありません。対人コミュニケーションは，常にその場の状況や双方の性格，そして考えかたが影響するため，受け取りかたや対応のしかたも人によってさまざまです。以下に記した内容は，そのような多様な考えかたの一例としてとらえてください。

『どんなにやっても負ける時がある』と知ることができたのは，自分にとって最大の財産。勝ち負けじゃない，すべての出来事が自分を成長させるためにあると気づくことができれば，日々強くなっていける。
（古庄直樹：社会人アメリカンフットボールチーム『オービックシーガルズ』主将）

1. 「こんなこともわからないの？」と言われた

このセリフのもつ基本的な意味は，"当然知っておく（理解しておく）べきことなのに，知らない（理解していない）"ということであり，言った側には「知っていて当然」という認識があります。学生自身，"知らなかった（理解していなかった）"ということが事実であれば，知らないこと（理解していないこと）が1つ確認できたわけです。好機を得たと思って勉強しましょう。スーパーバイザーがきつい言いかたをすることに傷つく人もいるかもしれません。しかしながら，傷ついている暇はないのです。落ち込んでいる時間は無駄な時間と考え，勉強しましょう。それがこのような場面を乗り越えていくコツです。そして実際の場面では黙っているのではなく，気持ちを切り替えて何か言葉に出して言いましょう。たとえうまく言えなくても，自分の状況を伝えることが大切です。

> 「はい，わかりません。勉強したと思うのですが，忘れてしまいました」
> 「はい。これがわからなかったので□□を読んだら○○まではわかったのですが，その先がまだよくわからないのです。どの本を見たらよいか，何かアドバイスをいただけますか」

なお，スーパーバイザーの言い方が嫌だったり，指導に対して疑問があったりする場合には，そのことを正直に伝えるアサーティブなコミュニケーション（108頁参照）も大切です。

2. スーパーバイザーとケースバイザーの考えかたが違っており，どちらの指導に従うべきかわからない

つまり，指導者によって考えかたが異なっているため，どちらかを立てればどちらかが立たず，板ばさみ状態になっているということです。このような場合，どちらが正しいということではなく，同じPT・OT・STであっても，考えかたにはいろいろあるのだということを学びましょう。指導の責任者はスーパーバイザーなので，基本的にはスーパーバイザーの指導に従いますが，ケースについての内容であれば，そのケースの担当者の指導に従うようにしましょう（例：ケースバイザーの担当の患者さんに関する内容であれば，ケースバイザーに従う）。また，どう判断したらよいかわからず困ったときは，スーパーバイザーに正直に相談してみましょう。

> 「先生，先日ご指導いただいた○○についてなのですが，先生からはAと言われたのですが，実はあの後，△△先生からはBと言われたので正直困っています。どうしたらよろしいでしょうか」

ただし，どうしてもスーパーバイザーに相談できない場合は，第三者に相談して意見をいただく必要があるかもしれません。そのような場合は人間関係を考慮して，意見をいただく人を選びましょう。

3. 「本当にPT・OT・STになる気があるの（やる気があるの）？」と言われた

指導者から見てやる気が感じられないとき，そして実習に臨む姿勢に問題がみられるときに言われるセリフです。身に覚えがあり，本当にPT・OT・STになる気があるのであれば，自分の意志をはっきりと伝え，気を引き締めて取り組みを新たにしましょう。

「はい，なりたいです！」「(PT・OT・ST になる気は)あります！」

　もし言われたことについて身に覚えがなければ，自分のどのような言動に問題があったのか，これまでの自分自身の言動を振り返って考えてみましょう。自分では気づいていない自分について説明したものに，"ジョハリの窓"があります(**図 1-6**，25 頁参照)。Ⅲ領域について知るためには，他人からの助言(フィードバック)を素直に受け入れる姿勢が求められます。指導者から言われた意味がどうしてもわからなければ，指導者に確認してみましょう。自分が見えていない自分について知ることができる機会になるかもしれません。とくに"態度"や"言いかた"から伝わるものは，自分では認識していないことが多いものです。さらに相手の受け取りかたの問題でもあるため，相手がどう受け取っているのか，その事実について知ることも冷静に行ってみてください。

One Point 23

もしも本当にやる気がなかったら…？

　もし，自分が本当に PT・OT・ST になりたいと思っているのか，迷いがあったり悩んだりしているのであれば，スーパーバイザーに正直な気持ちを伝え，話を訊いていただきましょう。慣れない実習環境が過度のストレスになっていることも考えられます。自分の気持ちにゆっくりと向き合う時間をつくりましょう。状況によって学校の先生にも相談してみるなど，自分 1 人で抱え込まないようにすることが大切です。自分から心を開いていけば(自己開示)，相手に自分のことを知ってもらうことができます。この場合，ジョハリの窓の第Ⅱ領域の"他人は知らない"ことを知ってもらえる状況になるので，第Ⅱ領域の窓が小さくなり，第Ⅰ領域の窓が広がります。第Ⅰ領域の窓を広げることに取り組めば，自然と道は開けてくるものです。

---

4. 「言葉遣いがなっていない」と言われた

　言葉遣いがよくないと言われる場合，多くは敬語が使えていないだけでなく，「態度」や「言いかた」などにも問題があります。相手を敬う気持ちは非言語で表されるものが多いのです。言葉遣いについての指摘を受けたら，まずどの場面で適切でなかったのか，スーパーバイザーにお訊きしてみるとよいでしょう。そして具体的にどのように言えばよかったのか，さらに自分の非言語での表現がどのように受け止められていたのか，率直な意見を伺ってみましょう。気づいていなかった自分を知ることにショックを受けるかもしれませんが，自分を知ることは自己成長への第一歩です。素直に「フィードバック」を受け止めることができれば，ジョハリの窓のⅠ領域の拡大につながります。Ⅲ領域を知ることで自分についての理解を深め，自己成長の材料として活用しましょう。

　場面に合わせて適切な敬語が使えるようになるためには，実践の場で勉強を重ねる必要があります。現場でスーパーバイザーや他の先生方が使っている言葉や言い回しをよく聞き，どのような場面でどのように言うのかを見て聞いて覚え，実際にどんどん使ってみましょう。最近はインターネットでも，社会人としての敬語の使いかたを扱ったわかりやすいサイトがたくさんあります。とくに敬語が苦手な人は，敬語の使いかたのノートを作り，よく使うフレーズを

> 心は，各人が今の自分の力でできることをどれだけ続けたか，その継続時間の長さに比例して強くなるのです。
> （原田隆史：教育者）[54]

場面別に書き出してまとめておくとよいでしょう。ふだんから意識して適切に使えるように気をつけていれば，かなり上達するものです。**表3-4**(78頁参照)に基本的な内容をまとめましたので，参考にしてみてください。

5. スーパーバイザーからセクハラを受けた。学校に相談することもためらわれ，誰にも言えず，どうしてよいのかわからなかった

スーパーバイザーの問題を明らかにすることで，実習を不合格にさせられてしまうのではないかという恐れと不安をもつ学生さんが多くいます。そしてそもそも，これがセクハラといえるのか，自意識過剰なのではないかと考え，見て見ぬ振りをしながら自分自身で悩みを抱えたまま，結局何もできずに実習を終える学生さんもいるようです。このような事態に適切に対応していくためには，ハラスメントについての正しい知識を身につけることが必要です。

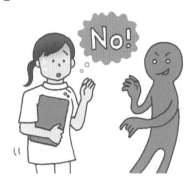

1 ハラスメントとは

ハラスメント(harassment)とは，相手がいやがることをして不快にさせたり，人としての尊厳を傷つけたり，脅したりする行為のことです。これにはさまざまな種類があります(**表6-18**)。ここではセクシュアル・ハラスメントについて詳しくみていきましょう。

2 セクハラとは[55]

セクシュアル・ハラスメント(sexual harassment)の略であり，「性的嫌がらせ」のことです。男性から女性へのセクハラが一般的ですが，近年，女性から男性へのセクハラも増えているようです。

1) セクハラの種類

セクハラには，大きく分けて「対価型セクハラ」と「環境型セクハラ」があります。

表6-18　ハラスメントの例(このほかにも多くのハラスメントがあります)

1	パワー・ハラスメント (パワハラ)	優位な立場を利用して，上司が部下に対して行う業務の適正範囲を超えた叱責や嫌がらせのこと
2	セクシュアル・ハラスメント (セクハラ)	性的嫌がらせのこと
3	マタニティ・ハラスメント (マタハラ)	女性が妊娠や出産，育児を理由に解雇や雇い止めをはじめ，不利益な扱いを受けること
4	アカデミック・ハラスメント (アカハラ)	教育や研究の場において，教職員が優位な立場や権力を使って行う理不尽な行為のこと(例：研究や進級の妨害・指導拒否・単位不認定など)
5	モラル・ハラスメント (モラハラ)	心ない言葉や無視など，態度や行動によって相手を精神的に追い詰める精神的な嫌がらせのこと

① 対価型セクハラ

「実習を合格にしたければ…」などと交換条件を出しながら性的嫌がらせをすることです。指導者の権限を利用して，学生に対して性的な言動や行為を行うことはパワー・ハラスメント（power harassment）にも類別されます。

② 環境型セクハラ

a. 身体接触型：“触診の練習”と称して学生の身体を触ったり，自分の身体を触らせたりすることを執拗に行ったりすることです。また，何かと身体に触れてくるような場合もこの型に入ります。身体接触型は，人目につかないように密室で行われることがあるので，1つの部屋に2人きりになってしまう場合には，入り口を開放しておく必要があります。（良識のある人は，入り口を閉めず，開放しています）

b. 発言型：性的な発言を繰り返したり，性的な冗談を言ったりすることです。

c. 視覚型：性的な情報が掲載されている雑誌などを控え室などでおおっぴらにしていたり，飲み会の席で全裸になったりと，視覚的に性的な情報を公にして周囲に不快な状況をつくることです。

2）セクハラに遭いやすいタイプ

おとなしい性格の人はセクハラをしても訴えられる可能性が低いため，標的になりやすい傾向があります。そして，引っ込み思案で自己肯定感が低いと「私なんかがセクハラされるわけがない」と，実際のセクハラ行為そのものに目をつむってしまうことが起こります。

3）セクハラへの対策

毅然とした態度で「このようなことは嫌なので，やめてください」と相手に対して主張することです。自分だけでは対処が難しいと感じたら，学校の先生に相談しましょう。セクハラをするタイプの人は，同じことを繰り返ししています。自分の後輩が翌年また同じ被害に合わないためにも，悪質な行為を野放しにしない環境をつくるためにも，間違っていることは間違っていると，はっきり主張することが大切です。自分だけで抱え込まず，勇気をもって誰かに助けを求めてください。

One Point 24　　　　　　**行動選択の基準は“自分のために”**

学生さんからよくある質問に，「○○しないと実習合格になりませんか」「△△しないと不合格になるんですか」というものがあります。実習という科目には合否があるため，どうしてもそのような思考に陥ってしまうのは仕方のないことかもしれませんが，そこにばかり注意が及ぶと，“合格するために”という思考習慣による行動の選択が身についてしまいます。この思考の一番の弊害は，行動基準を外部からの評価に置いているため，主体性のある思考が育たないことです。その結果，評価されない環境下になると，評価基準がないためにどのように行動したらよいのか，何をしたいのかさえもわからなくなってしまうのです。

望ましい行動選択の基準は，“自分のために”です。目標として「合格」を目指すのは必要なことではありますが，そこはあくまでも通過点であり，その先にある“自分がなりたい理想のPT・OT・STになるために”を基準に定めることが本当の意味での「やる気」と「やりがい」につながるのだということを忘れずにいてください。

未来は，私たちが今何を為すかにかかっている。
（マハトマ・ガンジー：インド独立の父）

!　注意点

1. ここで取り上げた事例に関しては，それぞれがどのような状況で言われたのかによって解釈が異なるうえに，考えかたも人によってさまざまです。ここに示した内容以外にもどのような考えかたや対応のしかたがあるのか，学校の先生にもご意見を伺ってみましょう。
2. セクハラやパワハラ（パワー・ハラスメント），アカハラ（アカデミック・ハラスメント）は，正しい知識をもっていないと実際にその状態に気づくことはできません。

📖　まとめ

1. 実習における指導責任者はスーパーバイザーです。もし自分が何かで困っている状況にあれば，正直に伝えましょう。
2. 実習中には，スーパーバイザーの問題となる発言や行動に出会う場合もあります。とくにセクハラに対しては正しい知識を身につけ，もしセクハラにあったとしても，毅然とした態度を取ることができるようになりましょう。
3. スーパーバイザーにも相談できないような状況にある場合は，学校の先生に相談してみましょう。

Advice

☐ ふだんから正しい日本語，敬語が使えるように心掛けましょう。敬語が苦手な人は，敬語の使いかたのノートを作り，よく使うフレーズを場面別にまとめるなどして勉強しましょう。
☐ セクハラやパワハラについて勉強し，対策について学んでおきましょう。
☐ 何か困ったことが起こったときは，自分だけで解決することを考えるのではなく，必要に応じて人の助けを求められるようになっておきましょう。

学生相談室⑫　自分の言いたいことが上手くまとまらないのですが，どうしたらよいですか？

　　自分の言いたいことが1つであれば，まとめる必要もありません。沢山あるからこそ，まとまり難くなるのです。したがって，言いたいことを3つくらいに絞ってみましょう。そのために有効なのは，書き出して整理する方法です。言いたいことを書き出して，出てきたものをカテゴリー分けします。同じような内容は1つにまとめ，今必要なものだけに絞り，言いたいことを明確にしましょう。

　　そして，伝える際は「私がお伝えしたいことは3つあります。1つ目は…」というように話す習慣を身につけると，自分自身でも言いたいことを上手く整理しながら伝えやすくなります。また，「1つ目は〇〇です。その理由は・・・」というように，結論（結果）⇒理由（過程）という順番を明確にするとわかりやすくなります。

文　献

■ 引用文献

1) 水澤都賀佐：仕事で燃えつきないために—対人援助職のメンタルヘルスケア. 大月書店, 2007
2) 水澤都賀佐, 他：「もえつき」の処方箋—本当は助けてほしいあなたへ. アスク・ヒューマン・ケア, 2001
3) 斎藤学：「自分のために生きていける」ということ—寂しくて, 退屈な人たちへ. 大和書房, 2010
4) 伊東昌子：メタ認知のはたらき. 市川伸一, 他(編著)：認知心理学を知る. pp119-128, ブレーン出版, 1987
5) 釘宮敏定：山のあなた. p74, 文芸社, 2005
6) 茂木健一郎：脳は0.1秒で恋をする—「赤い糸」の科学. p238, PHP研究所, 2009
7) 井上深幸, 他：みえるわかる 対人援助の基本と面接技術—事例でわかるプロセスコード. 日総研出版, 2004
8) 國分康孝：カウンセリングの理論. p12, 誠信書房, 1980
9) 二宮克美, 他(編)：パーソナリティ心理学. p113, 新曜社, 2006
10) ケリー・マクゴニガル(著), 神崎朗子(訳)：スタンフォードの自分を変える教室. p20, 大和書房, 2012
11) 遠藤辰雄, 他(編)：セルフエスティームの心理学—自己価値の探求. ナカニシヤ出版, 1992
12) 森川リウ：道のうた. 自己発見の会 https://www.n-classic.net/naikanho/michi/
13) 日野原重明：死を越えて. 「生き方上手」の言葉150. p55, いきいき, 2013
14) しまずこういち(編著)：続・マーフィー名言集—仕事で成功する398のことば. p199, 産業能率大学出版部, 1985
15) トマス・ゴードン(著), 近藤千恵(監訳)：医療・福祉のための人間関係論—患者は対等なパートナー. pp157-207, 丸善, 2000
16) 南山短期大学人間関係科(監), 津村俊充, 他(編)：人間関係トレーニング—私を育てる教育への人間学的アプローチ. 第2版, ナカニシヤ出版, 2005
17) 中谷彰宏：オードリーになれる50の小さな習慣. PHP研究所, 2004
18) 塚越寛：リストラなしの「年輪経営」—いい会社は「遠きをはかり」ゆっくり成長. p156, 光文社, 2009
19) 守屋洋：菜根譚. PHP研究所, 2007
20) 阿部志郎, 他：人と社会—福祉の心と哲学の丘. p16, 中央法規出版, 2008
21) サン＝テグジュペリ(著), 河野万里子(訳)：星の王子さま. 新潮社, 2006
22) 安岡定子(監)：えんぴつで論語. p167, ポプラ社, 2013
23) 青柳宏亮：心理臨床場面でのノンバーバル・スキルに関する実験的検討—カウンセラーのミラーリングが共感の認知に与える影響について—. カウンセリング研究46(2)：83-90, 2013
24) 内田空, 他：対話状況におけるミラーリングが対人魅力に及ぼす影響. 発達心理臨床研究24：9-16, 2018
25) 三浦俊介, 他：対話コミュニケーションにおける身体動作の同調と共感的状態の関係性. 第28回自律分散システム・シンポジウム(2016年1月21日〜22日・広島)
26) 理化学研究所：2人の間のリズムがそろうと, 脳波のリズムもそろうことを発見. 2013年4月22日 http://www.riken.jp/press/2013/20130422_2/index.html
27) 齋藤茂太：人生を変えた感謝の名言—勇気と幸せをくれる偉人たちの「ありがとう」の言葉. p76, 214, 日本文芸社, 2006
28) 並木良和：次元上昇する魔法の言葉111. KADOKAWA, 2022

29) 千田琢哉：死ぬまで仕事に困らないために20代で出逢っておきたい100の言葉. p70, かんき出版, 2011

30) 長谷部誠：心を整える. ―勝利をたぐり寄せるための56の習慣. p143, 幻冬舎, 2011

31) 芳賀繁：失敗のメカニズム―忘れ物から巨大事故まで. pp86-88, 角川ソフィア文庫, 2003

32) 樋口善之, 他：大学生における自己肯定感と生活習慣との関連に関する研究. 福岡県立大学看護学部紀要1：65-70, 2003

33) A.R.ホックシールド(著), 石川准, 他(訳)：管理される心―感情が商品になるとき. 世界思想社, 2000

34) 別冊宝島編集部(編)：人生の指針が見つかる「座右の銘」1300. p35, 68, 宝島社, 2010

35) ウエイン・W・ダイアー(著), 渡部昇一(訳・解説)：自分のための人生. pp60-61, 三笠書房, 2011

36) 日野原重明：元気のひみつ「音楽の治療力の証明をめざす」. 朝日新聞朝刊, 2007年12月16日

37) 朱庸善, 他：精神科患者における対面距離からみたパーソナルスペースに関する研究―患者の機能評価と施設環境の分析を通じて―. MERA17：53, 2005

38) 安岡定子：はじめての論語―素読して活かす孔子の知恵. p166, 講談社, 2013

39) 斎藤清二：はじめての医療面接―コミュニケーション技法とその学び方. pp68-71, 医学書院, 2000

40) 佐伯晴子：患者さんとコミュニケーションをとるということ. 福島統(編)：基礎臨床技能シリーズ1 医療面接技法とコミュニケーションのとり方. pp128-131, メジカルビュー社, 2003

41) 岩隈美穂：障害者, 高齢者とのコミュニケーション. 伊佐雅子(監)：多文化社会と異文化コミュニケーション. pp129-145, 三修社, 2002

42) 今泉浩晃：超メモ学入門 マンダラートの技法―ものを「観」ることから創造が始まる. 日本実業出版社, 1988

43) 松村寧雄：マンダラ思考で夢は必ずかなう！「9マス 発想」で計画するマンダラ手帳術. フォレスト出版, 2006

44) エティモンライン―英語語源辞典：https://www.etymonline.com/jp/word/dialogue/

45) 阿川佐和子, 他：対話力―人生を変える聞き方・話し方. SBクリエイティブ, 2023

46) トニー・ブザン, 他(著), 神田昌典(訳)：ザ・マインドマップ®. ダイアモンド社, 2005

47) ウィリアム・リード：記憶力・発想力が驚くほど高まる マインドマップ・ノート術. フォレスト出版, 2005

48) 千葉英介：心の動きが手にとるようにわかるNLP理論. pp95-96, 明日香出版社, 2003

49) 高橋慶治：NLP―超心理コミュニケーション 神経言語プログラミング. 第二海援隊, 1997

50) ヴィクトール・E・フランクル(著), 池田香代子(訳)：夜と霧 新版. みすず書房, 2002

51) トム・キットウッド(著), 高橋誠一(訳)：認知症のパーソンセンタードケア―新しいケアの文化へ. pp19-20, 筒井書房, 2005

52) 本田美和子, 他：ユマニチュード入門. 医学書院, 2014

53) 失語症全国実態調査委員会：失語症全国実態調査報告. 失語症研究22(3)：241-256, 2002

54) 原田隆史：夢を絶対に実現させる方法！―カリスマ体育教師原田隆史の特別講義. p38, 日経BP社, 2005

55) 青木考(監)：セクシュアルハラスメントをしない, させないための防止マニュアル. 小学館, 2007

■ 参考文献

(1) 渡辺文夫，他：医療への心理学的パースペクティヴ．pp50-59，ナカニシヤ出版，1994
(2) 池田謙一，他：社会心理学．p139，有斐閣，2010
(3) 日本交流分析協会(監)：交流分析士2級テキスト．第3版，p41，日本交流分析協会，2007
(4) 日本医学教育学会臨床能力教育ワーキンググループ(編)：基本的臨床技能の学び方・教え方―Essential minimum と OSCE．南山堂，2002
(5) 二宮克美(編)：ベーシック心理学．pp189-190，医歯薬出版，2008
(6) 深田博己：インターパーソナル・コミュニケーション―対人コミュニケーションの心理学．p13，19，北大路書房，1998
(7) 守屋洋：菜根譚．PHP研究所，2007
(8) 日本交流分析協会(監)：交流分析士1級テキスト．日本交流分析協会，2007
(9) 白井幸子：対人関係がラクになる！ナースの感情整理術―交流分析で納得，今日からできるコミュニケーションのコツ．メディカ出版，2017
(10) 白井幸子：臨床にいかす心理療法．医学書院，2004
(11) しまずこういち(編著)：マーフィー名言集．p66，産業能率大学出版部，1984
(12) 末田清子，他：コミュニケーション学―その展望と視点．増補版，松柏社，2011
(13) マジョリー・F・ヴァーガス(著)，石丸正(訳)：非言語コミュニケーション．新潮社，1987
(14) 渋谷昌三：人と人との快適距離―パーソナル・スペースとは何か．pp34-35，日本放送出版協会，1990
(15) アルバート・マレービアン(著)，西田司，他(訳)：非言語コミュニケーション．pp93-116，聖文社，1986
(16) 平田オリザ：わかりあえないことから―コミュニケーション能力とは何か．講談社，2012
(17) 渡辺由佳：スラスラ話せる敬語入門．かんき出版，2006
(18) 岩下宣子(監)：3週間 敬語レッスン帳．主婦の友社，2013
(19) 福田健：敬語でゼッタイ恥をかかない本．KKロングセラーズ，2009
(20) 古宮昇：プロカウンセラーが教える はじめての傾聴術．ナツメ社，2012
(21) 東山紘久：プロカウンセラーの聞く技術．創元社，2000
(22) 福田健：なぜ人はちゃんと話を聞かないのか―話し方のプロが教える"聞く技術"．明拓出版，2005
(23) 橋内武：ディスコース―談話の織りなす世界．くろしお出版，1999
(24) 大谷佳子：対人援助の現場で使える 聴く・伝える・共感する技術 便利帖．翔泳社，2017
(25) トマス・ゴードン(著)，近藤千恵(訳)：ゴードン博士の人間関係をよくする本―自分を活かす 相手を活かす．pp101-131，大和書房，2002
(26) トマス・ゴードン(著)，奥沢良雄，他(共訳)：教師学―効果的な教師＝生徒関係の確立．小学館，1985
(27) アン・ディクソン(著)，竹沢昌子，他(監訳)：第四の生き方―「自分」を生かすアサーティブネス．つげ書房新社，1998
(28) 熊野宏昭：ストレスに負けない生活―心・身体・脳のセルフケア．筑摩書房，2007
(29) マシュー・マッケイ，他(著)，榊原洋一，他(監修)，新里健，他(監訳)，坂本輝世(訳)：怒りのセルフコントロール―感情への気づきから効果的コミュニケーションスキルまで．明石書店，2011
(30) フランソワ・ルロール，他(著)，高野優(訳)：感情力―自分をコントロールできる人できない人．紀伊国屋書店，2005
(31) 日本マナー・プロトコール協会：改訂版「さすが！」といわせる大人のマナー講座 マナー・プロトコール検定標準テキスト．PHP研究所，2011
(32) 知的生活研究所：新版 大人のマナー便利帳―知ってよかった言い方のツボ．青春出版社，2010
(33) 一般社団法人日本ビジネスメール協会：ビジネスメール実態調査，2023

http://businessmail.or.jp/research/2023-result/

(34)デジタル・ナレッジ：オンライン授業・オンライン教育とは？メリット・注意点・成功させるコツ．https://www.digital-knowledge.co.jp/online-lesson/

(35)キャリアデザインセンター：Web 面接（オンライン面接）の準備や方法，マナーを解説．https://type.jp/tensyoku-knowhow/technique/interview/online/

(36)志賀玲子：日本語日和：フィラー〜「ええとー」「あのー」は，無駄な音？〜，ヒューマンアカデミー．https://haa.athuman.com/media/japanese/teacher/3128/

(37)定延利之，他：談話における心的操作モニター機構—心的操作標識「ええと」と「あの（ー）」．言語研究 108：74-93，1995

(38)ベンジャミン・フランクリン（著），ハイブロー武蔵（訳）：人生を幸せへと導く 13 の習慣．p46，総合法令出版，2003

(39)福島統（編）：新・基礎臨床技能シリーズ　医療面接技法とコミュニケーションのとり方．メジカルビュー社，2009

(40)齋藤孝：質問力—話し上手はここがちがう．筑摩書房，2006

(41)平木典子：言いたいことがきちんと伝わる 50 のレッスン—話し上手になれる本．大和出版，2000

(42)五十嵐透子：自分を見つめるカウンセリング・マインド—ヘルスケア・ワークの基本と展開．医歯薬出版，2003

(43)國分康孝：カウンセリングの技法．pp37-42，pp99-102，誠信書房，1979

(44)リチャード・バンドラー，他（著），吉本武史，他（訳）：リフレーミング—心理的枠組の変換をもたらすもの．星和書店，1988

(45)深浦順一：言語聴覚障害学総論．大森孝一，他（編著）：言語聴覚士テキスト．第 3 版，pp251-258，医歯薬出版，2018

(46)小嶋知幸：図解 やさしくわかる言語聴覚障害．ナツメ社，2015

(47)加藤正弘，他（監）：失語症のすべてがわかる本．講談社，2006

(48)銀山章代，他：臨床実習での学生の指導方法について—実習の学生と指導者の振り返りからの一考察．四條畷学園大学紀要 13：13-17，2022

(49)日本理学療法士協会：臨床実習教育の手引き．第 6 版，2020

巻末資料

日本理学療法士協会　倫理綱領

　公益社団法人　日本理学療法士協会(以下,「本会」という。)は,理学療法士の社会的な信頼の確立と,職能団体としての本会が公益に資することを目的として,「倫理綱領」を定める。

　本会ならびに理学療法士が,高い倫理観を基盤として相互の役割を果たす中で,理学療法の発展と国際社会への貢献のために,より良い社会づくりに貢献することを願うものである。

1. 理学療法士は,全ての人の尊厳と権利を尊重する。
2. 理学療法士は,国籍,人種,民族,宗教,文化,思想,信条,家柄,社会的地位,年齢,性別などにかかわらず,全ての人に平等に接する。
3. 理学療法士は,対象者に接する際には誠意と謙虚さを備え,責任をもって最善を尽くす。
4. 理学療法士は,業務上知り得た個人情報についての秘密を遵守し,情報の発信や公開 には細心の注意を払う。
5. 理学療法士は,専門職として生涯にわたり研鑽を重ね,関係職種とも連携して質の高い理学療法を提供する。
6. 理学療法士は,後進の育成,理学療法の発展ならびに普及・啓発に寄与する。
7. 理学療法士は,不当な要求・収受は行わない。
8. 理学療法士は,国際社会の保健・医療・福祉の向上のために,自己の知識・技術・経験を可能な限り提供する。
9. 理学療法士は,国の動向や国際情勢を鑑み,関係機関とも連携して理学療法の適用に努める。

(令和元年7月7日施行)

〔公益社団法人日本理学療法士協会ホームページ：倫理綱領
(https://www.japanpt.or.jp/assets/pdf/about/disclosure/codeofethics190726.pdf) より〕

日本作業療法士協会　倫理綱領

1. 作業療法士は，人々の健康を守るため，知識と良心を捧げる。
2. 作業療法士は，知識と技術に関して，つねに最高の水準を保つ。
3. 作業療法士は，個人の人権を尊重し，思想，信条，社会的地位等によって個人を差別することをしない。
4. 作業療法士は，職務上知り得た個人の秘密を守る。
5. 作業療法士は，必要な報告と記録の義務を守る。
6. 作業療法士は，他の職種の人々を尊敬し，協力しあう。
7. 作業療法士は，先人の功績を尊び，よき伝統を守る。
8. 作業療法士は，後輩の育成と教育水準の高揚に努める。
9. 作業療法士は，学術的研鑽及び人格の陶冶(*)をめざして相互に律しあう。
10. 作業療法士は，公共の福祉に寄与する。
11. 作業療法士は，不当な報酬を求めない。
12. 作業療法士は，法と人道にそむく行為をしない。

(日本作業療法士協会，昭和 61 年 6 月 12 日，第 21 回総会時承認)

著者注(*)陶冶(とうや)：人間のもって生まれた性質を円満完全に発達させること(広辞苑第 6 版，2008 より)
〔一般社団法人日本作業療法士協会ホームページ(http://www.jaot.or.jp/about/moral/)より〕

日本作業療法士協会では，上記の倫理綱領のほかに「作業療法士の職業倫理指針
(2005 年 3 月 19 日　平成 16 年度第 6 回理事会承認)」を示しています。ここには
16 項目(下記参照)にわたって具体的な行動指針が示されています。

「作業療法士の職業倫理指針」

第 1 項	自己研鑽	第 9 項	記録の整備・保守
第 2 項	業務上の最善努力義務(基本姿勢)	第 10 項	職能間の協調
第 3 項	誠実(良心)	第 11 項	教育(後輩育成)
第 4 項	人権尊重・差別の禁止	第 12 項	報酬
第 5 項	専門職上の責任	第 13 項	研究倫理
第 6 項	実践水準の維持	第 14 項	インフォームド・コンセント
第 7 項	安全性への配慮・事故防止	第 15 項	法の遵守
第 8 項	守秘義務	第 16 項	情報の管理

詳細は下記の URL を参照ください。
〔日本作業療法士協会ホームページ(http://www.jaot.or.jp/files/page/rinri/rinrishisin.pdf)より抜粋〕

【資料3】

日本言語聴覚士協会　倫理綱領

○序文
言語聴覚士は，自らの責任を自覚し，人類愛の精神のもと，全ての人々に奉仕する。

○倫理規定
1. 言語聴覚士に関する倫理
① 言語聴覚士は，関係する分野の知識と技術の習得に常に努めるとともに，その進歩・発展に尽くす。
② 言語聴覚士は，この職業の専門性と責任を自覚し，教養を深め，人格を高めるよう心掛ける。
③ 言語聴覚士は，職務を実践するにあたって，営利を目的とせず，何よりも訓練・指導・援助等を受ける人々の有益性を第一に優先する。

2. 訓練・指導・援助を受ける人々に関する倫理
④ 言語聴覚士は，訓練・指導・援助を受ける人々の人格を尊重し，真摯な態度で接するとともに，訓練・指導・援助等の内容について，適切に説明し，信頼が得られるよう努める。

3. 同職種間・関連職種間の関係性に関する倫理
⑤ 言語聴覚士は，互いに尊敬の念を抱き，関連職種関係者と協力し，自らの責務を果たすとともに，後進の育成に尽くす。

4. 言語聴覚士と社会との関係に関する倫理
⑥ 言語聴覚士は，言語聴覚士法に定める職務の実践を通して，社会の発展に尽くすとともに，法規範の遵守及び法秩序の構築に努める。

（平成24年3月4日制定）

〔一般社団法人日本言語聴覚士協会ホームページ：定款・設立趣意書・倫理綱領
（https://www.japanslht.or.jp/about/teikan.html）より〕

おわりに
～謝辞～

　初版から 11 年の歳月を経て，本書は読者の皆さまとともに成長してきました。そして私自身も本書を使って授業をし，学生さんたちとのやりとりを重ねて成長させていただきました。年々学生さんとの年齢差が大きくなるにつれ，年代の差という異文化コミュニケーションを体験するようになりましたが，彼らがぶつかる問題そのものはあまり変わらないと感じています。

　今回の改訂で ST を読者の対象にするきっかけとなったのは，「ST も対象にしてほしい」というある先生の一言があったからです。コミュニケーションを専門にしている ST を対象にすることは，これまで恐れ多くてできませんでしたが，指定規則の改正も後押しとなりました。大切なきっかけをくださった大竹功剛先生に，心より御礼を申し上げます。まだ十分な内容には程遠いと感じていますが，ST の養成教育に携わる関係者の皆さまからお声を頂戴しながら，気持ちを新たに今後も本書を大切に育てていきたいと考えています。

　このたびお世話になった方々に，この場を借りて御礼を申し上げたいと思います。推薦文は同窓で大先輩の内田成男先生から頂戴することができました。私が 18 歳のときに見学実習でお世話になって以来のつながりで，初版からずっと応援し続けてくださっていることに大きな幸せを感じています。菅原憲一先生からも，改訂にあたり構想段階から力強いサポートをいただきました。鈴木亮太先生と白木美代子先生からは，臨床実習指導者の立場からのご意見を頂戴しました。佐藤純子先生，八木下久美子先生は，臨床現場の貴重な声を寄せてくださいました。執筆中の私の休職を理解し支えてくださいました，東本町訪問看護ステーションの伊藤きよみ所長はじめスタッフの皆さまの温かな関わりは，私の心の支えとなりました。執筆生活を温かく応援してくださる大先輩の植田栄子さんと勝俣正江さんの存在も励みになりました。加えて心強い支えとなってくれる夫の田島陽一と，頑張って独り暮らしをしている 2 人の母，田島玉恵と山口みさおにも応援してもらいました。ここに，全員の皆さまに改めて心より感謝の気持ちをお贈りします。本当にありがとうございました。

　制作にあたり，装丁はカリグラフィーの長年の恩師である，鈴木泰子先生にお願いしました。お洒落な手書き文字を取り入れたデザインが素敵に仕上がり，私の長年の夢がまた 1 つ叶いました。何度にもわたる作業を重ねながら多くのお手間をいただいたお仕事に，感謝の気持ちでいっぱいです。また，イラストレーターのたむらかずみ様には，細かな注文にその都度即時対応していただき，可愛く表情豊かなイラストの数々を仕上げていただきましたことに心より御礼申し上げます。

　医学書院制作部の皆さまには，このたびは特に大変なお手間をお掛けしました。異例のリクエストに相当なご負担とご心労をお掛けしたことと恐縮していますが，お陰様で明るく見やすい紙面に仕上がり，深く感謝しております。さらに販売・PR 部の皆さまには，私の執筆が遅れる中でさまざまなご対応をいただきありがとうございました。

医学書院医学書籍編集部の渡辺一さんには，言葉にできないくらい大変お世話になりました。このような表現が適切かどうかわかりませんが，私にとって渡辺さんは出版界の卓越した「ケアマネジャー」のような存在です。著者の希望を丁寧に汲み取り，それを実現させるために他との手間の掛かる調整を厭わないお仕事を的確にしてくださること，著者への細やかな配慮とともに必要なフィードバックを編集のプロフェッショナルとして率直に伝えてくださること，そしてご自身の立場からのご意見もアイメッセージで伝えてくださること。「肯定的相互尊重」を実践している渡辺さんのお力があってこの第3版が発行に至りましたことを，この場で強調しておきたいと思います。わがままな著者に根気強くお付き合いいただき，ありがとうございました。

　最後に，これまで私の授業を受けてくださり，既に社会に出て活躍している“もと学生さんたち”と“在学中の学生さんたち”1人ひとりにも，感謝の気持ちを伝えたいと思います。このほかにも多くの皆さまに支えられて本書は「第3ステージ」の舞台に上がることができました。ここに改めて心から感謝の気持ちをお贈りします。ありがとうございました。

2023年12月

山口美和

索 引